科普中国行动·家庭医生丛书

3

高血压那些事

主　　编　李建平
本册主编　翁浩宇

预防保健篇

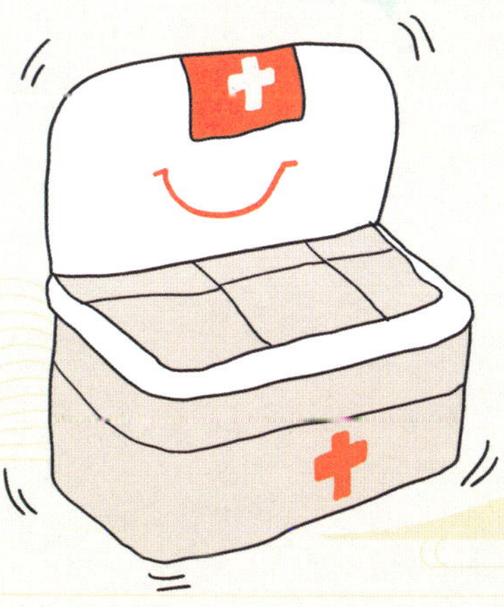

天津出版传媒集团
天津科学技术出版社

以医学科普

济世救人

以医学科普，济世救人

序

党的二十大报告将“健康中国”作为我国2035年发展总体目标的一个重要方面，提出“把保障人民健康放在优先发展的战略位置，完善人民健康促进政策”。

当前我国心脑血管疾病发病持续处于攀升阶段，全面防治心脑血管疾病是实现“健康中国2030”的重要部分。要对心脑血管病加以治疗和预防就要先从预防治疗高血压开始。

为了响应国家号召，为“健康中国”行动添点柴加点油，我们组织了全国各地三甲医院、各地医学院的同仁，编写出版了这套丛书。

整部丛书涵盖了高血压病的全周期，分别单独成册，组成一个内容联系紧密的系列丛书。丛书由7本书组成，分别是《高血压那些事·常识篇》《高血压那些事·诊断治疗篇》《高血压那些事·预防保健篇》《高血压那些事·中医治疗篇》《高血压那些事·营养食谱篇》《高血压那些事·病例详解篇》《高血压那些事·患者500问》。

在撰写这套丛书时，我们始终秉持着一个简单而明确的目标：用通俗易懂的语言，让读者轻松了解高血压的复杂性，学会如何在日常生活中有效管理疾病。我们深知，高血压不仅仅是一个血压数值的变化，它更是我们身体是否健康的一个警示信号。掌握有关高血压的科学知识，不仅能帮助我们更好地控制血压，还能预防许多严重的心脑血管疾病，提升生活质量。

本丛书从高血压的各种基本概念入手，配以各种可爱优美的漫画，以浅显直白的语言逐步深入探讨高血压疾病的各个方面。无论您是刚刚被诊断为高血压，还是已经与之共处多年的患者，本书都能为您提供科学、实用的建议，帮助您走出诊疗误区，找到适合自己的健康管理之道。

本丛书不仅适用于高血压患者本人，也能为医务工作者特别是基层一线的医务工作者提供有益的参考。

愿本丛书能成为您健康之路上的一盏明灯，照亮您人生健康长寿的方向。

记住，高血压并不可怕！科学的管理和正确的生活方式将让您享有长久的健康与幸福。

北京大学第一医院副院长

北京大学第一医院主任医师

北京大学医学部博士生导师

美国哈佛大学医学博士后

国家健康科普专家库成员

——[signature]

前 言

在快节奏的现代生活中，高血压这一“隐形杀手”正悄然威胁着人类的健康。它不仅是一种常见的慢性疾病，更是心血管疾病的重要危险因素，严重威胁患者的生活质量和生命安全。随着生活方式的改变、工作压力的增大以及人口老龄化趋势的加剧，高血压的发病率逐年攀升，已成为全球性的公共卫生问题。

本书旨在为广大读者提供一套全面、科学、实用的高血压预防与保健指南。面对高血压这一挑战，仅仅依靠医疗手段是远远不够的，更需要我们每一个人从日常生活的点滴做起，积极调整生活方式，加强健康管理。

本书共分为十二章，从高血压的预防原则、日常护理、规律运动、睡眠管理、体重控制、戒烟限酒、心理健康管理等多个方面入手，系统阐述了高血压的预防与保健策略。书中不仅介绍了高血压的基本知识、危害性及预防的重要性，还详细讲解了如何通过合理饮食、适度运动、良好睡眠、科学减重等生活方式调整来有效控制血压。同时，针对高血压患者的特殊需求，还提供了详细的日常护理指导，帮助患者更好地管理自己的病情。

此外，本书还特别关注了高血压的并发症预防、特殊人群的预防措施以及季节性保健等热点问题。希望通过这些内容的介绍，让读者更加全面地了解高血压的相关知识，掌握科学的预防与保健方法，从而有效降低高血压和其并发症的发生率。

编写过程中，力求做到内容科学严谨、语言通俗易懂、方法简便易行。希望通过本书的出版，能够为广大读者提供一份实用的健康指南，帮助大家远离高血压的困扰，享受健康美好的生活。

最后，衷心希望每一位读者都能从本书中获益，不仅学会如何预防高血压，更能在日常生活中实践这些健康理念，为自己和家人的健康保驾护航。

编写委员会

主编

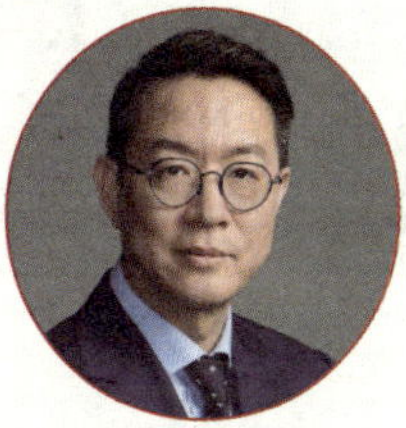

李建平

北京大学第一医院副院长、北京大学第一医院主任医师、北京大学医学部博士生导师、美国哈佛大学医学博士后、国家健康科普专家库成员。

分册主编

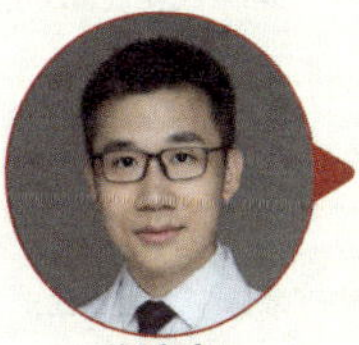

翁浩宇

《高血压那些事·常识篇》主编

《高血压那些事·预防保健篇》主编

《高血压那些事·病例详解篇》主编

北京大学第一医院心血管内科副主任医师，北京大学医学部博士。临床擅长冠心病、冠心病介入治疗、心脏瓣膜病、肺动脉高压等疾病的诊治。

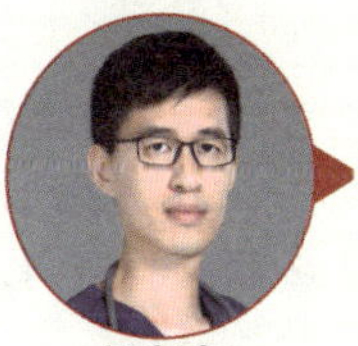

刘志浩

《高血压那些事·诊断治疗篇》主编

《高血压那些事·患者 500 问》主编

北京大学第一医院主治医师，北京大学临床医学博士、博士后。擅长冠心病介入治疗，以及高血压、心律失常、心力衰竭、心肌病等疾病的诊治。

张学智

《高血压那些事·中医治疗篇》主编

岐黄学者，医学博士、教授、主任医师、博士生导师。现任北京大学中西医结合研究所所长，北京大学中西医结合学系副主任，北京市中西医结合临床研究所常务副所长。国家重点专科中医老年病学术带头人，北京市复合型中医药学术带头人。北京地区首届群众喜爱的中青年名中医。

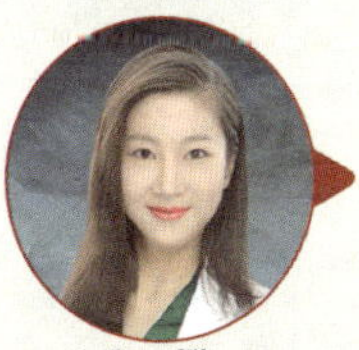

窦 攀

《高血压那些事·营养食谱篇》主编

北京大学第一医院临床营养科副主任医师，中国营养学会理事，北京医学会临床营养分会委员，北京市健康科普专家，中国科协“青年人才托举工程”托举人才，第七届“敬佑生命·荣耀医者”科普人文奖获得者。

编委（按姓氏笔画排序）

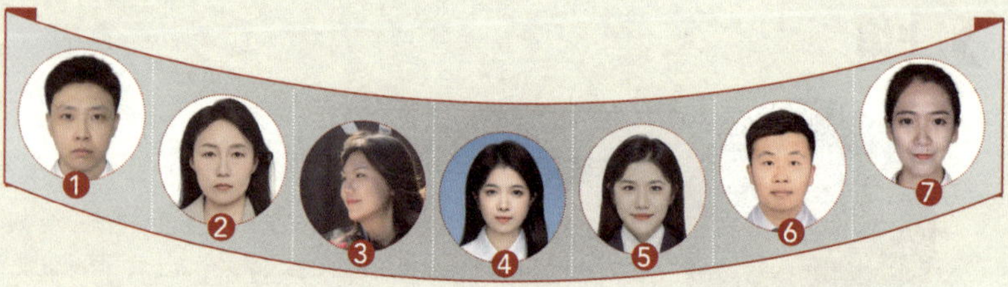

❶ 王晓岑

男，医师，天津市心脏学会体外循环专业委员会委员。本科毕业于青岛大学临床医学系，硕士毕业于河北北方学院人体解剖与组织胚胎学专业。从事临床工作 8 年，曾就职于北京丰台右安门医院心脏介入科，并于中国人民解放军总医院（301 医院）完成进修。现就职于中国人民武装警察部特色医学中心胸心血管外科，主要擅长心脏大血管的诊疗。

❷ 齐彩芝

女，北京中医药大学中医学中药专业。

❸ 闫悦

女，英国爱丁堡大学医学院公共卫生硕士。专注于高血压及心脑血管领域的科普创作，擅长将复杂的医学知识用通俗易懂的语言传递给大众，致力于提升全民健康意识与疾病预防能力。

❹ 陈彦宇

女，医师，毕业于福建医科大学临床医学系，从事临床工作 5 年。

❺ 陈梦云

女，北京协和医学院医学硕士，本科毕业于郑州大学临床医学系。

❻ 徐家宝

男，养生保健医生，天津中医药大学中医学硕士，长期专注于中西医结合临床营养治疗，擅长高血压及各种老年病的日常保健。

❼ 徐巧茜

徐巧茜，女，医师，广西中医药大学中西医结合临床专业心血管内科方向医学硕士，长期从事血管疾病的中医、中西医结合临床、科研以及药膳研发工作。

目录

第一章 高血压预防保健的原则与重要性

第二章 高血压的日常护理

第三章 规律运动，动起来

第四章 睡眠管理与血压控制

第五章 体重管理：降压的有效途径

第六章 戒烟限酒：血压控制的两大助力

第七章 心理健康管理

第八章 预防措施，早发现早干预

第九章 一天 24 小时血压管理

第十章 高血压患者并发症预防

第十一章 高血压的特殊预防措施

第十二章 高血压的季节性保健

结语

第一章 高血压预防保健的原则与重要性

一、高血压的预防原则及关键策略

高血压，这个潜伏在现代生活中的“隐形杀手”，常常在不经意间威胁着人们的健康。作为一种常见的心血管疾病，高血压不仅会对心脏造成损害，还可能引发脑卒中和肾脏疾病等一系列严重问题。那么，如何筑起我们的健康防线，有效预防高血压呢？

（一）饮食有道：控制盐油，多吃蔬果

预防高血压，我们需要从生活方式入手，健康科学的饮食结构是预防高血压的基础。建议：控制盐的摄入量，每天不超过 5 克；减少油脂的摄入，避免过多脂肪堆积，导致血压升高；增加膳食纤维的摄入，如蔬菜、水果和全谷类食物，让身体更健康。

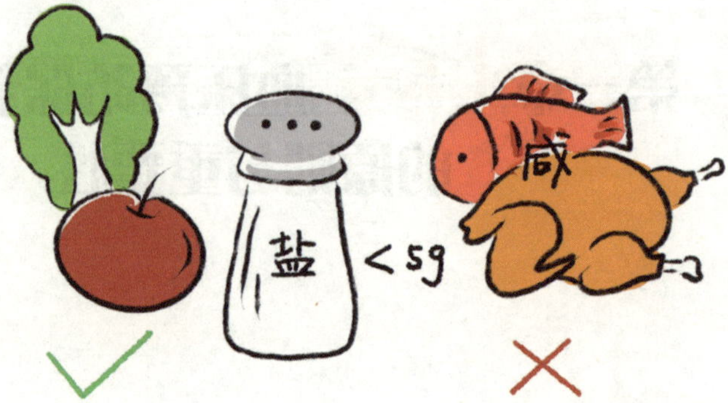

（二）运动有度：挥洒汗水，强健心脏

运动是预防高血压的重要手段，适量的运动可以增强心脏功能，降低血压。建议：每周进行至少 150 分钟的中等强度有氧运动，如快走、游泳或骑自行车；还可以进行一些力量训练，如举重或做俯卧撑，每周两次；运动要循序渐进，避免剧烈运动，以免造成身体损伤。

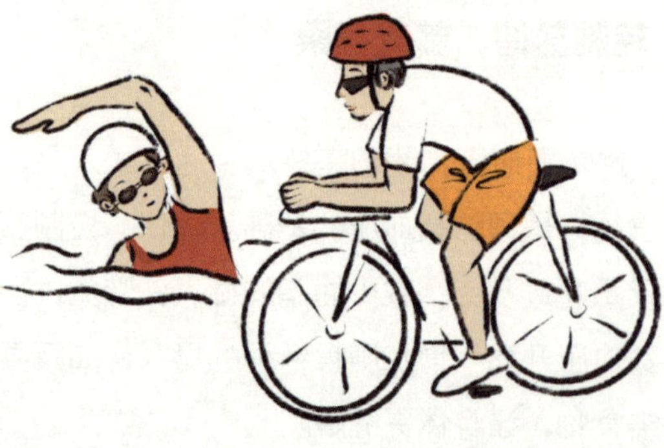

（三）戒烟限酒：远离烟酒，呵护身体

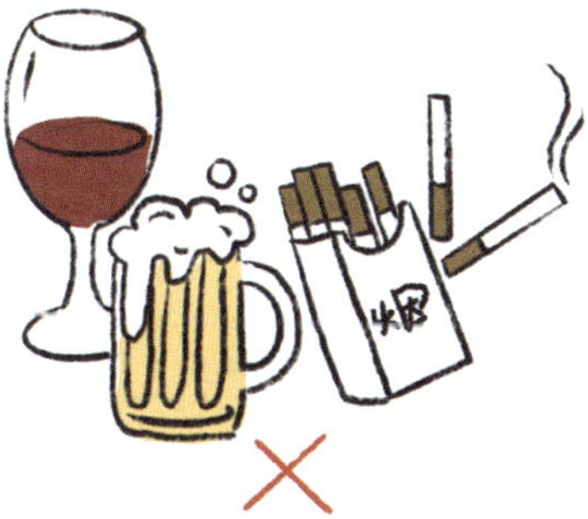

戒烟限酒是预防高血压的关键，吸烟和过量饮酒均会导致血管收缩，使血压升高，同时还会增加心脏病的风险。建议：戒烟，让肺部重新呼吸新鲜空气，降低心脏病的风险；限酒，建议男性每天饮酒不超过两杯，女性不超过一杯。

（四）作息有规：规律作息，充足睡眠

保持良好的作息也是预防高血压的重要因素。长期熬夜、睡眠不足会导致血压升高。建议：保证每天至少 7 小时的充足睡眠，让身体在梦乡中修复；避免过度劳累，适时休息，让生活更有节奏。

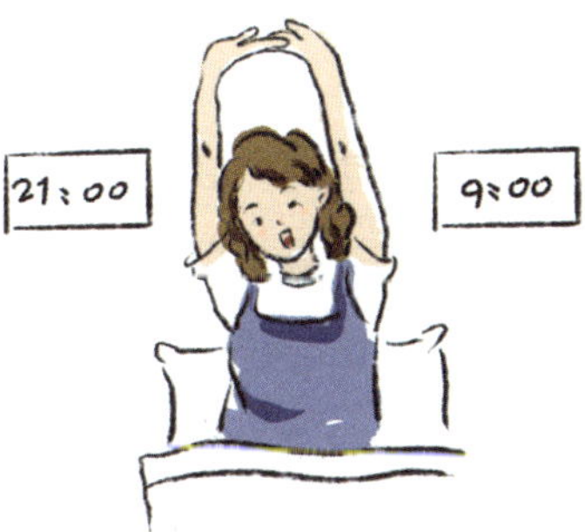

（五）定期体检：监测血压，守护健康

定期体检也是预防高血压的重要措施。通过定期测量血压，可以及时发现血压异常，从而采取相应的措施。建议：成年人每年至少测量一次血压，高血压患者则需根据医生建议进行更频繁的测量。

（六）心态平和：保持乐观，远离压力

保持良好的心态也是预防高血压的关键。长期的精神紧张、焦虑和抑郁都会导致血压升高。建议：学会调整心态，保持乐观的心情，避免情绪波动过大；用积极的心态面对生活中的挑战，让心灵更加健康。

总之，预防高血压需要我们从生活的方方面面入手，改善生活方式，保持良好的作息，适量运动，戒烟限酒，控制饮食，保持良好的心态。本书将详细为您讲解如何守好健康防线，有效预防高血压，保护自己的健康。

二、高血压的普遍性与危害性概述

高血压是指血液在血管中流动时对血管壁造成的压力值高于正常值，是最常见的心血管疾病之一，是导致脑卒中、冠心病、心力衰竭等疾病的最主要危险因素。国家心血管病中心的数据显示，我国18岁及以上居民高血压患病率达27.5%，大约每4个成年人中就有1人是高血压患者，患病人数约为2.45亿。近年来中青年人群患病率上升趋势明显，相比老年高血压患者，中青年人群高血压“知晓率、治疗率和控制率”均显著偏低。其中男性、中青年、农村和少数民族人群是加强高血压防控的重点人群。

血压过高时，高速的血流对血管壁冲击，损害血管内膜、内皮功能受损，血液中的脂质易沉积在血管壁，促进动脉粥样硬化及斑块形成，血管弹性下降，随着血管壁持续僵硬及弹性下降，动脉血管舒张功能下降，血压会进一步升高，二者相互叠加，形成恶性循环。长期的高血压常常导致心、脑、肾、眼及大动脉等靶器官损害。

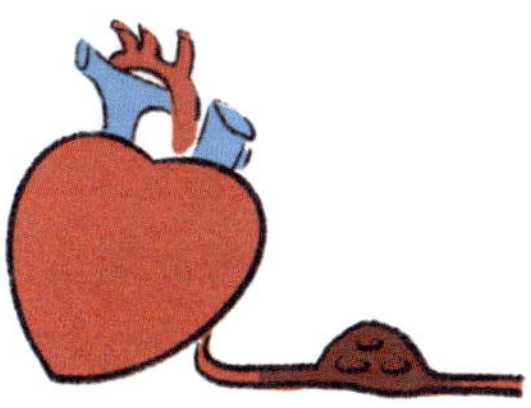

（本篇对高血压的普遍性与危害性相关内容不进行详细介绍，具体内容详见系列丛书之常识篇）

三、预防保健的重要性

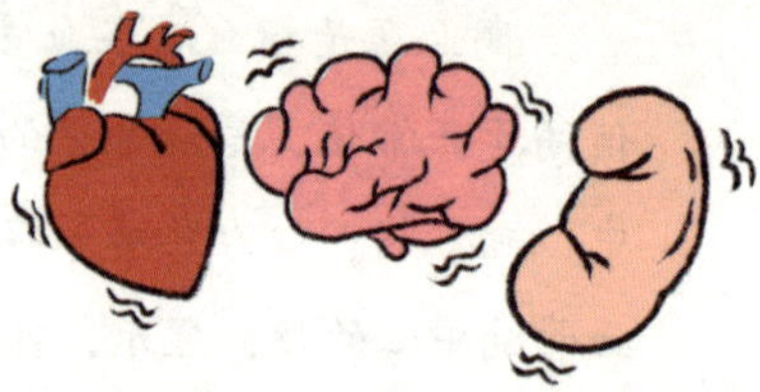

高血压被称为“无声的杀手”，因为它在早期往往没有明显的症状，容易被忽视。然而，长期高血压会对身体造成严重损害，主要包括心脏疾病、脑血管疾病、肾脏疾病和视网膜病变等。这些并发症不仅会影响生活质量，甚至可能危及生命。因此，高血压的预防保健显得尤为重要。

（一）早期预防：减少心脑血管疾病的风险

高血压是心脑血管疾病的主要危险因素之一。长期的高血压状态会导致血管壁增厚、管腔变窄，进而增加心脏负担，引发冠心病、心肌梗死等严重心脏疾病。同时，高血压也是脑卒中的重要诱因，可以导致脑血管破裂或阻塞，进而引发脑出血或脑梗死。通过有效的预防保健措施，可以降低血压水平，从而减少心脑血管疾病的风险，保护心脑血管系统的健康。

（二）早期预防：延缓肾脏疾病的进展

高血压对肾脏的损害也是不容忽视的。长期的高血压状态会导致肾小球动脉硬化，进而引发肾功能损害，甚至导致肾功能衰竭。通过合理的预防保健措施，我们可以有效控制血压水平，延缓肾脏疾病的进展，保护肾脏功能。

（三）早期预防：提高生活质量

高血压不仅会导致身体上的不适，如头痛、头晕、心悸等，还会影响患者的心理健康和生活质量。通过有效的预防保健措施，可以降低血压水平，减轻高血压带来的身体不适和心理压力，提高患者的生活质量。

（四）早期预防：降低医疗费用

高血压的治疗需要长期的药物治疗和定期的监测，这会给患者和家庭带来一定的经济负担。通过预防保健措施，可以降低高血压的患病率，减少患者的医疗费用支出，减轻家庭和社会的经济负担。

四、高血压病患者也可长寿

“医生，我真的能长寿吗？我有高血压。”张伯伯坐在诊室里，忧心忡忡地向医生询问。

张伯伯，一个年近 70 岁的老人，年轻时因工作繁忙，生活不规律，饮食不节制，最近被诊断出患有高血压。医生告诉他，高血压是一种慢性疾病，长期高血压会对身体造成严重损害，包括心脏疾病、脑血管疾病、肾脏疾病和视网膜病变等。张伯伯很担心自己的寿命会受到影响。

医生安慰张伯伯说：“高血压病患者并不意味着寿命会缩短。只要得到及时、有效地治疗和控制，高血压病患者也可以享有长寿。”

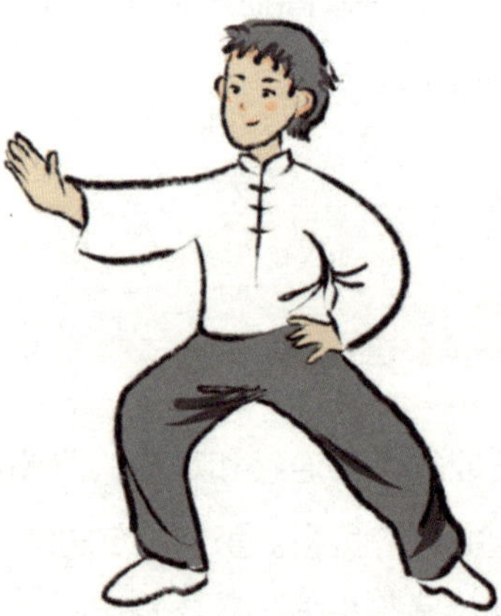

医生为张伯伯制定了详细的治疗方案，包括药物治疗和生活方式的改变。张伯伯严格遵守医生的指导，每天按时服药，同时改变了自己的生活习惯。

在饮食方面，张伯伯减少了食盐摄入，多吃新鲜蔬菜和水果，控制油脂摄入。他还保持每天至少散步 40 分钟，或在公园打打太极拳。

张伯伯还养成了每天定时测量血压的习惯，并将血压变化记录下来。每隔一段时间，他会到医院复查，检查心脏、肾脏、眼底等相关器官的功能。

在医生的指导下，张伯伯的高血压得到了有效控制。他的血压稳定在正常范围内，并发症的风险大大降低。张伯伯的心情也变得越来越好，他重新找到了生活的乐趣。

经过一段时间的治疗和调养张伯伯精神矍铄。他经常参加社区活动，与邻居们分享自己的养生心得。张伯伯感慨地说："高血压病患者也可以长寿，关键在于及时、有效地治疗和控制，以及生活方式的改变。我相信，只要我们积极面对疾病，采取有效的措施，就能过上健康长寿的生活。"

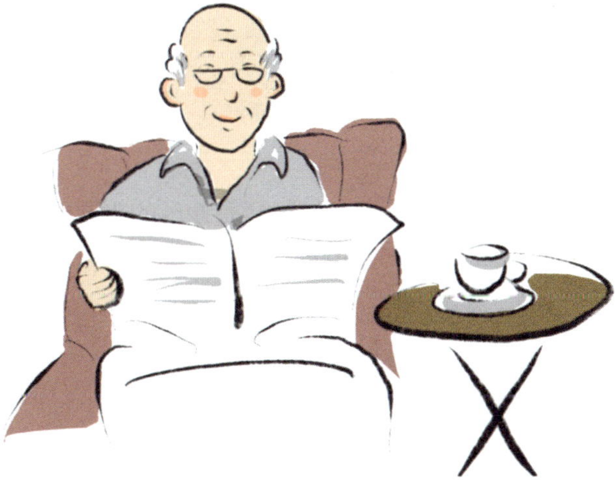

五、生活方式调整和健康管理

高血压病是导致心脑血管疾病的危险因素，是一种常见病和多发病。积极的生活方式可以延缓部分正常高值血压者进展为高血压的步伐，也可以有效改善高血压人群的血压状况。

生活方式调整和健康管理在任何时候对任何高血压患者(包括正高值者和需要药物治疗的高血压患者)都是合理、有效的治疗，其目的是降低血压、控制其他危险因素和临床情况。日常可以从以下几个方面注意：

（一）减钠增钾

过量的钠盐摄入是导致高血压的主要因素之一。通过减少盐的摄入，可以降低血压，减少心血管疾病的风险，是改善健康最具成本效益的方法之一。相较于钠盐，钾的摄入则有助于降低血压。

（二）合理膳食

均衡营养的膳食结构对于维持健康至关重要。适当摄入蔬菜水果、全谷物和低脂蛋白质，限制饱和脂肪和糖的摄入，有助于控制血压。

（三）控制体重

超重和肥胖可促进血压上升，增加高血压的风险，腹型肥胖可能与高血压有更强的相关性。

（四）戒烟

戒烟是预防多种心血管疾病最有效的生活方式干预措施，可使高血压患者显著获益。

（五）限制饮酒

刚饮酒后血压会出现降低，但数小时后血压会明显反弹，长期饮酒会增加高血压的发生率，即使饮酒量较低也会同样如此。因此戒酒对于控制血压至关重要。

（六）增加运动

对于高血压患者，增强体力活动可改善身体功能，降低心血管疾病进展和死亡风险。规律的有氧运动，如快走、游泳和骑自行车，中国的传统运动，如太极拳、八段锦、五禽戏等都是不错的选择。

（七）保持心理平衡

长期精神紧张或焦虑、抑郁状态等都可增加高血压的患病风险。通过学习放松技巧、寻求心理支持，保持心理平衡对于控制血压至关重要。

（八）管理睡眠

睡眠质量对于身体健康至关重要。不良的睡眠习惯和睡眠不足都可能导致血压升高。因此，合理管理睡眠、保证充足的睡眠时间对于血压的控制至关重要。

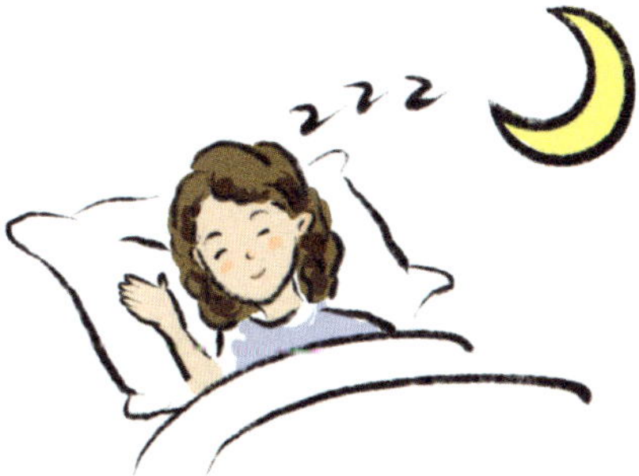

六、个人和社区共同努力的重要性

在高血压的防控中，预防胜于治疗，这并非口号，而是一种行动指南。预防不仅能够减轻患者的病痛，更能降低医疗资源的压力，提高社区整体的生活质量。而在这场预防的战役中，社区参与是至关重要的一环。社区是我们共同生活的地方，通过社区的力量，我们能够共同面对健康挑战，形成合力，更好地守护每一个社区成员的健康。本篇将与大家探讨个人与社区在高血压防治过程中共同努力的重要性，以及如何通过科学的方式提高公众对高血压的认知。

（一）个人在高血压防控中的责任

（1）了解高血压知识：作为个人，我们首先需要了解高血压的基本知识，包括高血压的定义、分类、症状以及可能带来的危害。只有了解了这些知识，我们才能更好地认识高血压，从而采取有效的防控措施。

（2）养成健康的生活方式：健康的生活方式是预防高血压的重要措施。我们应该保持合理的饮食，减少盐分的摄入，增加蔬菜、水果和全谷物的摄入；同时，适量运动，保持健康的体重；戒烟限酒，避免不良的生活习惯对血压的影响。

（3）定期检查血压：了解自己的血压状况是预防高血压的关键。我们应该定期进行血压检查，特别是对于年龄较大、有高血压家族史等高危人群来说，更应该加强血压的监测。如果发现血压异常，应及时就医，接受专业的诊断和治疗。

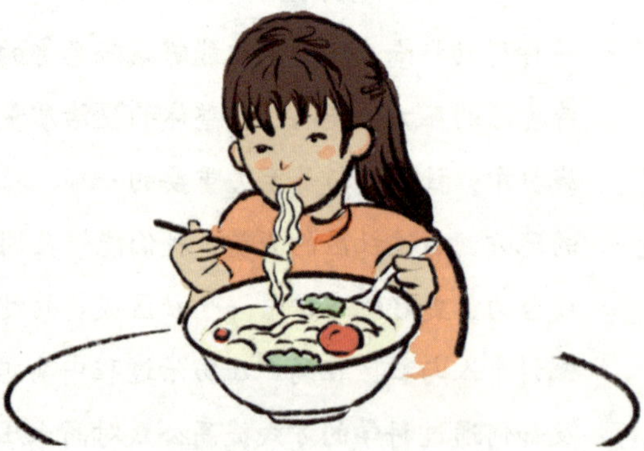

（二）社区在高血压防控中的作用

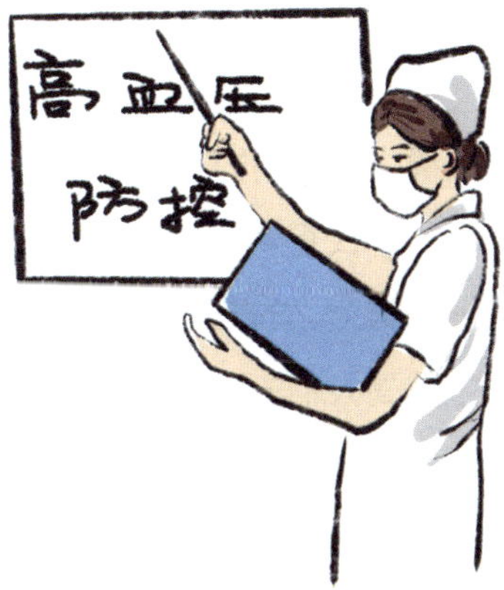

（1）开展健康教育：社区是高血压防控的重要阵地。社区可以通过开展健康教育活动，向居民普及高血压的相关知识，提高居民对高血压的认知水平。同时，社区还可以组织专家举办讲座、义诊等活动，为居民提供专业的咨询和服务。

（2）推广健康生活方式：社区可以通过宣传和推广健康的生活方式，帮助居民养成良好的生活习惯。例如，可以开展健康饮食、适量运动等主题活动，鼓励居民参与；同时，社区还可以提供健康咨询和指导服务，帮助居民制定个性化的健康管理计划。

（3）建立高血压管理网络：社区可以建立高血压管理网络，对高血压患者进行登记和管理。通过定期随访、血压监测等措施，及时发现并处理患者的血压异常情况；同时，社区还可以为患者提供心理支持和社会关怀，帮助他们更好地应对高血压带来的困扰。

（三）个人与社区共同努力的重要性

高血压的防控需要个人与社区的共同努力。个人通过了解高血压知识、养成健康的生活方式、定期检查血压等措施，可以有效地预防和控制高血压；而社区则通过开展健康教育、推广健康生活方式、建立高血压管理网络等措施，为居民提供全方位的高血压防控服务。只有个人与社区共同努力，才能有效地降低高血压的发病率和并发症发生率，提高人们的健康水平和生活质量。

高血压是一种可防可控的疾病。通过个人与社区的共同努力，我们可以更好地认识高血压的危害和防控措施；通过科学的生活方式和管理方法，我们可以有效地预防和控制高血压的发生和发展。让我们携手共进，为健康的生活而努力！

七、血压测量的历史简述

血压是人体健康的重要指标之一，对于预防和治疗心血管疾病具有重要意义。随着医学的发展和技术的进步，血压测量方法也经历了从简单到复杂、从粗略到精确的转变。本文将简单地介绍血压测量的历史，让大家在了解这一科学过程的同时，也能感受到医学进步的魅力。

（一）早期对血压的感知与认识

在血压测量技术尚未诞生的古代，人们虽然不能直接测量血压，但已经通过观察和体验对血压有了初步的认识。例如，当头部朝下或进行剧烈运动时，人们会感到头晕、面红耳赤，这其实就是血压升高的表现。这些生活经验为后来血压测量技术的发展提供了宝贵的启示。

（二）间接血压测量方法的诞生

（1）动脉压迫法：动脉压迫法是最早的间接血压测量方法。这种方法是通过用手指或绷带压迫患者的动脉，观察其远端肢体是否出现苍白、麻木等现象来判断血压的高低。虽然这种方法简单易行，但准确性极低，且容易给患者带来不适。

（2）听诊法：听诊法是现代血压测量的基础。19世纪初，法国医生尼古拉·科里特（Nicolas Corvisart）首次使用听诊器在患者的肘部动脉上听到了血液流动的声音，即所谓的“科氏音”。随后，意大利医生斯克里维亚（Scipione Riva-Rocci）于1896年发明了第一台水银血压计，并结合听诊法测量血压。这种方法大大提高了血压测量的准确性，成为当时最流行的血压测量方法。

（三）电子血压计的发展

随着电子技术的飞速发展，电子血压计逐渐走进了人们的视野。电子血压计通过传感器感知动脉搏动信号，并经过内部电路处理后以数字形式显示血压值。

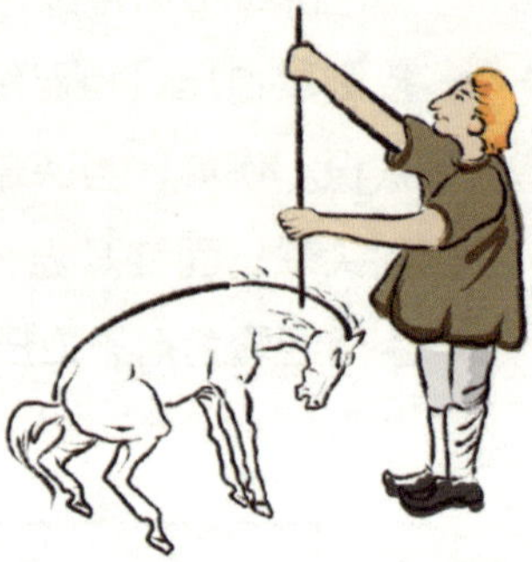

与传统的水银血压计相比，电子血压计具有操作简单、读数直观、便于携带等优点，因此在家庭、社区等场所得到了广泛应用。

（四）血压测量技术的创新

（1）无创连续血压监测技术：近年来，无创连续血压监测技术成为血压测量领域的新热点。这种技术通过佩戴特制的袖带或贴片，可以实时监测患者的血压变化，并将数据传输至手机或电脑等设备上进行分析和记录。这种技术不仅提高了血压测量的连续性和准确性，还为患者提供了更为便捷的健康管理方式。

（2）远程血压监测技术：远程血压监测技术利用互联网和移动通信技术，实现了患者与医生之间的远程交流和血压数据的实时传输。患者可以在家中使用电子血压计进行测量，并将数据传输至医生的电脑上进行分析和诊断。这种技术不仅提高了医疗资源的利用效率，还为患者提供了更为及时和个性化的医疗服务。

（五）血压测量在健康管理中的应用

血压测量不仅是诊断心血管疾病的重要手段，也是健康管理的重要工具。通过定期测量血压，人们可以及时了解自己的血压状况，并根据医生的建议采取相应的生活方式和药物治疗措施，从而有效预防和控制心血管疾病的发生和发展。

（六）血压测量的未来展望

随着医学技术的不断进步和创新，血压测量方法也将不断发展和完善。未来，血压测量技术将更加智能化、便捷化和个性化，为人们提供更加全面、准确和及时的健康管理服务。同时，随着远程医疗和大数据技术的不断发展，血压测量将在全球范围内实现更广泛的覆盖和应用，为更多人的健康保驾护航。

总结起来，血压测量的历史是一个不断发展和进步的过程。从早期的动脉压迫法到现代的电子血压计和无创连续血压监测技术，血压测量方法越来越先进、越来越精确。相信在未来，随着医学技术的不断创新和发展，血压测量将在健康管理中发挥更加重要的作用。

第二章 高血压的日常护理

一、合理饮食，吃出健康

高血压，这个在现代社会中越来越常见的疾病，已经不再是医生护士口中的专业术语，而是越来越多普通老百姓生活中不得不面对的健康问题。高血压不仅会影响我们的生活质量，更是心血管疾病的重要诱因之一。通过调整饮食习惯，我们可以有效地预防高血压，吃出健康。

（一）控制盐分摄入

盐分是高血压的“隐形杀手”。过多的盐分摄入会导致体内水分滞留，增加血容量，从而使血压升高。因此，预防高血压首先要控制盐分摄入。建议每天盐分摄入量不超过 6 克，尽量减少高盐食物的摄入，如腌制食品、咸味零食等。在烹饪时，可以尽量使用香料、醋等调味品来替代盐，以减少盐分的摄入。

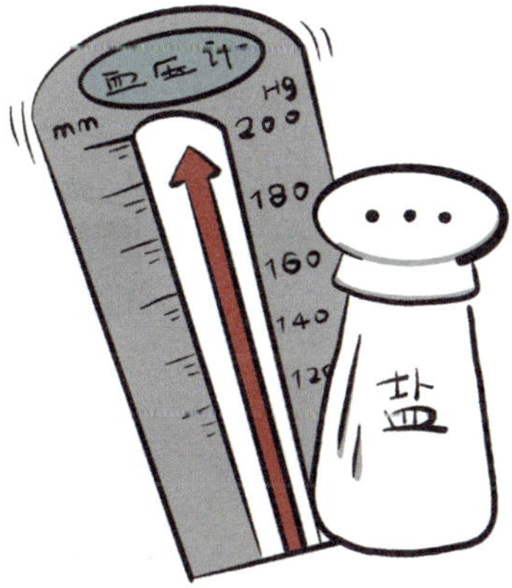

（二）多吃水果和蔬菜

水果和蔬菜富含多种维生素和矿物质，对于维持血压稳定具有重要作用。其中，钾元素是降低血压的重要矿物质，而许多水果和蔬菜都含有丰富的钾。因此，建议每天摄入足够的水果和蔬菜，如香蕉、菠菜、土豆、番茄等。此外，水果和蔬菜中的膳食纤维也有助于降低血压，改善血管功能。

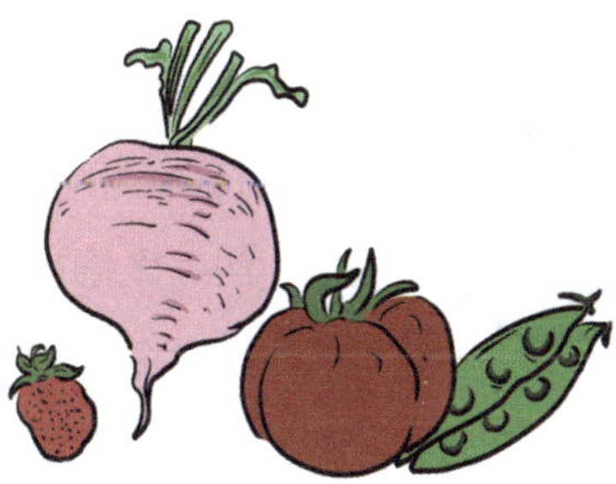

（三）减少油脂摄入

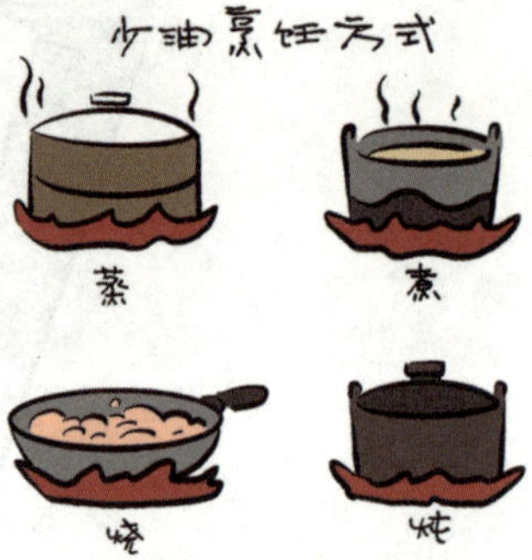

过多的油脂摄入不仅会导致肥胖，还会增加心血管疾病的风险，从而间接影响血压。因此，要减少油脂的摄入，尤其是饱和脂肪和反式脂肪的摄入。建议选择植物油、鱼油等富含不饱和脂肪酸的油脂，少吃动物油脂和油炸食品。同时，烹饪方式也尽量选择蒸、煮、炖等健康的方式，避免过多的油脂摄入。

（四）适量蛋白质摄入

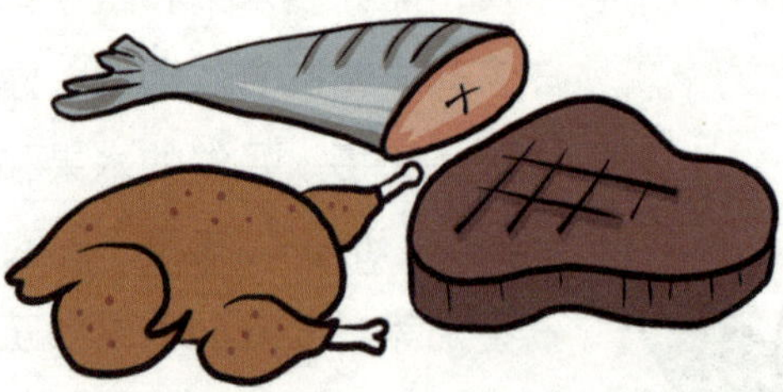

蛋白质是维持身体正常功能所必需的。但是，摄入过多的蛋白质也可能增加血压。因此，要适量摄入蛋白质，建议每天摄入的蛋白质占总能量的10% ~ 15%。优质蛋白质来源包括瘦肉、鱼、蛋、奶、豆类等。在选择蛋白质来源时，要尽量避免摄入过多的动物脂肪和胆固醇。

（五）控制糖分摄入

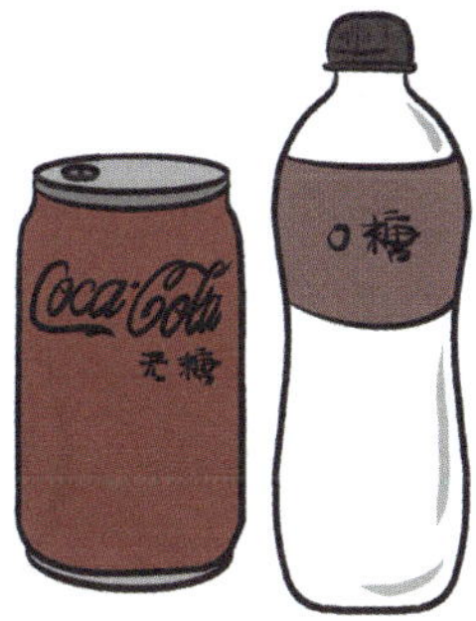

糖分摄入过多会导致体重增加，肥胖是高血压的重要危险因素之一。此外，过多的糖分摄入还会影响血糖和血脂的代谢，增加心血管疾病的风险。因此，要控制糖分摄入，尤其是添加糖的摄入。建议少吃糖果、甜点、含糖饮料等高糖食品，选择低糖或无糖的食品和饮料。

通过控制盐分摄入、多吃水果和蔬菜、减少油脂摄入、适量蛋白质摄入以及控制糖分摄入等合理的饮食习惯，我们可以有效地预防高血压，吃出健康。同时，结合健康的生活方式，如适量运动、戒烟限酒、保持良好的心态和情绪等，可以进一步降低高血压的风险。作为普通老百姓，我们应该提高对高血压的认识和重视程度，从日常饮食和生活习惯入手，积极预防高血压，守护自己和家人的健康。

（本篇对高血压饮食相关食谱不进行详细介绍，具体食谱详见系列丛书之食谱篇）

二、空调不宜随便使用

在炎炎夏日或寒冷冬日，空调成为我们生活中不可或缺的电器，它为我们提供了舒适的室内环境。然而，对于高血压患者而言，在享受这份凉爽或温暖的同时，也需格外留意空调使用带来的潜在影响。

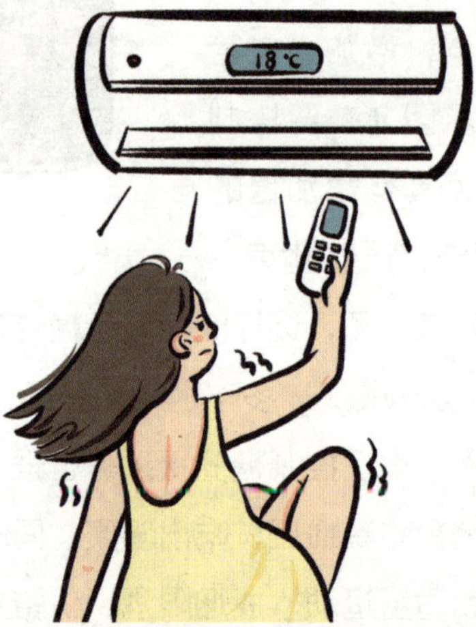

高血压是一种慢性心血管疾病，主要表现为动脉血压持续升高。而空调，无论是制冷还是制热，都会通过调节室内温度来影响人体的生理机能。这种环境变化，对于血压的稳定来说，既是挑战也是机遇。

突然的温度变化，特别是从酷热的室外或严寒的户外直接步入空调房间，会导致血管在短时间内急剧收缩或迅速扩张，这种剧烈的生理反应极易引发血压的波动。同时，空调在制冷过程中往往会降低室内的湿度，使得空气变得干燥，这种干燥环境可能加剧高血压患者的呼吸道不适，如干咳和咽干等症状，而这些症状间接地影响了血压的有效控制。此外，长时间关闭门窗以维持空调效果，会导致室内空气流通不畅，进而造成二氧化碳浓度逐渐上升，氧气含量相对减少，这不仅影响了人体的正常新陈代谢过程，也不利于高血压患者的血压管理和整体健康。因此，在使用空调时，高血压患者需特别注意室内外温差的控制、保持适宜的室内湿度以及定期开窗通风，以促进空气流通，减少因环境因素导致的血压波动。

高血压患者在享受空调带来的凉爽时，仍需特别注意几方面的细节以维护血压稳定与身体健康。

（1）空调室温应控制在 26 ~ 27℃，不宜过低，也不宜高于 28℃。这是因为温度过低会导致血管急剧收缩，可能引发血压升高；而温度过高则不利于身体散热，也可能影响血压。同时，室内和室外的温差不宜超过 8℃，以

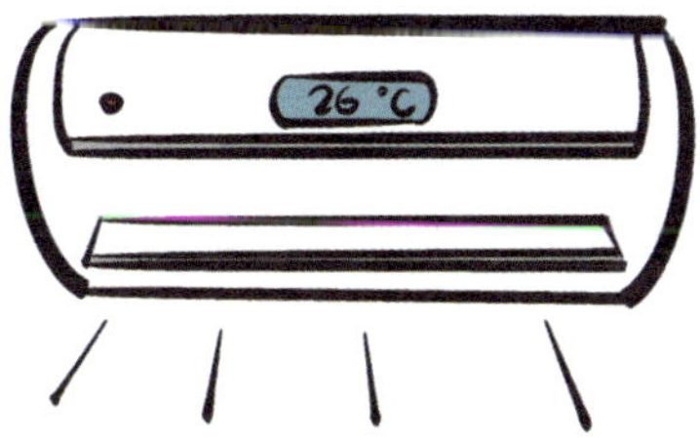

避免身体因温差过大而产生不适，进而引发血压波动。

（2）应尽量避免长时间连续使用空调，建议每隔 1 ~ 3 小时关闭空调，打开门窗通风换气，以保证室内空气的流通和新鲜。如果条件不允许，也可以每隔 1 小时到室外或走廊等有窗户的地方换换气。睡觉时也要注意避免长时间吹空调，尤其是不要让空调风口直接对着身体吹，以免引发感冒或其他不适症状，进而影响血压。

（3）即使天气再热，也不要站在空调下直吹，特别是头部、背部和肩颈等敏感部位。最好将空调设置成低风速模式、风向设置成向上吹，以减少冷风对身体的直接刺激。

（4）定期清洗空调过滤网和内部部件，保持空气清新，减少细菌和病毒的滋生。

总之，高血压患者在享受空调便利的同时，应综合考虑温度、时间、风向、风速及空气湿度等多方面因素，并结合健康的饮食与适量的运动，全面管理血压，守护自身健康。

三、适度晒晒日光浴

提到高血压的管理，大家往往会想到饮食调整、规律运动、药物控制等方面，而“适度晒晒日光浴”这一看似简单却充满智慧的自然疗法，往往被忽视。

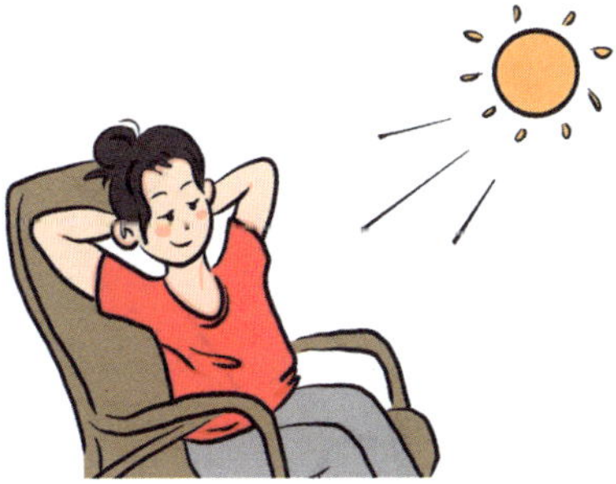

提到晒日光浴的好处，不得不提的就是维生素 D。维生素 D 是一种脂溶性维生素，对人体骨骼健康至关重要，它参与钙的吸收和利用，有助于维持骨骼的强度和密度。但你知道吗？人体所需的维生素 D，大部分并非来自食物，而是通过皮肤在阳光下的紫外线照射下合成的。这就是为什么人们常说“多晒太阳可以补钙”的原因。

对于高血压患者而言，维生素 D 的充足同样重要。研究表明，维生素 D 缺乏与高血压之间存在关联。维生素 D 可以调节体内某些激素的分泌，如肾素 - 血管紧张素系统（RAAS），这是一个参与血压调节的重要生理系统。当维生素 D 水平不足时，RAAS 系统可能过度活跃，导致血管收缩，血压升高。因此，适度晒太阳，促进体内维生素 D 的合成，有助于辅助控制血压。

除了直接的生理作用外，阳光还对人们的心理健康有着不可忽视的影响。当我们置身于阳光下，大脑会分泌一种名为血清素的神经递质，它被称为“快乐激素”，能够提升人的情绪，缓解压力和抑郁情绪。对于高血压患者来说，长期的精神紧张、焦虑情绪往往是血压升高的诱因之一。因此，

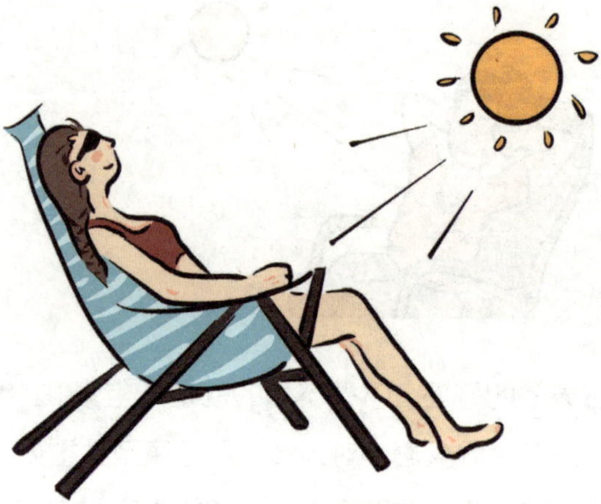

适时享受日光浴，让心灵沐浴在温暖的阳光中，不仅可以改善心情，还能间接帮助稳定血压。

当然，晒太阳虽好，但也要讲究科学的方法，避免过度暴晒带来的伤害。

（1）选择合适的时间：避免在中午时分（尤其是夏季）直射阳光，此时的紫外线强度最高，容易晒伤皮肤。建议选择上午 10 点前或下午 4 点后的时间段进行日光浴。

（2）控制晒太阳的时长：可以每天 10 ~ 15 分钟，在阳光下适度活动，如散步、慢跑等。活动时要注意观察皮肤反应，避免晒伤。

（3）做好防晒措施：虽然我们要晒太阳，但也要保护好自己的皮肤。涂抹防晒霜、佩戴遮阳帽、穿着长袖衣物等，都是有效的防晒手段。

（4）补充水分：晒太阳时，身体容易出汗，导致水分流失。因此，要及时补充水分，保持体内水平衡。

（5）结合个人情况：高血压患者在晒太阳前，最好咨询医生意见，特别是当血压控制不稳定或伴有其他并发症时，更应谨慎行事。

适度晒晒日光浴，对于高血压患者来说，不仅是一种简单而有效的健康习惯，更是一种贴近自然、享受生活的方式。通过科学的日光浴，我们可以在享受阳光带来的温暖和愉悦的同时，促进体内维生素 D 的合成，调节血压，改善心情，为健康加分。

四、保持起居环境的舒适

高血压并非孤立存在的疾病，它的发生发展与我们的生活方式、环境因素密切相关。一个舒适、宁静、健康的起居环境，能够直接或间接地影响人的心理状态、睡眠质量、身体活动等多方面，从而对血压产生积极影响。反之，嘈杂、杂乱、光线过强或过弱、温度不适的环境，都可能加剧高血压患者的症状，甚至诱发并发症。

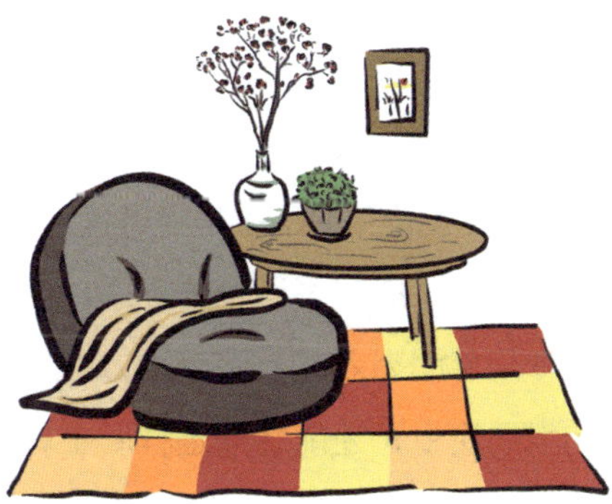

整洁、有序、充满生活气息的家居环境，能够让人心情愉悦，减轻焦虑、抑郁等负面情绪，从而降低因心理压力导致的血压升高。建议高血压患者定期整理家居，避免杂物堆积，同时根据个人喜好布置房间，摆放绿植如吊兰、绿萝等，不仅能够美化环境、净化空气，还能增加室内的氧气含量和负离子浓度，对人体健康产生积极影响。还可以选择挂上喜欢的画作或照片，营造温馨舒适的生活氛围。

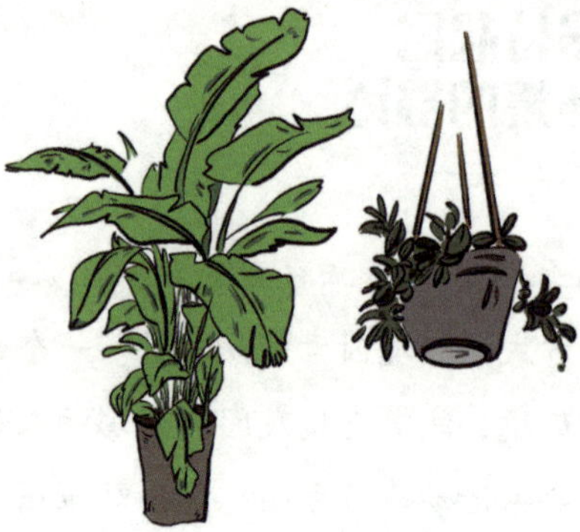

清新的空气对高血压患者来说同样重要。室内空气污染，如二手烟、装修残留的有害气体、尘埃等，都可能影响呼吸系统的健康，间接影响血压。因此，保持室内通风良好，定期开窗换气；使用空气净化器或绿色植物净化空气；避免在室内吸烟，都是提升室内空气质量的有效措施。

总之，保持起居环境的舒适，对于高血压患者来说，是一种简单而有效的自我管理方式。它不仅有助于提升患者的生活质量，还能在一定程度上辅助降压治疗，减少并发症的发生。

五、高血压病患者打麻将禁忌

麻将作为一种集休闲娱乐、社交互动于一体的传统文化活动，深受大众喜爱，尤其是中老年人群。然而，对于患有高血压病的朋友来说，享受麻将的乐趣时，却需格外注意，因为不当的娱乐方式可能无形中加重病情，影响健康。

（一）避免情绪过山车

老张是位资深麻友，每当摸到好牌或和牌时，总是兴奋得大喊大叫，心跳加速，血压也跟着飙升。有一次，就因为一场激动人心的对局，老张突然感到头晕目眩，幸好及时送医，才避免了更严重的后果。

温馨提醒：高血压最怕的就是情绪波动大。在打麻将时，尽量保持心态平和，无论是赢是输，都别让情绪像过山车一样忽上忽下。遇到激动时刻，不妨深呼吸几下，或者起身走动一下，让心情慢慢平复。

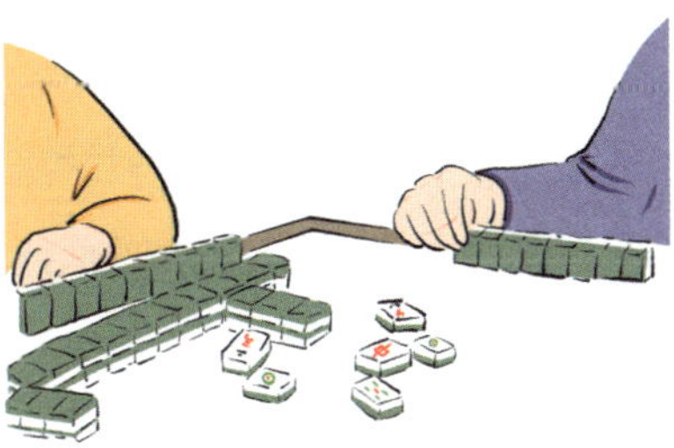

（二）久坐不动是大忌

李阿姨自从退休后，麻将几乎成了她的日常。每天从早坐到晚，除了吃饭上厕所，几乎不离开座位。久而久之，除了血压控制不佳，还出现了腰酸背痛、下肢水肿等问题。

温馨提醒：长时间久坐不仅影响血液循环，还可能导致下肢静脉血栓，对高血压患者尤为不利。建议每打一小时麻将就起身活动一下，做做简单的伸展运动，或者走动几分钟，促进血液循环。

（三）饮食控制不可忘

麻将桌上，零食、茶水、饮料往往必不可少。但对于高血压患者来说，这些“小零嘴”可能暗藏危机。高盐、高糖、高脂肪的食物都可能让血压飙升。

温馨提醒：尽量选择清淡、易消化的食物作为零食，比如新鲜水果、坚果（适量）等。同时，控制饮料的摄入量，避免含糖或含咖啡因过多的饮品，以免刺激血压升高。

（四）合理安排时间，避免熬夜

王叔叔是个夜猫子，经常约朋友深夜打麻将，结果第二天精神萎靡，血压也控制得不好。长期下来，身体状况每况愈下。

温馨提醒：规律的作息对高血压患者至关重要。熬夜会打乱生物钟，影响内分泌系统，从而不利于血压的稳定。尽量将打麻将的时间安排在白天，并确保充足的睡眠时间，让身体得到充分休息。

六、衣着宽松勿紧绷

想象一下，当你穿上一条紧绷的裤子或是一件束身衣时，是不是感觉呼吸都不那么顺畅了？对于高血压患者来说，这种感觉可不仅仅是心理上的不适，它还可能直接影响到你的血压状况。紧绷的衣物会限制身体的血液循环，尤其是当它们紧紧包裹在心脏周围或下肢时，会阻碍血液顺畅地流回心脏和肺部，导致血压上升。

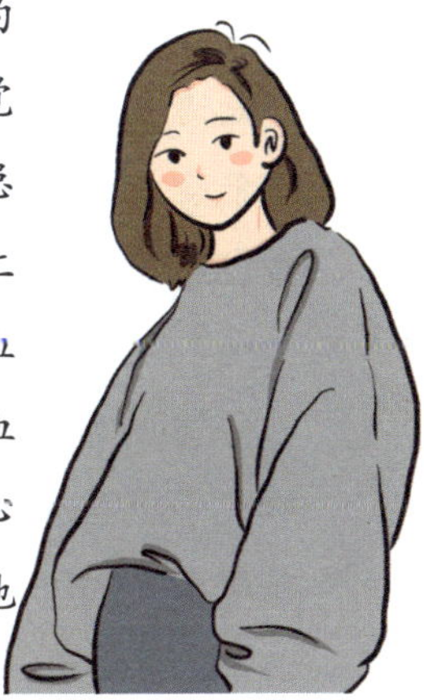

相反，选择宽松舒适的衣物，就像是给身体安上了一个“减压阀”。宽松的衣服不会给身体带来额外的压力，让血液能够自由地流淌，无论是心脏的跳动还是各个器官的运作，都能在一个更加自然、轻松的状态下进行。这样一来，不仅有助于维持血压的稳定，还能让你在日常生活中感到更加自在和放松。

除了宽松度，衣物的材质同样不可忽视。高血压患者应该尽量选择透气性好、亲肤柔软的材质，比如纯棉、亚麻等天然纤维。这些材质不仅穿着舒适，还能帮助皮肤呼吸，减少汗液积聚，避免因为潮湿闷热而引起的不适，进一步保障身体的健康。

七、洗头不要后仰，健康从头开始！

今天我们来聊聊一个既日常又重要的话题——高血压患者在洗头时的一个小细节，那就是尽量避免后仰。你可能会想，洗头这么简单的事，还能和高血压扯上关系？嘿，还真别说，这里面的学问可不少呢！

高血压就是血液在血管里流动时，对血管壁的压力持续高于正常水平。这就像水管里的水压力太大，管壁就会承受更多的压力。长期这样，血管可就要“抱怨”啦，可能会出现各种问题，比如动脉硬化、心脏病、中风等。

那么，洗头时后仰为什么对高血压患者不利呢？这是因为当你后仰时，头部的位置发生了改变，血液流动也会受到影响。对于高血压患者来说，这种姿势变化可能导致一系列的问题。

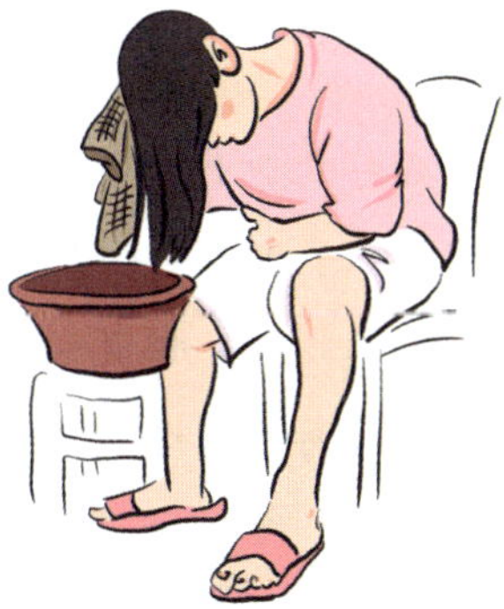

想象一下，当你后仰洗头时，血液更容易集中在头部和颈部，这可能导致血压突然升高。就像你突然加大了水管的水压，水管承受的压力会瞬间增大，同样地，血管也会受到更大的压力。这种突然的血压升高可能会加重高血压患者的病情，甚至引发一些严重的并发症，比如脑血管意外。

另外，后仰洗头还可能对颈椎造成额外的压力。高血压患者常常伴随着颈椎问题，后仰洗头可能会加重颈椎的负担，导致颈部不适或疼痛。

所以，高血压的朋友们，在洗头时尽量保持身体直立或稍微前倾的姿势，这样可以减少头部和颈部的血液淤积，降低血压升高的风险。用温和的水流和适合自己的洗发水，轻轻松松地把头洗干净。如果觉得脖子不舒服，可以用个小凳子垫着，既不累脖子，也能避免后仰。

八、不要长时间使用电子设备：给眼睛和身体放个假！

在这个数字化时代，电子设备已经成了我们生活中的“小伙伴”，手机、电脑、平板……它们陪伴我们的时间可能比家人还长。但是，亲爱的高血压朋友们，你们知道吗？长时间使用这些电子设备，可能会悄悄地让你的血压“飙升”哦！

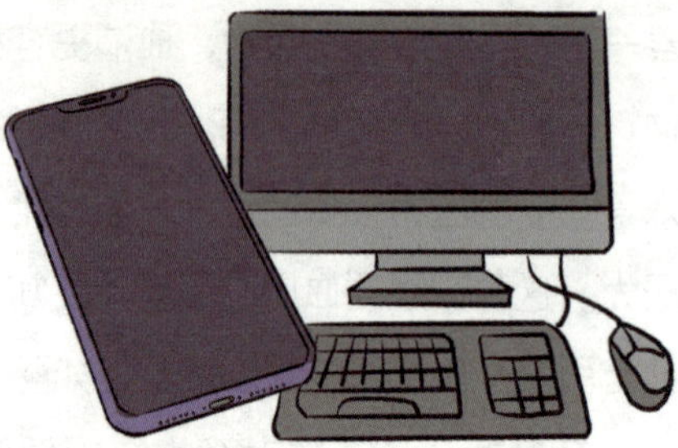

长时间使用电子设备之所以会影响血压，主要是因为这类活动往往伴随着精神压力大，比如玩游戏、刷社交媒体、处理工作邮件等，这些都可能让人感到紧张或有压力，而精神压力大是导致血压升高的一个重要原因。同时，长时间坐着不动，身体活动量减少，血液循环也会变得不如活动时那么顺畅，这也可能影响血压。此外，晚上熬夜玩手机或电脑，作息不规律，同样会导致血压升高。因此，高血压患者应尽量避免长时间使用电子设备，保持健康的生活方式。

为了维护健康，特别是作为高血压患者，应合理安排“电子时间”，如设定每次使用电子设备不超过 30 分钟，随后起身活动，让眼睛与大脑得以放松。保持使用时的平和心态，视其为生活的一小部分而非全部。同时，积极培养多样化的兴趣，如阅读、艺术创作、户外活动等，以丰富生活内容，减少对电子设备的依赖。此外，定期监测血压变化，一旦发现长时间使用电子设备导致血压升高，应立即调整使用习惯，确保健康不受影响。

九、看球赛切忌过度兴奋

在这个充满激情与热血的季节里，无论是足球世界杯、篮球季后赛还是其他体育盛事，总能激发我们内心的无限热爱与期待。对于许多球迷而言，熬夜观赛、呐喊助威早已成为不可或缺的生活仪式。然而，对于高血压患者来说，这份狂热背后却暗藏着不容忽视的健康风险，过度兴奋可能让血压飙升，威胁到我们的健康安全。

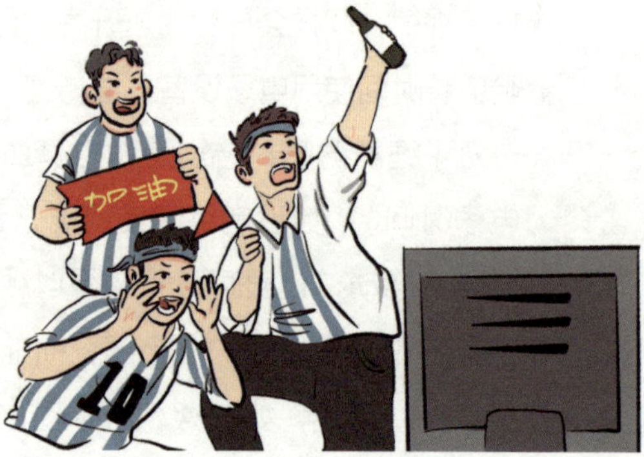

当球场上那个决定胜负的关键一球即将射出，你的心是不是也跟着提到了嗓子眼？这种紧张、激动的情绪，正是导致血压上升的“幕后推手”。人体在应对压力或强烈情绪刺激时，会释放出一种叫作“肾上腺素”的激素，它能让我们的心跳加速、血管收缩，从而迅速提升血压，以应对可能的“战斗或逃跑”情境。但对于高血压患者来说，这种自然的生理反应可能会成为一场“灾难”。

李先生是一位资深球迷，患有高血压多年，平时控制得还算不错。但在一次观看世界杯决赛时，由于比赛异常胶着，李先生情绪异常激动，不断高呼呐喊。比赛结束后不久，他突然感到头晕目眩，被紧急送往医院。经检查，原来是情绪过度激动导致血压急剧升高，引发了轻微的中风症状。幸运的是，经过及时治疗，李先生恢复良好，但这次经历也给他敲响了警钟。

高血压患者如何安全观赛？

观赛前，按时服用降压药并监测血压，血压不稳时考虑避免或选择回放观赛；情绪管理上，学会深呼吸、冥想以平复激动心情，铭记健康至上；观赛间隙，适量做些伸展或散步，促进血液循环；邀请家人共赏，相互提醒控制情绪，共享温馨和谐观赛时光；若感身体不适，务必及时休息调整，必要时寻求医疗帮助。

让我们以更加理智、健康的态度，迎接每一场比赛的到来，让生活的每一天都充满阳光与希望。

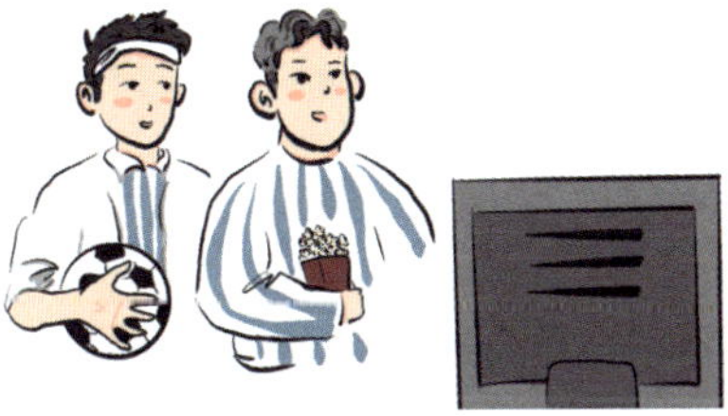

十、长期卧床，不利健康

长期卧床，无论是因疾病、康复期还是单纯的懒惰，都会让我们的身体系统逐渐“生锈”。想象一下，如果我们的身体成了一片久未耕耘的花园，长时间缺乏阳光的照耀和雨露的滋润，它还会生机勃勃吗？答案不言而喻。

长期卧床首先受影响最大的是我们的肌肉。就像机器长期不使用会生锈一样，肌肉也需要经常活动来保持力量和弹性。长期卧床会导致肌肉萎缩，尤其是腿部和背部的肌肉，这会让我们的身体变得更加虚弱，连简单的站立和行走都可能变得困难重重。

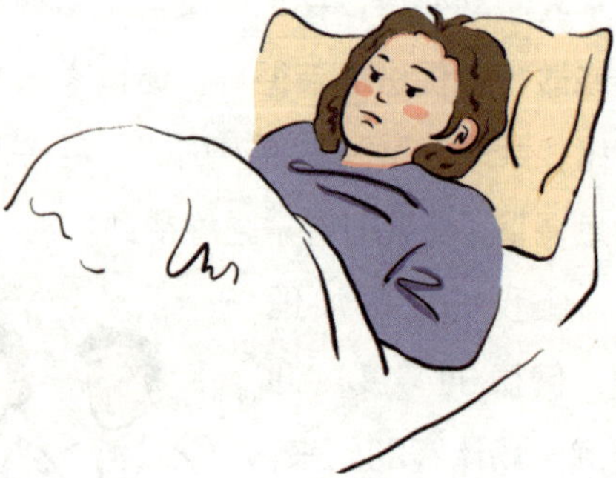

紧接着，骨骼也会发出警报。缺乏运动，骨骼得不到足够的应力刺激，会加速骨质流失，增加骨质疏松的风险。不仅如此，长期卧床还会影响我们的血液循环系统。血液流动减慢，容易形成血栓，这些“血液里的定时炸弹”一旦脱落，就可能随血液循环到达肺部或大脑，引发肺栓塞或脑卒中等严重疾病。长期卧床还会让消化系统“罢工”。缺乏运动，胃肠蠕动减慢，容易导致便秘、消化不良等问题。而这些问题又可能进一步影响我们的食欲和营养吸收，形成恶性循环。最后，不可忽视的是心理层面的影响。长期卧床，与外界交流减少，容易让人感到孤独、焦虑甚至抑郁。心理健康与身体健康紧密相连，一旦心理防线失守，恢复之路将更加艰难。

那么，高血压患者应该如何避免这些陷阱呢？答案很简单——动起来！当然，这里的“动”并不是要求患者进行剧烈运动，而是要根据自身情况，在医生的指导下进行适量的康复训练和日常活动。动起来不仅可以促进血液循环、增强肌肉力量，还能帮助患者保持积极的心态，更好地应对疾病的挑战。

十一、不要忽视上厕所的隐患

想象一下，你急匆匆地走进卫生间，心里或许还惦记着未完的工作或是晚上的电视剧。突然，一股急迫感袭来，你猛地起身，冲向马桶……但你知道吗？这一连串的动作，对于高血压患者来说，可能就是一场“血压小剧场”的开场。

高血压患者往往伴有血管弹性减弱、血流调节能力下降的问题。当你突然从低姿态（如坐着、蹲着）迅速起身时，由于重力的作用，大量血液会迅速流向下半身，导致上半身（尤其是脑部）的血液供应相对减少。这时，身体为了弥补这一“短缺”，会迅速调节血压，让心脏泵血加速，血压瞬间升高。对于高血压患者来说，这种突如其来的血压波动，就像是坐上了过山车，既刺激又危险。

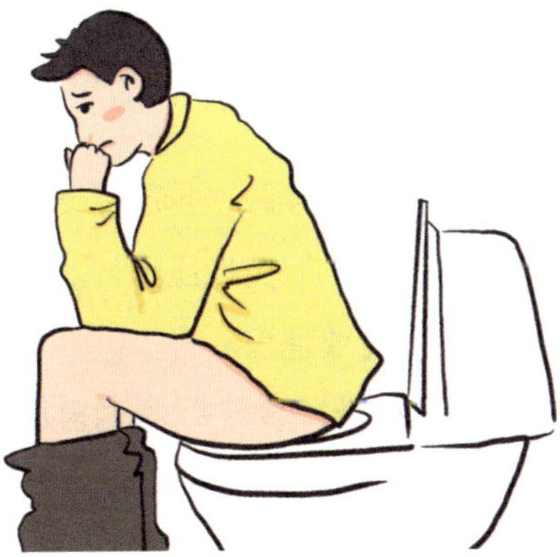

有些朋友喜欢在厕所里“享受”片刻的宁静，或是因为便秘而不得不长时间蹲坐。然而，对于高血压患者来说，这可不是什么好事。长时间保持同一姿势，尤其是蹲坐，会导致下肢血液循环不畅，不仅容易引发或加重痔疮，还可能因为下肢血液淤积，影响全身的血液循环，进而对血压造成不利影响。

那么，高血压患者应该如何安全地“享受”上厕所的时光呢？其实很简单，记住几个“慢”字诀就好。

（1）起身要慢：从低姿态起身时，尽量放慢动作，可以借助扶手或墙壁等支撑物，慢慢站起来。给身体一点时间，让它逐渐适应体位的改变。

蹲厕所

别超过5分钟

如果长时间蹲马桶，肛门肌肉一直松弛，血管一直扩张，直接后果就是肌肉血管弹性变差。就好比皮筋儿长时间紧绷会失去弹性。所以，如厕时，尽量不要玩手机。

而且，如厕时看书抽烟会分散注意力，容易导致排便不畅，甚至诱发痔疮。

（2）排便要顺畅：保持饮食均衡，多吃蔬菜水果，避免便秘。排便时切勿用力过猛，以免血压骤升。如果经常便秘，不妨咨询医生，寻求专业建议。

（3）定时检查：高血压患者需要定期监测自己的血压情况，尤其是在上厕所前后等可能出现血压波动的时刻。这样有助于及时发现并调整血压问题。

（4）注意卫生：虽然这不是直接针对血压的建议，但保持厕所的清洁卫生对于预防各种感染（如尿路感染）也是非常重要的。毕竟，健康是一个整体的概念嘛！

总之，高血压患者在上厕所这件小事上也要多加注意。通过一些简单的习惯调整和生活方式的改变，我们完全可以降低这一日常行为带来的健康风险。

十二、工作做到张弛有度

高血压与工作压力之间存在着密切的关系，长期的精神紧张、焦虑、过度劳累等不良情绪和工作状态，都会导致交感神经兴奋，释放大量儿茶酚胺等升压物质，使血管收缩，血压升高。此外，工作压力还可能影响患者的饮食、睡眠等生活习惯，进一步加剧高血压病情。

（一）工作中的“张”：积极应对，高效工作

1. 合理规划，避免拖延

高血压患者应在工作中学会合理规划时间，制定清晰的工作计划和目标。通过列出任务清单，设定优先级，确

保重要且紧急的任务得到及时处理。同时，避免拖延症，减少因任务积压而产生的额外压力。

2. 提高效率，减少加班

提高工作效率是缓解工作压力的关键。高血压患者可以尝试采用一些时间管理技巧，如番茄工作法、四象限法则等，来集中注意力，提高工作效率。同时，合理安排工作与休息的时间，尽量避免不必要地加班，减少身体和心理的疲惫感。

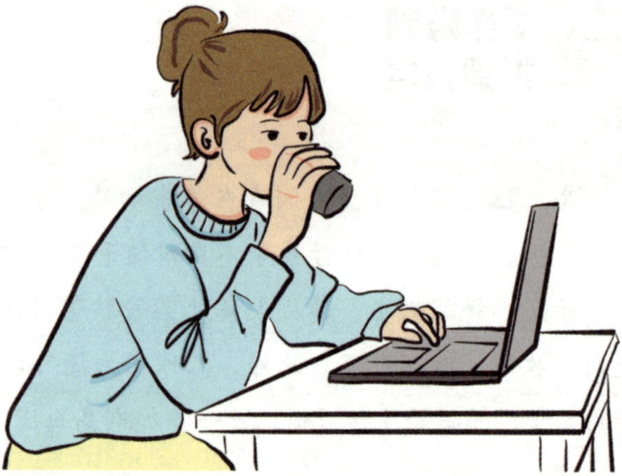

3. 保持积极心态，应对挑战

面对工作中的困难和挑战，高血压患者应保持积极乐观的心态。通过调整心态，将挑战视为成长的机会，用积极的行动去应对。此外，学会寻求帮助和支持，与同事和领导保持良好的沟通，共同解决问题，也是缓解工作压力的有效途径。

（二）工作中的“弛”：放松身心，调整状态

1. 定时休息，缓解疲劳

在工作中，高血压患者应定时休息，避免长时间连续工作导致身体和心理的疲劳。可以利用工作间隙进行短暂的休息，如做眼保健操、伸展运动等，以缓解身体的紧张感。同时，保持规律的作息时间，确保充足的睡眠时间，有助于恢复体力和精力。

2. 培养兴趣爱好，放松心情

除了工作之外，高血压患者还应培养一些兴趣爱好，如阅读、音乐、运动等。这些活动有助于放松心情，缓解工作压力。在业余时间参与自己感兴趣的活动，可以让人暂时忘却工作的烦恼，享受生活的乐趣。

十三、合理安排性生活

爱情与健康常常是我们最珍视的宝藏，而当高血压这个“不速之客”悄悄走进我们的生活时，很多人不禁会问：高血压会影响性生活吗？答案是，它确实需要我们更加细心地呵护与平衡，但并不意味着爱的火花就要熄灭。

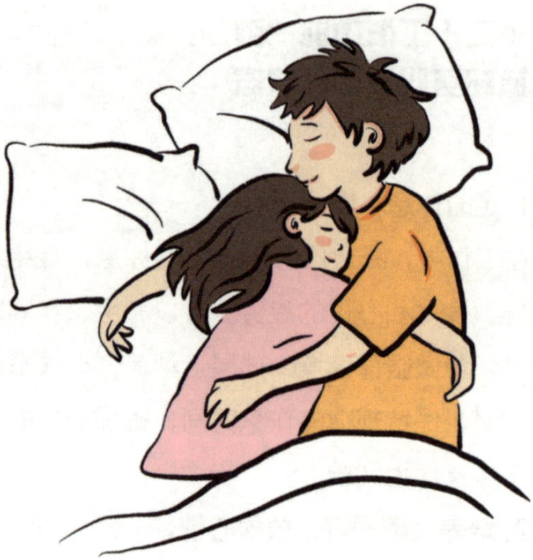

要注意做好以下几点：

（1）情绪稳定是前提：情绪激动是血压升高的一大诱因。因此，在性生活前后，保持心情平和，避免过度紧张或兴奋，可以通过深呼吸、冥想等方法帮助自己放松。

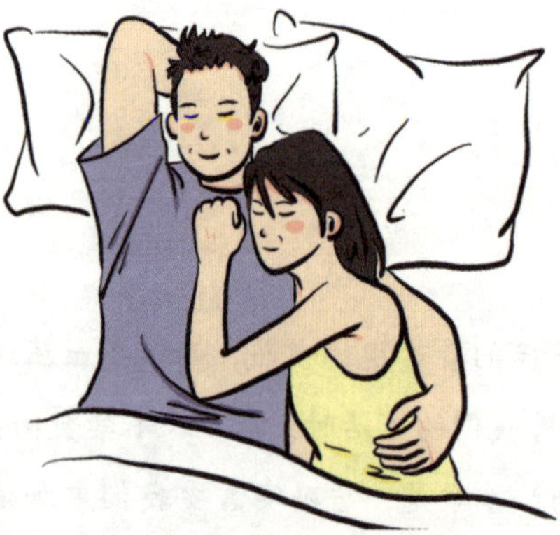

（2）时间选择有讲究：尽量避免在血压高峰期（通常是清晨）进行性生活。如果你已经养成了监测血压的习惯，那么选择一个血压相对稳定的时间段会更加安全。

（3）避免过度劳累：性生活虽好，可不要贪多哦！过度劳累不仅会让血压飙升，还可能影响第二天的精神状态。适度，才是关键。

（4）倾听身体的声音：每个人的身体状况都是独一无二的。如果在性生活中感到不适，比如头晕、胸闷、胸痛等，应立即停止并寻求医生的帮助。记住，身体的感受永远是最真实的反馈。

高血压并不可怕，只要我们用心去管理，它就不会成为我们追求幸福生活的绊脚石。在爱的道路上，让我们携手同行，用科学的态度和方法，守护好这份来之不易的健康与幸福。

十四、旅行时不要安排硬性日程

旅行是我们放松心情、探索世界的宝贵机会。然而，对于高血压患者来说，每一次出行都需要更加细心规划，尤其是要避免安排那些让人喘不过气来的硬性日程。

此时，你正站在一个充满未知与美景的异国街头，本该是悠然自得地漫步，享受每一刻的宁静与美好。但突然，手机里跳出了一条条提醒——“9点集合参观博物馆”“11点必须赶到餐厅用餐”“下午2点有场不可错过的讲座”……这样的硬性日程，就像是给心情套上了一个隐形的紧箍咒，让人不自觉地紧张起来。

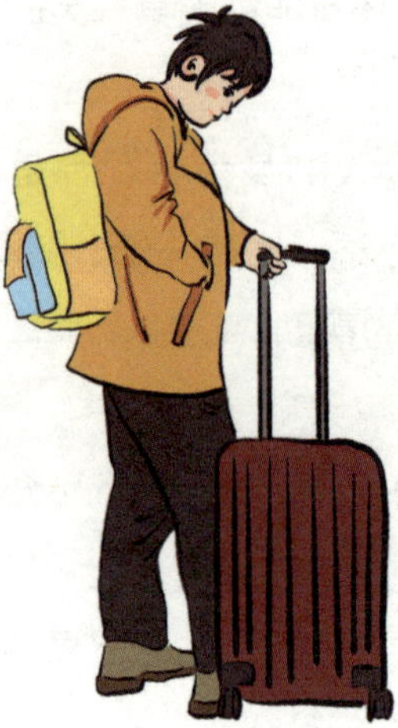

对于高血压患者而言，紧张和压力是血压升高的重要诱因之一。它们会促使心脏加速跳动，血管收缩，从而推高血压值。长期如此，不仅可能加重病情，还可能引发一系列并发症，如心脏病、中风等。因此，高血压患者在旅行时，尤其需要学会给自己的日程留点余地，让旅行成为一场身心的放松之旅。

给您一份悠然之旅的实用建议：

（1）灵活规划：不要提前把每一天的行程都安排得满满当当，留出一些空白时间，让自己可以随心所欲地探索或只是简单地休息。

（2）轻松活动：选择散步、瑜伽、太极等低强度运动作为旅行中的活动，避免剧烈运动或长时间站立。

（3）合理饮食：注意饮食健康，尽量避免高盐、高脂的食物，多吃新鲜蔬果，保持饮食清淡。

（4）定时监测：携带便携式血压计，定时监测血压变化，一旦发现异常，及时调整行程或寻求医疗帮助。

（5）保持联系：与家人或医生保持联系，分享旅行中的点滴，同时咨询他们关于健康管理的建议。

最后，让我们记住，旅行不仅仅是为了到达某个目的地，更是为了享受沿途的风景和心情。作为高血压患者，我们更应珍惜每一次旅行的机会，以悠然的心态，去感受生活的美好与宁静。

十五、高血压患者的出行智慧：安全驾驶，悠然乘行

对于高血压患者来说，选择合适的出行方式，不仅能提升生活的便利性，更是对自己健康的一份细心呵护。今天，就让我们来聊聊，高血压患者的出行智慧：尽量少开车，不开车，并尽量避免乘坐过于拥挤的公交车。

（一）驾车虽便捷，安全需谨记

手握方向盘，驰骋在宽广的道路上，那种自由与掌控感确实让人着迷。但对于高血压患者而言，驾车却可能暗藏风险。驾驶过程中，我们难免会遇到交通拥堵、紧急刹车或是突发的路况变化，这些都会让人的心跳加速，血压升高。长期下来，频繁的紧张刺激对高血压患者的心血管系统无疑是一种负担。

更重要的是，高血压可能导致头晕、视力模糊等症状，这些都直接影响到驾驶的安全性。一旦在行车过程中出现身体不适，后果不堪设想。因此，为了您和他人的安全，高血压患者在血压未得到有效控制前，应尽量减少驾车，甚至选择不开车，让出行更加安心。

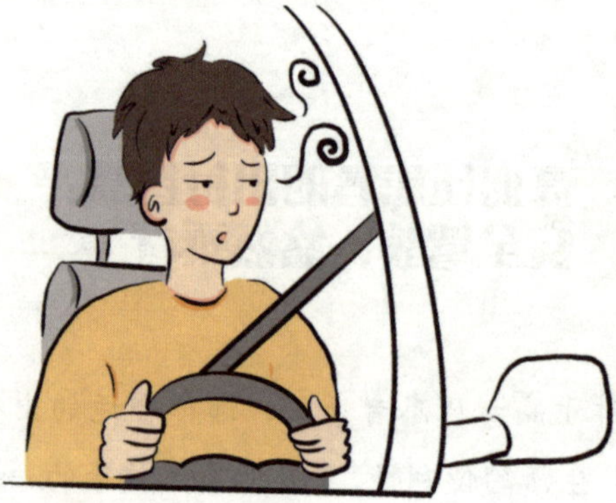

（二）拥挤公交，避之为上

公交车作为大众化的交通工具，确实为市民出行提供了极大的便利。然而，对于高血压患者来说，早晚高峰时段的公交车往往人满为患，空气不流通，噪音大，这样的环境无疑是对身心的一次考验。

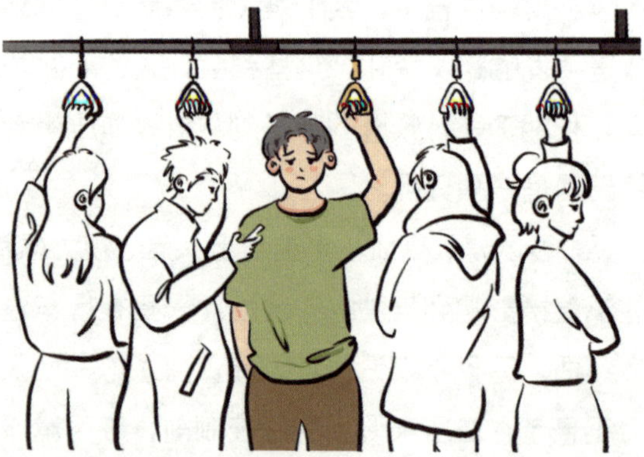

拥挤的车厢里，人挤人，空气稀薄，容易导致缺氧，进而引发血压升高、头晕等不适感。此外，长时间的站立或挤压也可能让身体感到疲惫，增加心脏的负担。因此，高血压患者在出行时，应尽量避开高峰时段，选择相对宽松的乘车环境，或者考虑其他更为舒适的出行方式。

（三）智慧出行，悠然生活

那么，高血压患者应该如何选择更加健康的出行方式呢？这里有几个小建议：

（1）步行或骑行：如果距离不是太远，步行或骑行自行车是极好的选择。它们不仅能锻炼身体，增强体质，还能在轻松愉悦的氛围中享受沿途的风景。

（2）预约出行：利用网约车、出租车等预约服务，避免在路边长时间等待，减少因寒冷、炎热或等待产生的焦虑情绪。

（3）公共交通非高峰时段：如果必须乘坐公交车或地铁，尽量选择非高峰时段，享受更加宽敞舒适的乘车环境。

（4）伴侣同行：如果有条件，不妨邀请家人或朋友一同出行，相互照应，增加安全感。

总之，高血压患者的出行安全不容忽视。通过合理地选择出行方式，我们不仅能保护自己免受不必要的健康风险，还能在旅途中享受更加悠然自得的生活。

十六、不要搬重物

当你深吸一口气，准备提起一个沉甸甸的箱子时，你的身体发生了什么？首先，你的心脏会加速跳动，泵出更多的血液来满足肌肉的需求；同时，血管也会收缩，试图维持血压的稳定。对于高血压患者来说，这种突然的生理反应就像是一场“小风暴”，可能会让原本就偏高的血压瞬间飙升，对血管壁造成更大的压力。

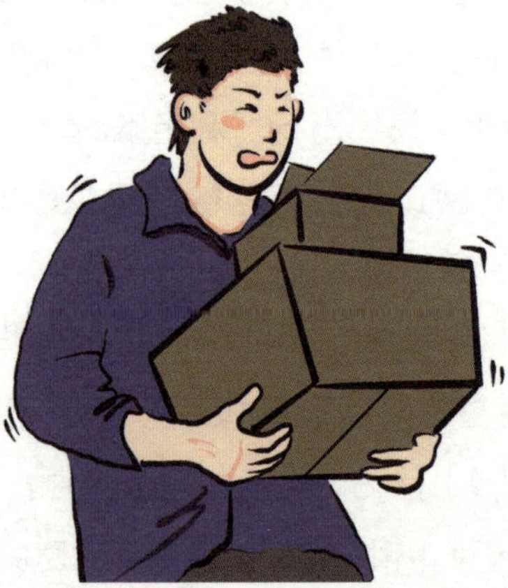

长此以往，这种反复的血压波动不仅可能损伤血管内膜，促进动脉粥样硬化的形成，还可能引发一系列严重的

并发症，如脑出血、心肌梗死等。因此，对于高血压患者而言，搬重物无疑是一个需要谨慎对待的“隐形威胁”。

张大爷是一位多年的高血压患者，平时按时服药，血压控制得还算稳定。一天，他心血来潮，决定把家里的旧书柜换个位置。在搬动书柜的过程中，由于书柜太重，张大爷用尽了全身力气。突然，他感到一阵头晕目眩，紧接着胸口传来一阵剧烈的疼痛。家人见状，连忙将他送往医院。经过检查，医生诊断张大爷因搬重物导致血压急剧升高，诱发了心绞痛。幸好抢救及时，才避免了更严重的后果。

因此，即使是平时看似健康的高血压患者，在面对重物搬运时也应格外小心，不要逞强，当遇到需要搬运的重物时，不妨向家人、邻居或专业搬运工人求助。团队合作不仅能让任务更轻松完成，还能避免意外发生。一次小小的疏忽，就可能给身体带来不可逆转的伤害。

十七、温水洗漱、勤梳头、洗浴有讲究

高血压这位“隐形杀手”悄然影响着许多人的健康。但别担心，通过一些简单而温馨的日常习惯调整，我们就能为血压管理添上一份助力。

（一）温水洗漱，温柔以待每一天

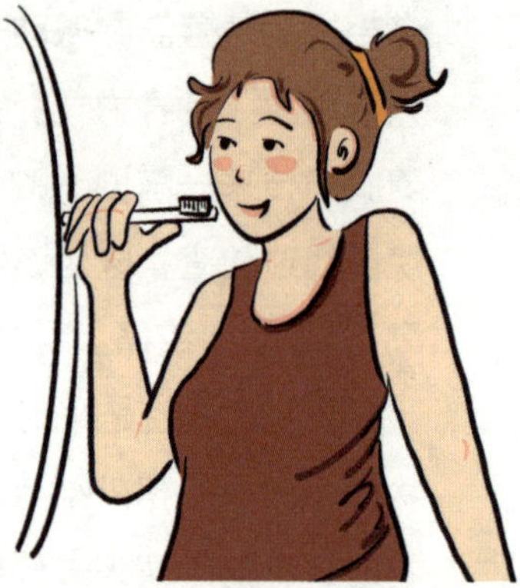

清晨醒来，第一缕阳光透过窗帘，是时候迎接新的一天了。但别急，先从一杯温水开始，温暖你的胃，也温暖你的心。而说到洗漱，高血压患者记得选择温水哦！冷水可能会刺激血管急剧收缩，导致血压突然升高；而热水虽舒服，却也可能让血管扩张过度，引起不适。温水，就是那个刚刚好的温度，它温柔地唤醒你的肌肤，同时也保护着你的心血管系统，让每一天的开始都安心无忧。

（二）常梳头，梳出好心情与好健康

你可能不知道，常梳头这个小动作，对高血压患者来说，也是一种简单有效的保健方式。选择一把宽齿、圆头的梳子，从前往后，轻轻梳理头皮。这个动作不仅能促进头皮血液循环，缓解紧张情绪，还能帮助改善睡眠质量，减少因睡眠不足导致的血压波动。想象一下，每天几分钟的梳头时间，就像是在给大脑做一次温柔的按摩，让心情和身体都放松下来，何乐而不为呢?

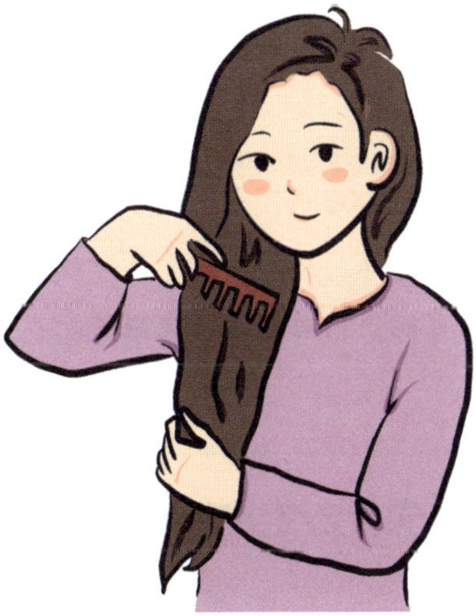

（三）日常洗浴，细节之处见真章

洗浴，是许多人放松身心的好时机，但对于高血压患者来说，其中的小细节可不容忽视。首先，水温要适中，避免过热或过冷，以免刺激血管。其次，洗澡时间不宜过长，以免浴室内的热气导致身体脱水，进而影响血压。在洗澡过程中，如果感到头晕、胸闷等不适，应立即停止，并寻求家人帮助或就医。另外，建议使用防滑垫，防止因地面湿滑而摔倒，毕竟安全总是第一位的。

十八、切勿久坐或久站

我们或许都习惯了长时间坐在办公桌前，或是因工作需要长时间站立。然而，对于高血压患者而言，这样的生活习惯却可能悄悄对健康产生威胁。

（一）为什么久坐成忧？

想象一下，你就像一棵小树苗，长时间被固定在同一个位置，缺乏阳光的照耀和雨露的滋润，根部就会逐渐失

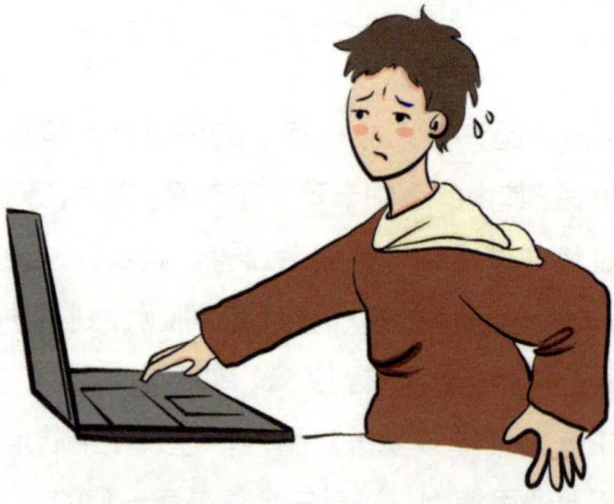

去活力，树干也难以茁壮成长。同样地，当我们久坐不动时，身体的血液循环会减慢，特别是对于高血压患者来说，这可能导致血液对血管壁的压力持续升高，增加心脏负担，甚至引发一系列并发症，如动脉硬化、冠心病等。

李叔叔是一位资深程序员，每天大部分时间都坐在电脑前编程。起初，他对偶尔的头晕目眩并不在意，直到一次突然晕倒被送医，才得知自己已患上高血压，并伴有轻度动脉硬化。医生告诫他，久坐不动是罪魁祸首之一。从那以后，李叔叔开始重视起身活动，每隔一小时就起身走动几分钟，血压也逐渐得到了控制。

（二）久站也非良策

或许你会想，既然久坐不好，那我多站总可以吧？其实不然。长时间站立，特别是缺乏适当休息和变换姿势的情况下，同样会对身体造成不良影响。久站会导致下肢静脉血液回流不畅，加重心脏泵血负担，对于高血压患者来说，这无疑是雪上加霜。

张阿姨是超市的收银员，每天需要连续站立数小时。长期下来，她不仅感到双腿酸胀不适，还发现自己的血压波动明显增大。经过医生的建议，张阿姨学会了在工作间隙做一些简单的伸展运动，如抬高双腿、转动脚踝等，有效缓解了久站带来的不适，血压也变得更加稳定。

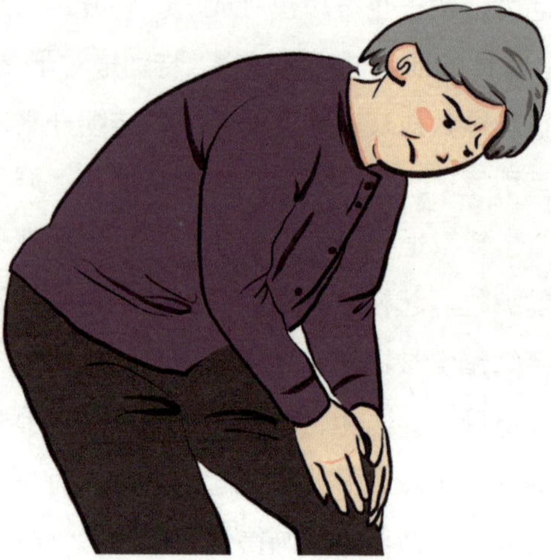

那么，作为高血压患者，我们该如何平衡坐与站，让身体保持最佳状态呢?

（1）定时活动：无论是工作还是休息，都要记得定时起身活动。可以设定一个闹钟，每小时提醒自己起身走动几分钟，做做简单的伸展运动。

（2）科学坐姿与站姿：保持正确的坐姿和站姿，避免长时间低头或弯腰驼背，这有助于减轻脊柱和心血管系统的压力。

（3）合理安排工作与生活：尽量将长时间连续的工作或活动分割成若干小段，穿插短暂的休息和放松时间，让身体得到充分的休息和恢复。

（4）适量运动：除了日常的小幅度活动外，每周还应安排几次适量的有氧运动，如散步、慢跑、游泳等，以增强心肺功能，促进血液循环。

第三章 规律运动，动起来

一、运动对血压的积极影响

随着现代生活节奏的加快，高血压已经成为影响人们健康的重要疾病之一。面对高血压，除了药物治疗外，运动锻炼也逐渐成了一种重要的辅助治疗手段。

（一）运动：自然的降压良方

在众多调节血压的方法中，运动以其独特的优势脱颖而出，成为医生推荐的首选方式之一。为什么运动能有如此神奇的效果呢？让我们一探究竟。

1. 促进血液循环，减轻心脏负担

运动时，全身的肌肉都在积极工作，这促使心脏更加有力地跳动，推动血液在血管内快速流动。这种“锻炼”不仅增强了心脏的泵血功能，还促进了血液循环，使得血管中的血液分布更加均匀，有效减轻了心脏的负担，从而有助于降低血压。

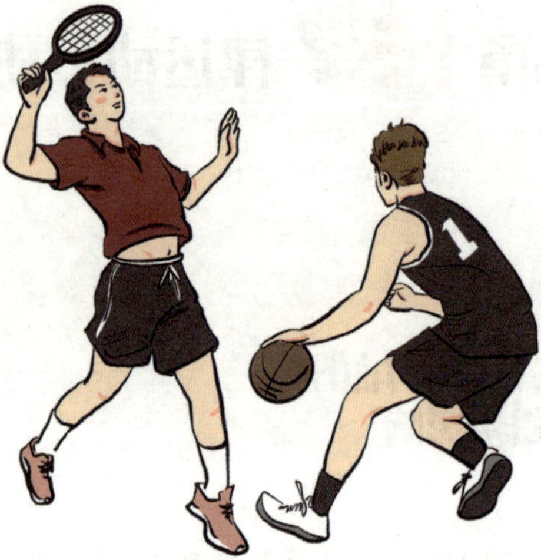

2. 扩张血管，降低阻力

你知道吗？运动还能让血管变得更加“灵活”。当我们运动时，体内会释放一种叫作一氧化氮的物质，它就像是一位“血管扩张剂”，能够促使血管壁放松，管径增大，血液流通更加顺畅，阻力自然减小。这样一来，血液对血管壁的压力也就降低了，血压随之下降。

3. 减轻体重，改善代谢

肥胖是高血压的一个重要风险因素。通过规律的运动，我们可以有效燃烧体内多余的脂肪，减轻体重，这不仅直接减少了心脏的负担，还改善了身体的代谢状况。代谢效率的提高意味着身体能更有效地利用能量，减少了对胰岛素等激素的依赖，进一步降低了高血压的风险。

4. 缓解压力，改善情绪

现代生活的压力无处不在，而长期的精神紧张也是导致高血压的一个重要原因。运动，尤其是像瑜伽、慢跑这样的有氧运动，不仅能够释放身体的能量，还能帮助我们放松心情，缓解压力。运动后的愉悦感和成就感，更是让我们心情愉悦，情绪稳定，这对维持血压稳定大有裨益。

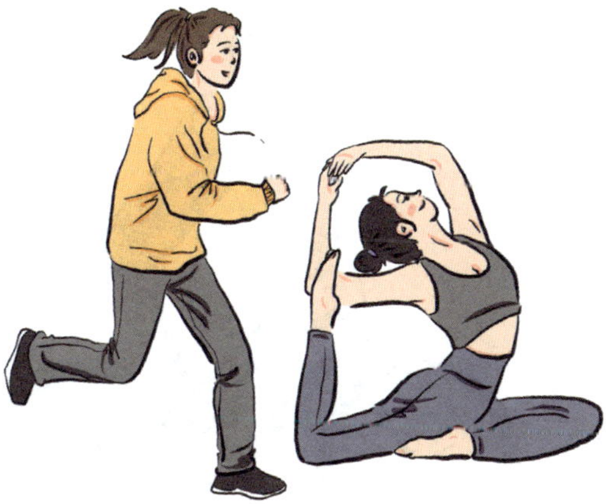

（二）科学运动，事半功倍

既然运动对血压有如此多的好处，那么如何科学地进行运动，以达到最佳的降压效果呢？

1. 选择适合自己的运动

每个人的身体状况和兴趣爱好不同，适合的运动方式也不尽相同。对于初学者或高血压患者来说，建议从低强度的有氧运动开始，如散步、慢跑、游泳、骑自行车等。这些运动既能达到锻炼效果，又不会对身体造成过大负担。

2. 持之以恒，循序渐进

运动不是一时兴起，而是需要长期坚持的。建议每周至少进行 150 分钟的中等强度有氧运动，或 75 分钟的高强度有氧运动，并搭配适量的力量训练。同时，要根据自己的身体状况逐步增加运动量和强度，避免过度运动带来的伤害。

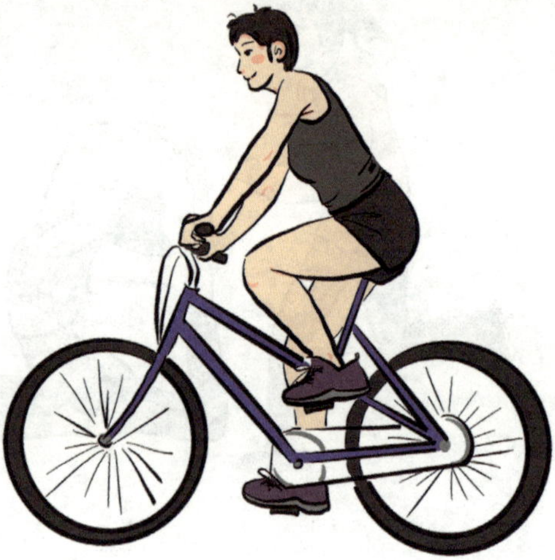

3. 合理安排运动时间

运动的时间也很重要。一般来说，早晨或傍晚是较为适宜的运动时段，因为这两个时段的气温较为适宜，且人体的生理状态也较好。但具体还需根据个人情况灵活调整。

4. 注意饮食与休息

运动虽好，但也要注意饮食和休息的配合。保持均衡的饮食，多吃富含膳食纤维和钾的食物，少吃高盐、高糖、高脂肪的食物。同时，保证充足的睡眠时间，让身体得到充分的休息和恢复。

二、适合高血压患者的运动类型

（一）有氧运动：心跳与健康的交响乐

有氧运动是指人体在氧气供应充分的情况下进行的体育锻炼，能够有效提升心肺功能，降低血压。对于高血压患者来说，适宜的有氧运动种类和频率如下几种：

（1）快走与慢跑：这两种运动简单易行，几乎不受场地和设备的限制。快走和慢跑能够持续提高心率，促进血液流动，是高血压患者理想的运动方式。建议从每天10～15分钟的快走开始，逐渐增加到30～60分钟，并尝试慢跑与快走交替进行，以适应身体的变化。

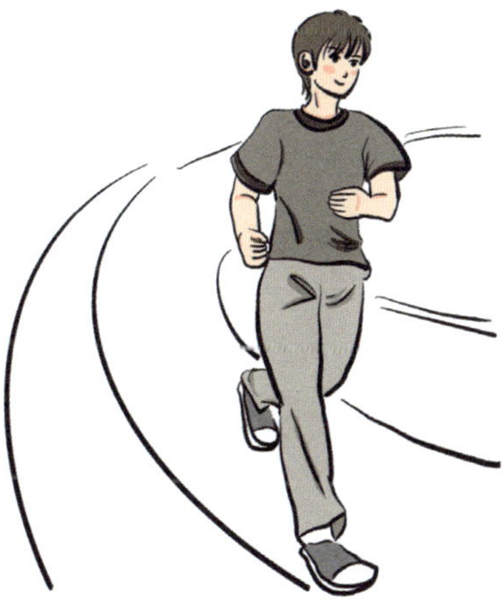

（2）游泳：游泳是一项全身运动，能够均匀锻炼到身体的各个部位，同时水的浮力减轻了身体的重量，

减少了关节的负担。对于高血压患者来说，游泳是一种低冲击、高效能的运动方式。但请注意，游泳前要做好热身，避免突然下水导致血压波动。

（3）骑自行车：骑自行车不仅能锻炼身体，还能享受沿途的风景，是一种愉悦身心的运动方式。建议高血压患者选择平坦的路段骑行，避免坡度较大的路段，以免增加心脏负担。

（4）广场舞与有氧操：这些团体运动不仅能够锻炼身体，还能增强社交互动，让运动变得更加有趣。高血压患者可以根据自己的身体状况选择合适的节奏和强度，避免过度劳累。

有氧运动频率与强度建议：

建议高血压患者每周进行至少 3 ~ 5 次有氧运动，每次持续时间 30 分钟以上。运动强度以中等为宜，即运动过程中能够与人交谈，但不能唱歌。也可以用心率来评估运动强度，一般来说，运动中的心率控制在（170- 年龄）次 / 分钟左右较为合适。

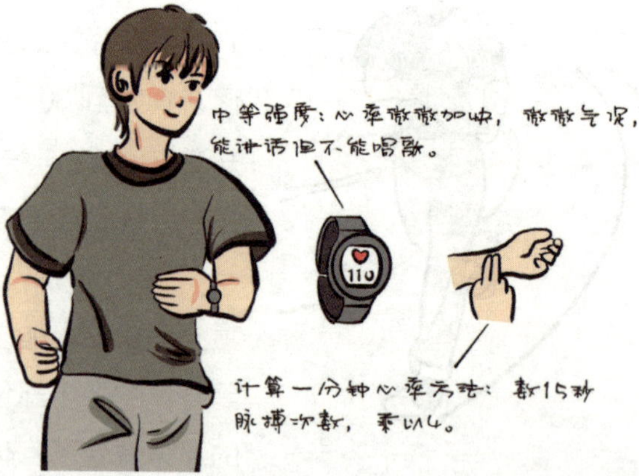

（二）力量练习：增强肌肉的守护者

力量练习对于高血压患者同样重要。它可以帮助增强肌肉力量，提高基础代谢率，从而有助于控制体重和血压。但请注意，力量练习应选择中低强度，避免使用过大重量或过度憋气，以免对心脏造成过大压力。

（1）举重：使用哑铃、杠铃等器械进行举重训练，能够增强上肢和躯干肌肉力量。但需注意选择合适的重量和动作，避免过度用力或憋气。

（2）引体向上：通过自身重量进行上肢力量训练，适合在家中或户外进行。但需注意保护手腕和肘关节，避免受伤。

（3）俯卧撑与深蹲：能够锻炼上肢、躯干和下肢肌肉力量。动作简单易学，适合在家中进行。但需注意姿势正确，避免腰部过度用力。

训练频率与强度建议：

建议高血压患者每周进行2～3次力量训练，每次训练包含2～3个动作，每个动作重复10～15次。训练强度以中低为宜，即能够感觉到肌肉收缩但不过于疲劳。力量训练后应进行适当的拉伸放松，以缓解肌肉紧张和疼痛。

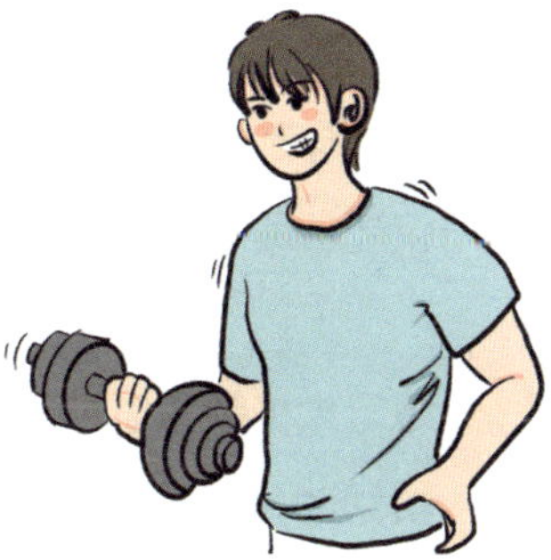

（三）柔韧性练习：放松身心的瑜伽时光

柔韧性练习对于改善身体柔韧性、缓解肌肉紧张具有重要作用。对于高血压患者来说，瑜伽是一种极佳的柔韧性练习方式。它不仅能增强身体的柔韧性，还能通过深呼吸和冥想帮助放松身心，减轻压力。

（1）基础瑜伽动作：如猫牛式、下犬式、山式等，这些动作简单易学，适合初学者。在练习过程中，要注意保持呼吸顺畅，避免过度拉伸导致肌肉拉伤。

（2）拉伸运动：在每次运动后进行适当的拉伸运动也是非常重要的。它可以帮助缓解肌肉紧张，促进血液循环，预防运动伤害。

（四）综合功能练习：多样化的运动体验

除了上述单独的运动类型外，高血压患者还可以尝试一些综合功能练习，如太极、乒乓球、羽毛球等。这些运动不仅能够锻炼身体，还能提高身体的协调性、灵活性和反应能力。

（1）太极：太极是一种缓慢而深长的运动方式，通过练习太极拳可以调整呼吸、放松身心、增强肌肉力量和改善柔韧性。对于高血压患者来说，太极是一种非常适合的运动方式。

（2）乒乓球与羽毛球：这两种运动需要快速的反应和灵活的身体协调能力。虽然对于初学者来说可能有些挑战，但适量参与可以锻炼心肺功能、增强肌肉力量和提高身体灵活性。

三、运动前的准备与注意事项

（一）运动前的准备工作

（1）了解自身状况：在开始任何运动之前，高血压患者应该充分了解自己的健康状况。包括血压控制的稳定性、有无其他并发症、心脏功能等。如果血压波动较大或存在其他严重疾病，应在医生的指导下进行运动。

（2）选择合适的运动方式：高血压患者适宜选择低强度、有氧运动为主，如散步、慢跑、太极拳、游泳等。这些运动能够促进血液循环，增强心肺功能，同时不会给身体带来过大的负担。

（3）制定运动计划：根据自身状况，制定一个科学合理的运动计划。包括运动时间、运动强度、运动频率等。初次运动时应以低强度为主，逐渐增加运动量和运动强度，

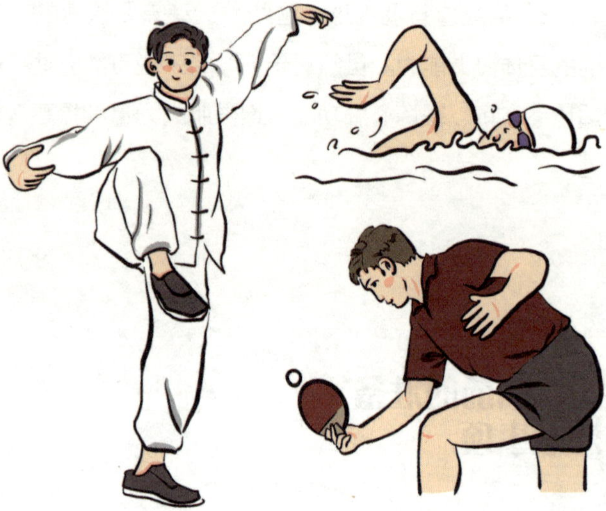

避免突然剧烈运动导致身体不适。如何开始并坚持下来是关键，以下是一些建议：

1）设定明确目标：在开始运动之前，设定一个明确的目标，如降低血压、控制体重等。这有助于激发运动的动力和持续性。

2）制定具体计划：根据个人的身体状况和喜好，制定一个具体的运动计划。包括运动种类、频率、时间、强度等。计划要具体可行，避免过于笼统或难以实现。

3）选择适合的运动场所：选择一个适合的运动场所，如公园、健身房、家里等。确保场所安全、舒适、方便。

4）结伴运动：找一个运动伙伴或加入一个运动团体，一起进行运动。这不仅可以增加运动的乐趣，还可以互相鼓励、监督，提高运动效果。

5)记录运动情况：记录每次运动的情况，包括运动种类、时间、强度等。这有助于了解自己的运动状况，及时调整运动计划。

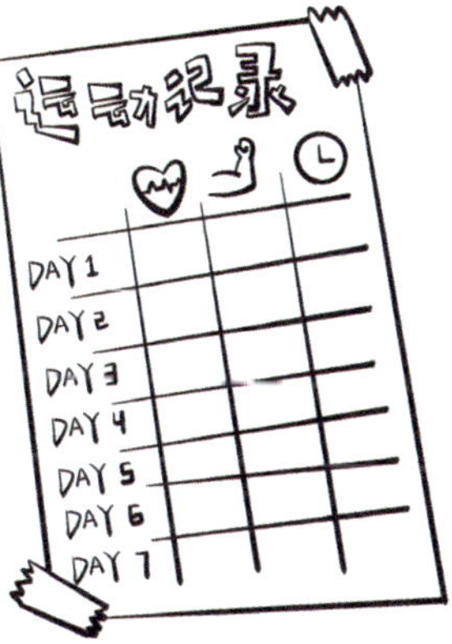

6）逐渐适应：对于初学者或长期缺乏运动的人来说，不要一开始就进行高强度的运动。应该逐渐增加运动强度和时间，让身体逐渐适应。

7）保持积极心态：运动是一个长期的过程，需要持之以恒。在运动过程中，可能会遇到一些困难和挫折，但要保持积极的心态，相信自己能够坚持下去。

8）寻求专业指导：如果对自己的身体状况和运动计划不确定，可以寻求专业医生或运动教练的指导。他们可以根据个人情况提供专业的建议和指导。

（4）准备运动装备：穿着舒适、合身的运动服装和鞋子，能够减少运动中的不适感，提高运动效果。同时，携带必要的运动配件，如水壶、毛巾等，以便在运动中及时补充水分和擦拭汗水。

（二）运动中的安全防护

（1）控制运动强度：在运动过程中，要时刻关注自己的身体状况，控制运动强度。如果感到头晕、胸闷、气短等不适症状，应立即停止运动，并寻求医生帮助。

（2）保持适当的运动节奏：高血压患者应避免突然剧烈运动或长时间持续运动。在运动过程中，应保持适当的运动节奏，如慢跑时应保持稳定的步频和步幅，避免突然加速或减速。

（3）注意运动环境：选择安全、舒适的运动环境，避免在恶劣的天气或污染严重的环境中运动。同时，注意保持运动场所的整洁和卫生，避免受伤或感染疾病。

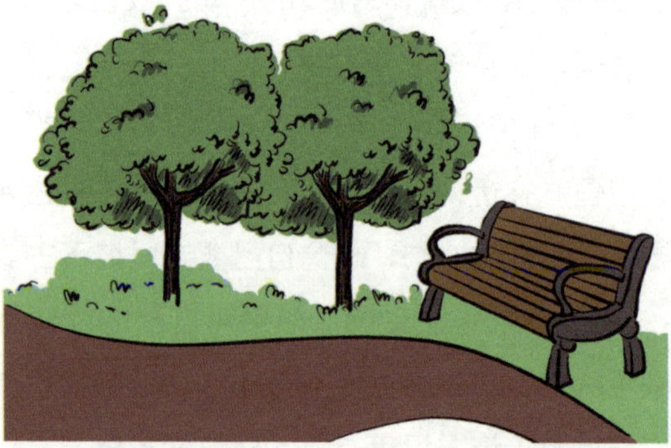

（4）携带急救药品：对于高血压患者来说，携带急救药品是非常必要的。如硝酸甘油、速效救心丸等，以备不时之需。在运动前应咨询医生，了解适合自己的急救药品和使用方法。

（三）运动后的恢复和放松

（1）适度休息：运动结束后，不要立即停止活动，应进行适度的休息和放松。如慢走、深呼吸等，有助于缓解肌肉疲劳和放松身心。

（2）补充水分和营养：运动后应及时补充水分和营养，以补充运动中消耗的能量和水分。同时，注意饮食均衡，多摄入富含维生素和矿物质的食物，有助于提高身体素质和免疫力。

（3）监测血压变化：运动结束后，应定期监测血压变化，了解运动对血压的影响。如果发现血压异常升高或降低，应及时就医并调整运动计划。

（4）保持良好的心态：高血压患者应保持良好的心态，避免过度紧张和焦虑。通过运动来放松心情、缓解压力，有助于控制血压和提高生活质量。

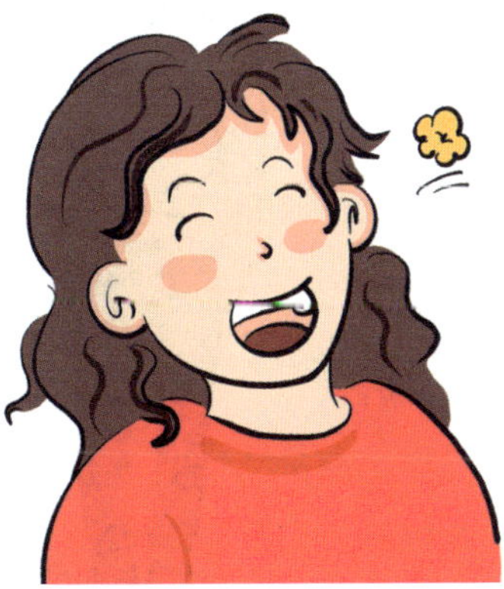

总之，高血压患者在运动中需要注意的事项很多，但只要掌握了正确的运动方法和技巧，就能够安全有效地进行运动。

通过科学合理的运动计划、安全防护措施以及运动后的恢复和放松，高血压患者不仅能够提高身体素质和控制血压，还能够享受运动带来的乐趣和益处。

四、降血压稳血压功法

随着生活节奏的加快，高血压作为一种常见的慢性疾病，已经越来越受到大众的关注。除了传统的药物治疗外，一些传统的养生功法也被证实对降血压、稳血压有着积极的效果。本篇将介绍几种降血压、稳血压的功法，以期帮助更多的人通过自我调理达到降血压、稳血压的目的。

（一）放松功

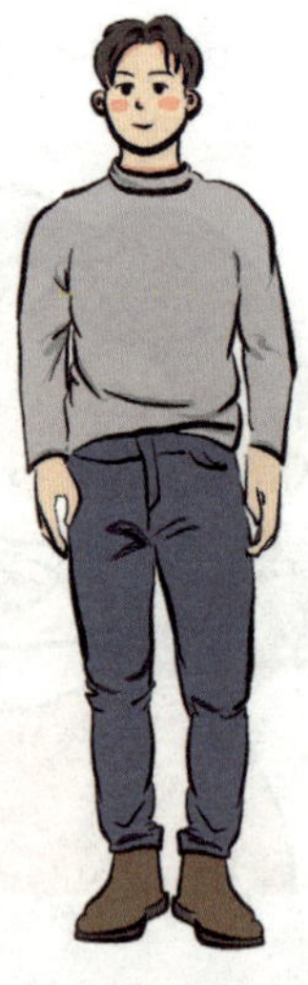

降血压放松功是一种通过放松身心来降低血压的功法。在练习时，需要将身体分成两侧、前面、后面三条线，有步骤、有节奏地依次放松。具体操作如下：

（1）准备姿势：取站式或坐式，身体及四肢安放舒适自如，双目微闭，心神安宁，采取自然呼吸。

（2）放松过程：先注意一个部位，默念“松”，使该部位放松，再注意次一个部位，默念“松”。依次放松第一、二、三线的各个部位。每放松完一条线，在该线的止息点（即最后一个部位）轻轻意守一下，1 ~ 2 分钟。

（3）收功：放松完三条线为一个循环，把注意集中在脐下寸的丹田穴处，意守 3 ~ 4 分钟。然后缓慢从容地收功，徐徐睁开眼，可配合摩面、搓手等辅助功。

通过练习降血压放松功，可以有效地降低交感神经的兴奋性，减少血管紧张素的分泌，从而达到降低血压的目的。

（二）强壮功

（1）招式简介：强壮功为静功功法。其练功姿势有自然盘膝坐、单盘坐、双盘坐、卧式、站式等。呼吸方法

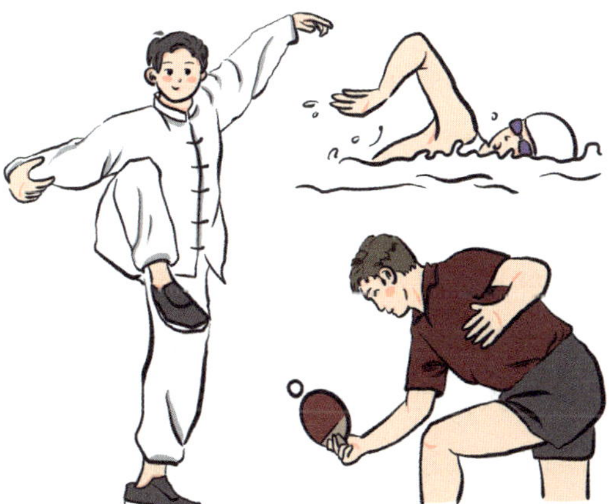

有静呼吸法（自然呼吸法）、深呼吸法、逆呼吸法（即吸气时腹壁收缩，呼气时腹壁扩张）等。同时意守下腹部，借以集中精神，排除杂念，达到入静目的。也可意守外景，如美丽风景等，以良性意念代替恶念，尽量排除杂念。强壮功对高血压、神经衰弱、关节炎等病症有较好疗效。

（2）招式姿势

1）卧式：同内养功（整理仓促下次补上）相同。

2）坐式：有单盘膝、双盘膝和自然盘膝三种。采用自然膝者较多。坐时腰要直，不挺胸，两手自然地置于大腿上或右手指轻握左手指置于丹田处（丹田：多指人体脐下三寸处之关元穴）。

3）站式：站时双足分开和肩同宽；膝微屈；两手呈抱球状置于胸前或腹前。健康者可早晚各一次。

4）自由式：不拘形式。

（3）呼吸方法。腹式呼吸：吸气时，最大限度地向外扩张腹部，胸部保持不动。呼气时，最大限度地向内收缩腹部，胸部保持不动。循环往复，保持每一次呼吸的节奏一致。呼吸过程不要紧张也不要刻意勉强，如果是初学者就更应该注意练习的过程和对身体的影响，吸气时，感觉气息开始经过鼻腔、喉咙充分地集中于肺部，当肺部容积逐渐增大，而保持胸廓不动，就会迫使横膈膜下沉，同时腹部向外鼓起；呼气向内收回腹部，横膈膜向上提升，使大量浊气呼出体外。

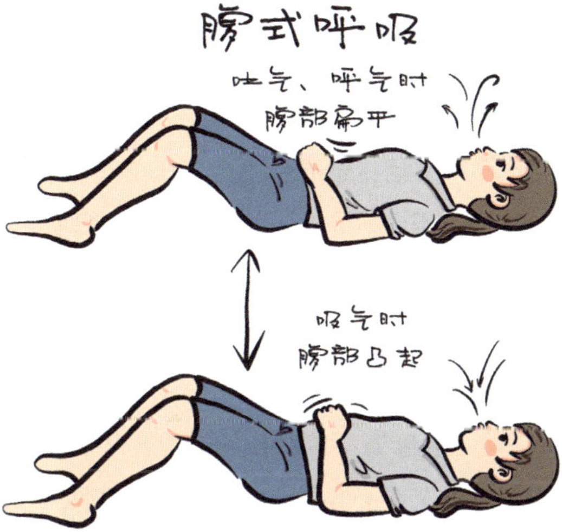

（4）招式意守：气功的意守在强身和治疗过程中具有重要意义。具体做法是，姿势摆好后，将口自然闭合，两眼轻闭或微露一丝光。运用呼吸时，应排除杂念，把思想集中到丹田。即，意守丹田。初练气功的人杂念一起一灭，不易克制，但反复练习后，久而久之则杂念逐渐减少，思想便集中到了高度，那就达到静的境界。思想集中应自然柔和一些，过于强迫的做法是不对的。

强壮功以治疗神经系统疾病为主，可用于治疗紧张性头痛、脑血管病后遗症、神经衰弱、自主神经功能紊乱、心脏神经官能症等疾患。对心血管系统疾病、血液系统疾病、内分泌及代谢系统疾病、妇科疾病、泌尿生殖系统疾病也有不同程度的治疗效果。练强壮功治疗疾病，应每次练功 20 ~ 40 分钟，每天练功 2 ~ 3 次，2 ~ 3 个月为 1 个疗程。

（三）五行掌

五行掌相传是五台山传下来的养生祛病功法，其特点是三调并用、动静兼练、刚柔相济、虚实变换、松紧相辅、运动全面。五行掌包括预备活动和推、拓、扑、捏、摸五种功法，可根据病症或根据四季养生，选练相应功法，也可按顺序全套练习。

（1）起势：自然松静站立，手臂下垂，脚跟并拢。双掌外旋至掌心向前，带动双臂略外展；掌带臂走，从两侧上举平肩，掌心向上。双手臂继续上举至垂直，掌心向内。双掌内翻下行带动双臂屈肘下行平肩，掌心向下。双手下行至臂伸直，双掌按向外下方。双掌内旋，带动双臂归位重复 5 次。

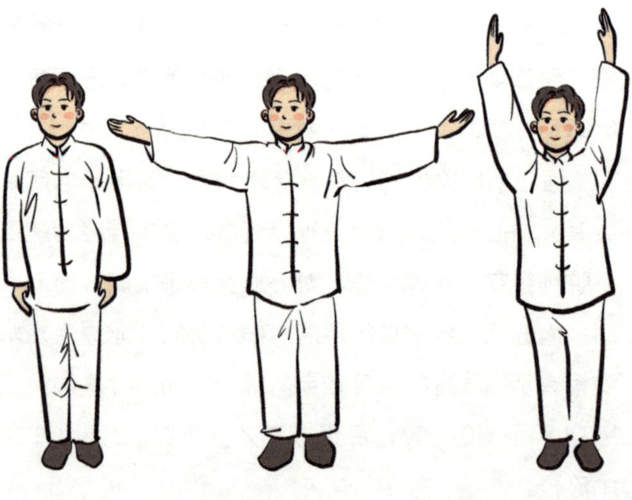

（2）推法：属木，与肝相应，默念“嘘”字。站立，两足平行，与肩同宽，两膝微屈，两臂下垂，屈腕，掌心向上，指尖相对，靠近小腹；以鼻缓缓吸气，意念暗示清气从两足大趾沿大腿内侧的肝经上升至两胁；与此同时，两手如托物状，缓缓上移，至胸前与肩平行时吸气尽；随呼气默念嘘字，暗示浊气尽出，清气由两胁沿肝经降至足大趾；同时反掌，掌心向前，指尖向上，随呼气双手缓缓向左前方推出，左脚随之向左前方迈出一步，呈弓步，重心在前屈的左腿上，右腿伸直；至呼气尽时反掌，掌心向上，指尖相对，向下收回至小腹前，同样伸左腿屈右膝，重心后移至右腿上，再开始吸气，如此反复 5 ~ 10 次，收回左腿；再换右脚向右前方迈出一步，并重复 5 ~ 10 次。做推法时，动作宜缓慢，配合柔和自然的呼吸，目光注视双手，屈腕稍用力，使指尖有麻酥酥的得气感，意念暗示气血沿肝经循行路线升降，吸气时大趾微微上翘，容易得气。

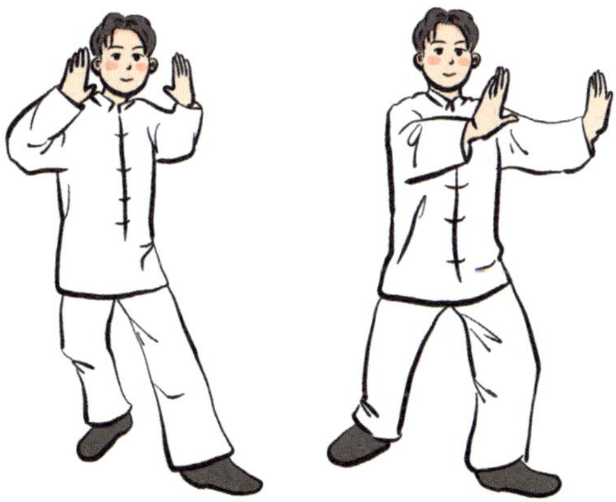

（3）拓法：属火，与心相应，默念“呵”字。预备姿势及动作基本同推法，但吸气时暗示清气从小指内侧沿心经路线至胸中；呼气时默念“呵”字，暗示浊气尽出，清气沿心经散至小指，同时，推出的双掌如拓碑帖状，由左向右缓缓移动，至呼气尽时，直腰双腿下蹲，掌心向上，指尖相对，双手向下收至小腹前；再开始吸气如初，并重复 5 ~ 10 次；收回左腿，再出右腿，从右向左拓，也重复 5 ~ 10 次。做拓法呼气时，除默念“呵”字外，要意守掌心“劳宫”穴和小指尖内侧的。“少冲”穴，并使手指伸直用力上翘，以产生酥麻的气感，腰要正直，躯干随双手左右升降做圆运动。

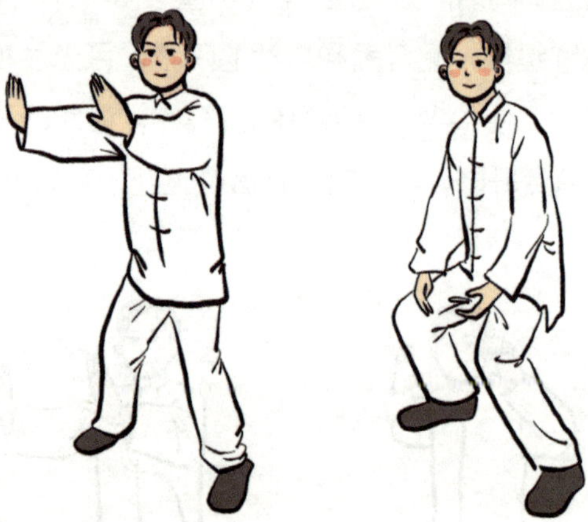

（4）云法：属土，与脾相应，默念“呼”字。

1）预备姿势同推法。

2）随吸气左腿屈膝，尽量上抬大腿，足尖向下，暗示清气从足拇趾内侧沿腿内侧的脾经上升至腹部；同时左手屈肘，掌心向上，五指并拢，自然弯曲，以肘为轴，从小腹右侧向上，向左划弧运动，至与视线平行，吸气尽，掌心转向面部。

3）随呼气默念“呼”字，暗示浊气尽出，清气沿大腿内侧的脾经下降。同时左腿向前迈出一步，左掌转向前方，向左向下划圆，降至小腹前，又反掌向上，叠于右手背下。

4）再吸气时，换右手右腿，动作同（2）式，如此交替地做 5~10 次，再后退做 5~10 次。如场地限制，也可原地踏步做。

5）手、眼、头、腿、呼吸、意念要配合好，初练较难，应分解动作，逐一练习。先以站式或坐式，练习手、眼、头与呼吸的配合，目光随手转，头亦随之动；吸短呼长，吸快呼慢，默念呼字；动作熟练后再配合迈步，注意重心虚实变换，掌握平衡；吸气抬腿时，暗示清气上升，足尖向下用力，容易得气；呼气落腿时，暗示浊气尽出，清气下降至足拇趾。

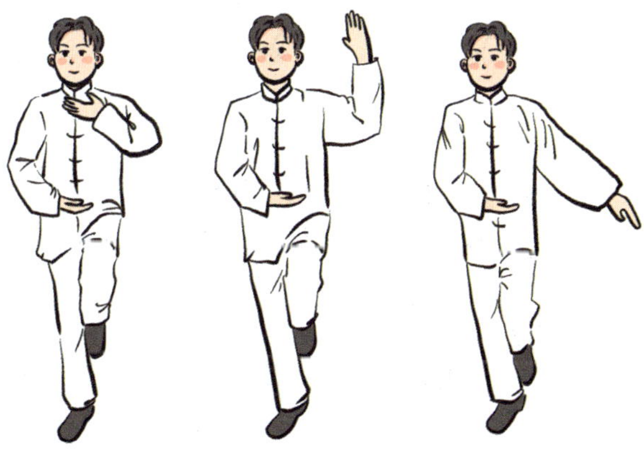

（5）捏法：属金，与肺相应，默念“呬”字。左脚向左前方迈一大步，呈弓步，左臂向左前方伸，掌心向上，五指收拢如捏球状；右臂抬起，向后屈时垂腕，掌心向下，五指亦如捏物状，屈肘 40° 左右，手置胸前，使肩、肘、手相平；随吸气，伸左腿，屈右腿，重心右移，臀向后坐；同时左臂屈时收回，右臂在左臂上方向向左前方伸出，两掌相对经过后，双双反掌，左掌向下，右掌向上；同时，暗示清气从拇指经臂内前缘的肺经吸入肺中；随呼气，左臂向前伸出，右臂屈肘收回，腿也呈前弓后箭，重心移向左前方，同开始动作；同时默念“呬”字，暗示浊气尽出，清气沿肺经散至拇指；如此反复 5 ~ 10 次后，再换右臂右腿向右前方迈出，也往复 5 ~ 10 次。做捏法时，动作应缓慢轻柔，躯干前后移动，而胸腰则左右扭转，以扩大肺活量。

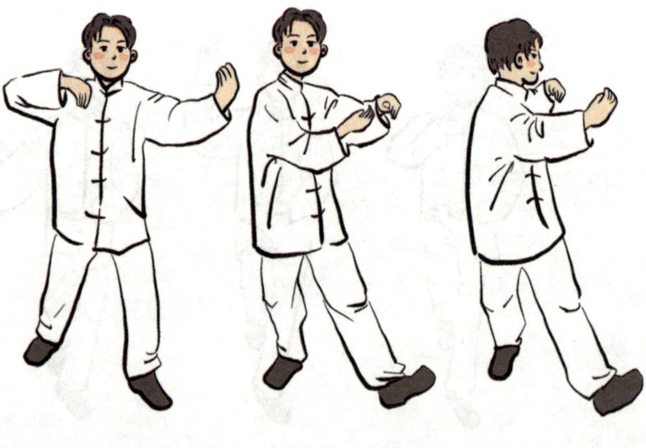

（6）摸法：属水，与肾相应，默念“吹”字。左脚向左前方迈一大步，呈前弓后箭步，两臂自然下垂，肘微屈，掌心向下，指尖向前，置于小腹左前方平脐；随呼气，双手由左向右、向后收回，做画圆的抚摸动作，收至右下腹时吸气尽；同时左腿伸直，右膝屈曲，重心后移至右腿上，左足尖微微上翘，足跟着地，暗示清气从足心“涌泉”穴沿大腿内侧的肾经上升至腰部两肾；随呼气默念“吹”字，暗示浊气尽出，清气沿肾经降至“涌泉”穴；同时双手向左，向前摸出，意守掌心，手指微微上翘，以产生气感；同时屈左膝，伸右腿，重心前移至右腿上；呼气尽时，再开始做前动作；如此反复做 5 ~ 10 次，再换右腿向右前方迈出，亦做 5 ~ 10 次。做摸法时，双掌与地面平行画圆，如磨豆腐一般，高不过脐，腰部随呼吸及双掌动作转圈，躯干要保持正直，这可加强对“肾俞”等穴的意守。

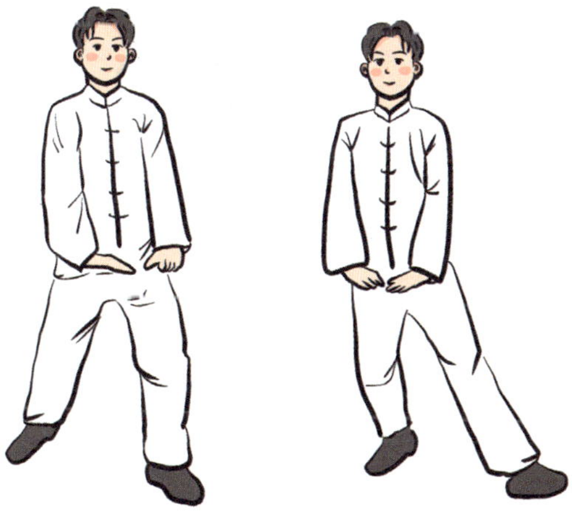

（四）易筋经

第一式：预备式

两腿开立，头端平，目前视，口微闭，调呼吸。含胸，直腰，蓄腹，松肩，全身自然放松。

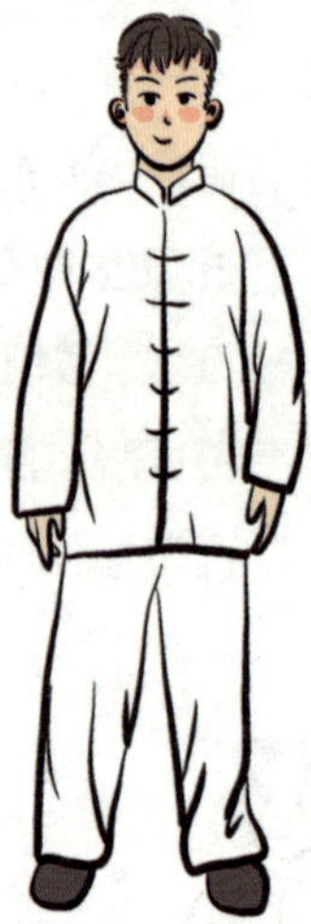

第二式：韦驮献杵第一势

两臂曲肘，徐徐平举至胸前成抱球势，屈腕立掌，指头向上，掌心相对（10 厘米左右距离）。此动作要求肩、肘、腕在同一平面上，结合呼吸酌情做 8 ~ 20 次。

诀曰：立身期正直，环拱手当胸，气定神皆剑，心诚貌亦恭。

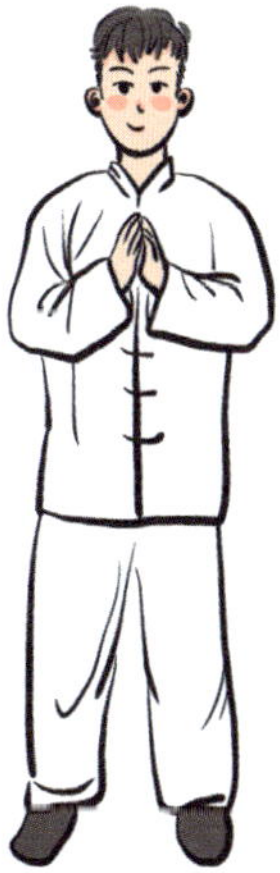

第三式：韦驮献杵第二势

两足分开，与肩同宽，足掌踏实，两膝微松；两手自胸前徐徐外展，至两侧平举；立掌，掌心向外；两目前视；吸气时胸部扩张，臂向后挺；呼气时，指尖内翘，掌向外撑。反复进行 8 ~ 20 次。诀曰：足趾挂地，两手平开，心平气静，目瞪口呆。

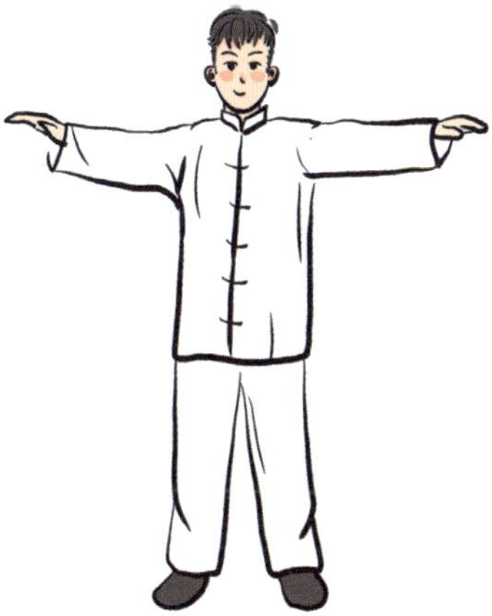

第四式：韦驮献杵第三势

两脚开立，足尖着地，足跟提起；双手上举高过头顶，掌心向上，两中指相距3厘米；沉肩屈肘，仰头，目观掌背。舌舐上腭，鼻息调匀。吸气时，两手用暗劲尽力上托，两腿同时用力下蹬；呼气时，全身放松，两掌向前下翻。收势时，两掌变拳，拳背向前，上肢用力将两拳缓缓收至腰部，拳心向上，脚跟着地。反复8～20 次。诀曰：掌托天门目上观，足尖着地立身端。力周腿胁浑如植，咬紧牙关不放宽。舌可生津将腭舐，鼻能调息觉心安。

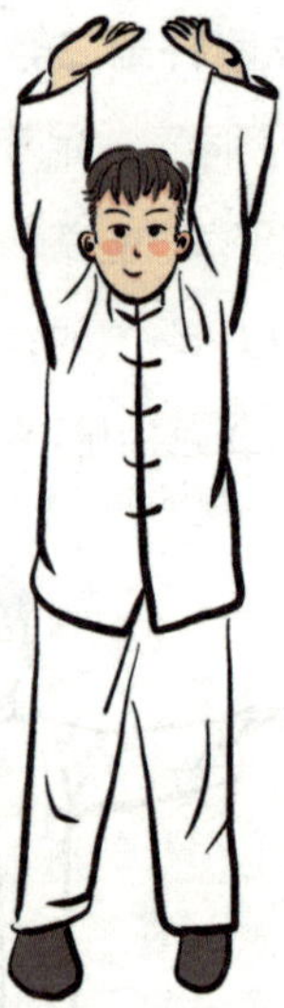

第五式：摘星换斗势

右脚稍向右前方移步，与左脚形成斜八字，随势向左微侧；屈膝，提右脚跟，身向下沉，右虚步。右手高举伸直，掌心向下，头微右斜，双目仰视右手心；左臂曲肘，自然置于背后。吸气时，头往上顶，双肩后挺；呼气时，全身放松，再左右两侧交换姿势锻炼。连续 5 ~ 10 次。诀曰：只手擎天掌覆头，更从掌内注双眸。鼻端吸气频调息，用力回收左右侔。

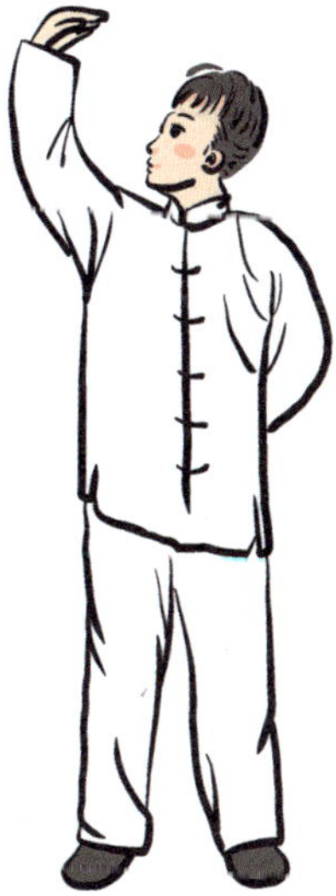

第六式：倒拽九牛尾势

右脚前跨一步，屈膝成右弓步。右手握拳，举至前上方，双目观拳；左手握拳；左臂屈肘，斜垂于背后。吸气时，两拳紧握内收，右拳收至右肩，左拳垂至背后；呼气时，两拳两臂放松还原为本势预备动作。再身体后转，成左弓步，左右手交替进行。随呼吸反复 5 ~ 10 次。诀曰：两腿后伸前屈，小腹运气放松；用力在于两膀，观原须注双瞳。

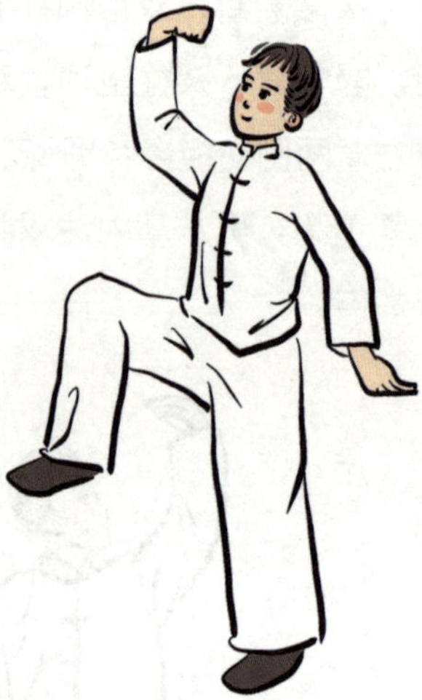

第七式：出爪亮翅势

两脚开立，两臂前平举，立掌，掌心向前，十指用力分开，虎口相对，两眼怒目平视前方，随势脚跟提起，

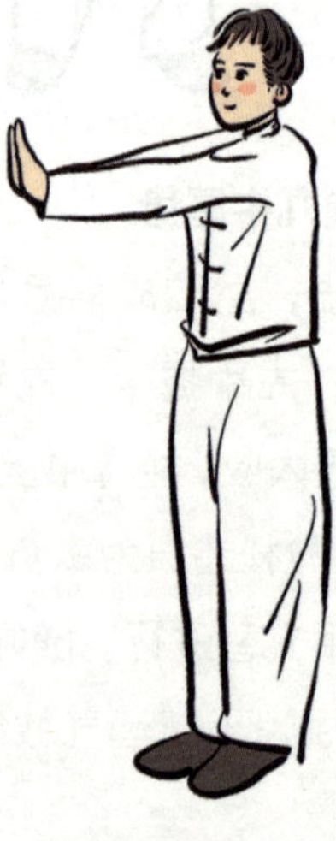

以两脚尖支持体重。再两掌缓缓分开，上肢成一字样平举，立掌，掌心向外，随势脚跟着地。吸气时，两掌用暗劲伸探，手指向后翘；呼气时，臂掌放松。连续 8 ~ 12 次。诀曰：挺身兼怒目，推手向当前；用力收回处，功须七次全。

第八式：九鬼拔马刀势

脚尖相衔，足跟分离成八字形；两臂向前成叉掌立于胸前。左手屈肘经下往后，成勾手置于身后，指尖向上；右手由肩上屈肘后伸，拉住左手指，使右手呈抱颈状。足趾抓地，身体前倾，如拔刀一样。吸气时，双手用力拉紧，呼气时放松。左右交换。反复 5 ~ 10 次。诀曰：侧首弯肱，抱顶及颈；自头收回，弗嫌力猛：左右相轮，身直气静。

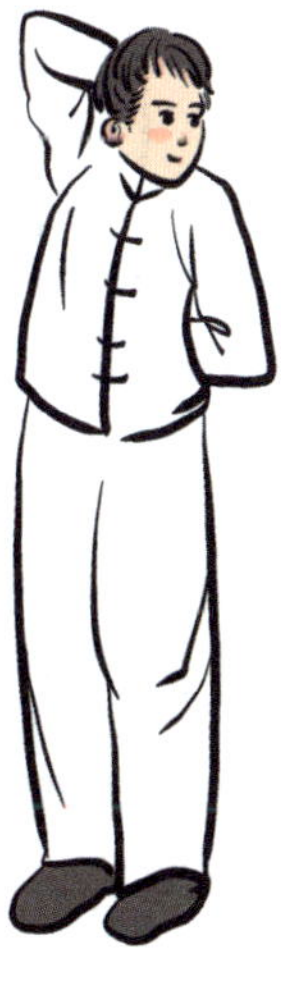

第九式：三盘落地势

左脚向左横跨一步，屈膝下蹲成马步。上体挺直，两手叉腰，再屈肘翻掌向上，小臂平举如托重物状；稍停片刻，两手翻掌向下，小臂伸直放松，如放下重物状。动作随呼吸进行，吸气时，如托物状；呼气时，如放物状，反复5～10次。收功时，两脚徐徐伸直，左脚收回，两足并拢，呈直立状。诀曰：上腭坚撑舌，张眸意注牙；足开蹲似踞，手按猛如拿；两掌翻齐起，千斤重有加；瞪目兼闭口，起立足无斜。

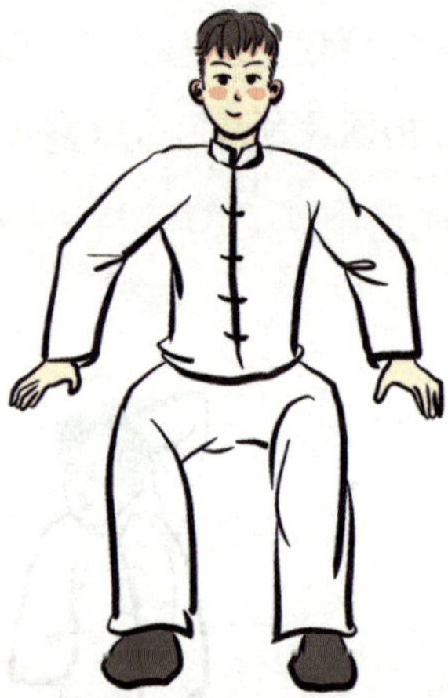

第十式：青龙探爪势

两脚开立，两手成仰拳护腰。右手向左前方伸探，五指捏成勾手，上体左转。腰部自左至右转动，右手亦随之自左至右水平划圈，手划至前上方时，上体前倾，同时呼气；划至身体左侧时，上体伸直，同时吸气。左右交换，动作相反。连续 5 ~ 10 次。诀曰：青龙探爪，左从右出；修士效之，掌气平实；力周肩背，围收过膝；两目平注，息调心谧。

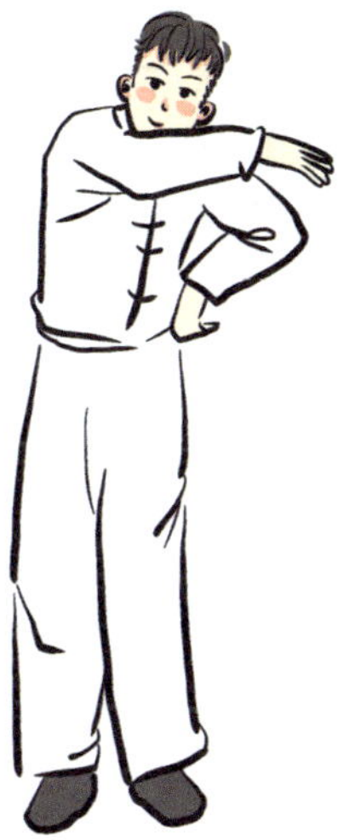

第十一式：卧虎扑食势

右脚向右跨一大步，屈右膝下蹲，成右弓左仆腿势；上体前倾，双手撑地，头微抬起，目注前下方。吸气时，同时两臂伸直，上体抬高并尽量前探，重心前移；呼气时，同时屈肘，胸部下落，上体后收，重心后移，蓄势待发。如此反复，随呼吸而两臂屈伸，上体起伏，前探后收，如猛虎扑食。动作连续 5 ~ 10 次后，换左弓右仆脚势进行，动作如前。诀曰：两足分蹲身似倾，屈伸左右腿相更；昂头胸作探前势，偃背腰还似砥平；鼻息调元均出入，指尖着地赖支撑；降龙伏虎神仙事，学得真形也卫生。

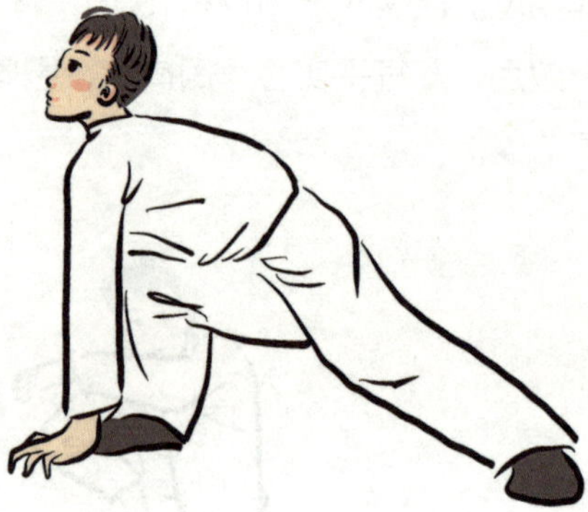

第十二式：打躬势

两脚开立，脚尖内扣。双手仰掌缓缓向左右而上，用力合抱头后部，手指弹敲小脑后片刻。配合呼吸做屈体动作；吸气时，身体挺直，目向前视，头如顶物；呼气时，直膝俯身弯腰，两手用力使头探于膝间作打躬状，勿使脚跟离地。根据体力反复 8 ~ 20 次。诀曰：两手齐持脑，垂腰至膝间；头惟探胯下，口更齿牙关；掩耳聪教塞，调元气自闲；舌尖还抵腭，力在肘双弯。

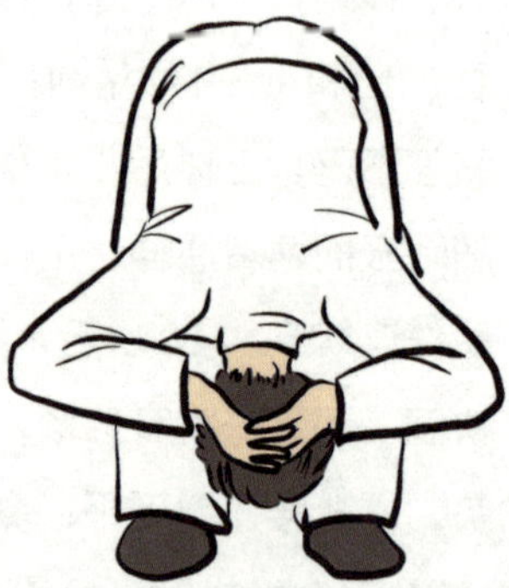

第十三式：工尾势

两腿开立，双手仰掌由胸前徐徐上举至头顶，目视掌而移，身立正直，勿挺胸凸腹；十指交叉，旋腕反掌上托，掌心向上，仰身，腰向后弯，目上视；然后上体前屈，双臂下垂，推掌至地，昂首瞪目。呼气时，屈体下弯，脚跟稍微离地；吸气时，上身立起，脚跟着地；如此反复 21 次。收功：直立，两臂左右侧举，屈伸 7 次。诀曰：膝直膀伸，推手自地；瞪目昂头，凝神一志；起而顿足，21 次；左右伸肱，以七为志；更作坐功，盘膝垂眦；口注于心，息调于鼻；定静乃起，厥功维备。

（五）八段锦

八段锦是一套源于北宋的养生功法，近来备受年轻人关注，可见大家对养生问题的重视度越来越高了。手握保温杯，里面是枸杞茶，饭后百步走，再加泡脚针灸和推拿，养生仿佛让快节奏的生活也“慢”了下来。这也许就是大家喜欢八段锦的原因，不仅能强身健体，还能治愈身心。

八段锦通过调节呼吸、意念和动作的协调配合达到强身健体、防病治病的效果。练习八段锦可以增强人体脏腑功能、促进气血运行，提高身体免疫力和抗病能力，可以培元补气、疏通经络滋阴助阳、延年益寿。现代医学也已证实，习练八段锦对人体神经系统、消化系统、呼吸系统和心血管系统都具有良好的调和作用。同时还可以调节心理状态、缓解压力、改善睡眠质量。

今天给大家分享具体八式动作要领。

第一式：两手托天理三焦

两脚平行开立，与肩同宽，手往上用力撑开，不可紧张，恰似伸懒腰状，同时缓缓抬头上观，缓缓吸气。两臂从身体两侧缓慢下落，让胳膊经络通畅，一上一下为一组，总共要做 6 组。

通过双臂上举，使胸腔充分展开，有助于调整三焦的气机，改善呼吸系统功能。

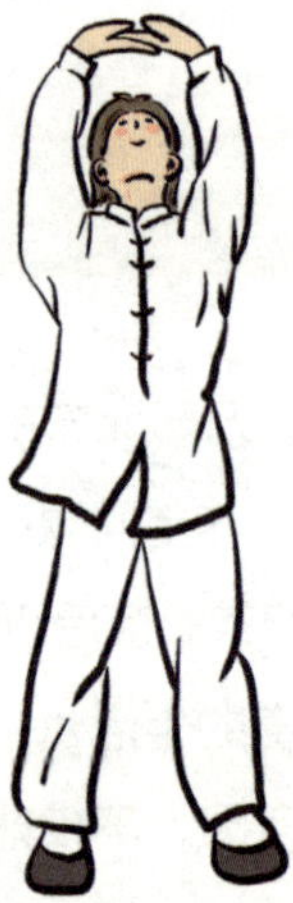

第二式：左右开弓似射雕

两脚平行开立，略宽于肩，成马步站式。手握拳，食指与拇指呈八字形撑开，左手缓缓向左平推，左臂展直，同时右臂屈肘向右拉回，右拳停于右肋前，拳心朝上，如拉弓状。左右相反再做一次，左右为一组，共做 3 组。

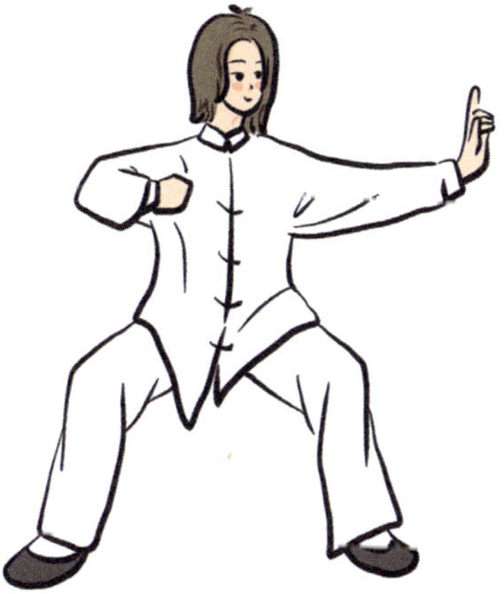

通过模仿射箭的动作，可以锻炼胸背部的肌肉，增强肺活量，改善心肺功能。

第三式：调理脾胃须单举

左手自身前成竖掌向上高举，继而翻掌上撑，指尖向右，同时右掌心向下按，指尖朝前。随后身体放松，高举

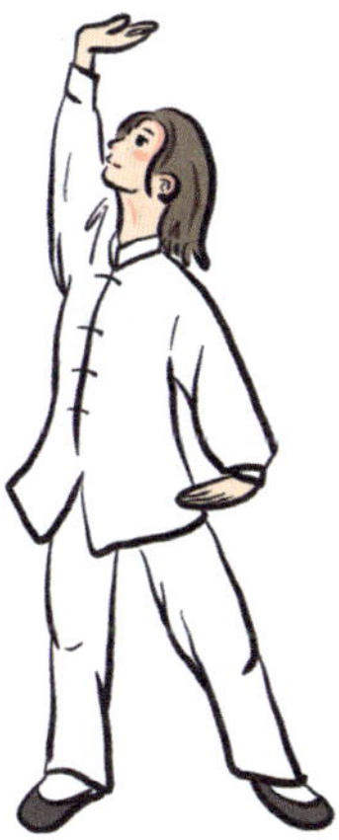

的手缓缓放下，全身放松。左右相反再做一次，左右为一组，共做 3 组。

通过单手上举、下按的动作，可以调和脾胃的气机，促进消化吸收，缓解胃肠不适。

第四式：五劳七伤往后瞧

头颈带动脊柱缓缓向左拧转，眼看后方，同时配合吸气。头颈带动脊柱徐徐向右转，恢复前平视。同时配合呼气，全身放松。

通过头部和躯干的转动，可以刺激脊柱两侧的神经和肌肉，缓解疲劳，改善血液循环。

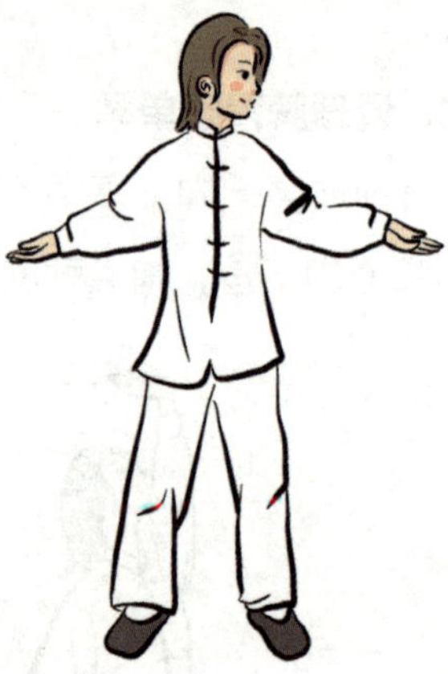

第五式：摇头摆尾去心火

双脚开立，双臂附于双腿，扶在膝关节上方，眼看脚跟，身体向下压，重心向前，屈身下俯，拧腰分别向左和右，一左一右，共做 3 次。

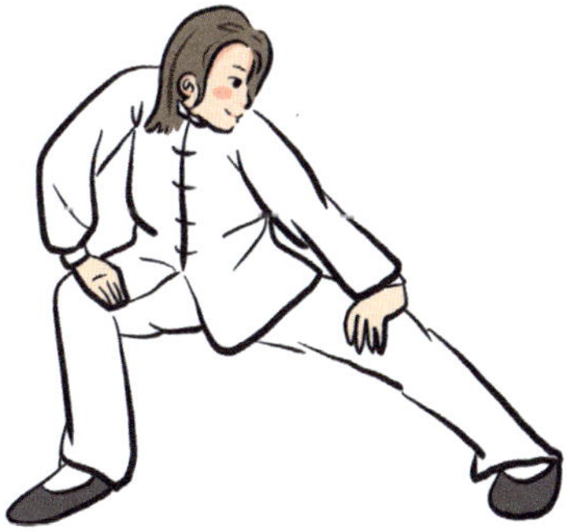

通过摇头摆尾的动作，可以舒缓紧张的神经，缓解心理压力，调节内分泌。

第六式：两手攀足固肾腰

直立，上体缓缓前倾，两膝保持挺直，同时两掌沿尾骨向下按摩至脚跟。沿脚外侧按摩至脚内侧。上体展直，同时两手沿两大腿内侧按摩至脐两旁。

通过俯身弯腰、双手攀足的动作，可以锻炼腰部和腿部的肌肉，增强肾脏功能，预防骨质疏松。

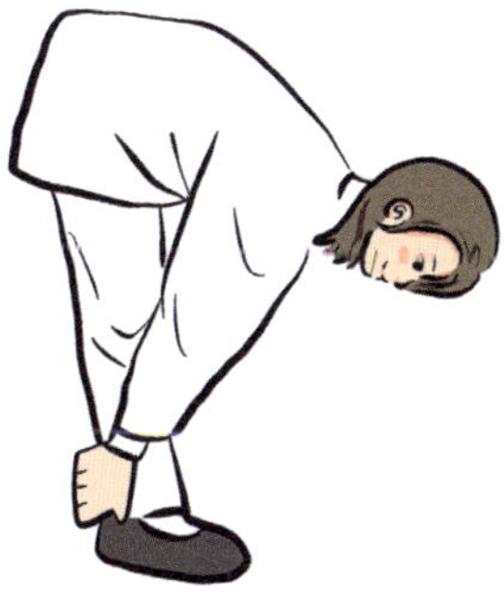

第七式：攒拳怒目增力气

扎马步，两手握拳分置腰间，拳心朝上，左拳向前方缓缓击出，左肩随之前顺展拳变掌臂外旋握拳抓回，呈仰拳置于腰间。左右交替进行。

通过握拳、怒目、收腹等动作，可以增强肌肉力量，提高身体的应激能力。

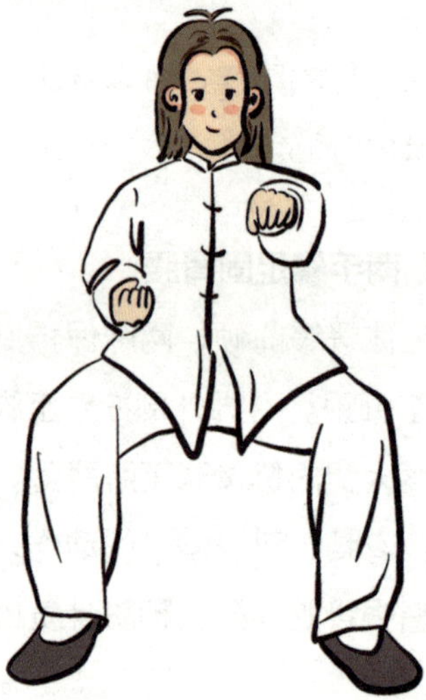

第八式：背后七颠百病消

双脚分开与肩同宽，两臂自身侧上举过头，脚跟提起，同时配合吸气。两臂自身前下落，脚跟亦随之下落，并配合呼气。

通过脚跟提起、下落的动作，可以刺激足底的穴位，促进全身气血流通，预防多种疾病。

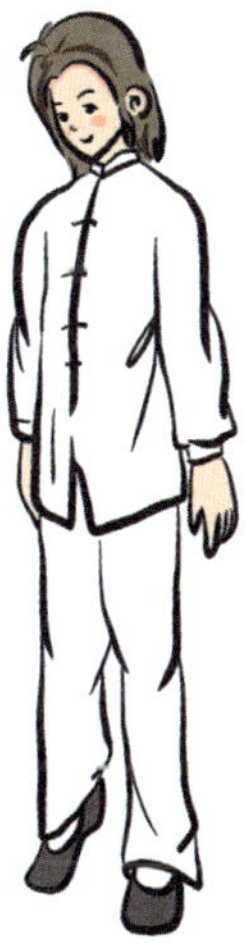

注意：初学的人动作还不熟练时，只要配合自然顺畅呼吸就好。不要刻意呼吸、大呼大吸，尽量不憋气、用腹式呼吸。随着动作打开和熟练，在动作里“找”呼吸，身体更能受用。

（六）太极拳

太极拳，是一种注重内外兼修、刚柔相济的武术形式。它不仅仅是一种武术技艺，更是一种集健身、养生、医疗于一体的综合艺术。太极拳强调呼吸与动作的协调配合，通过缓慢、连贯、圆活的动作，达到身心合一、内外兼修的效果。近年来，随着人们对健康生活的追求，太极拳逐渐受到了越来越多人的喜爱和追捧。

1. 太极拳与高血压的关系

（1）太极拳有助于降低血压：太极拳的动作舒缓、柔和，能够使人体的肌肉放松，减少紧张感，从而降低交感神经的兴奋性，减少肾上腺素等升压激素的分泌。同时，太极拳还强调呼吸的调控，通过深呼吸、慢呼吸等方式，增加肺活量，改善血液循环，有助于降低血压。

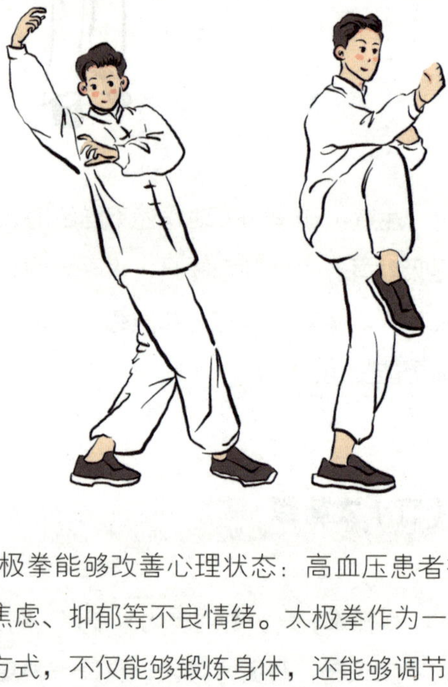

（2）太极拳能够改善心理状态：高血压患者在心理上往往存在焦虑、抑郁等不良情绪。太极拳作为一种身心并重的运动方式，不仅能够锻炼身体，还能够调节心理状态。太极拳的练习要求心静体松、意念集中，有助于缓解紧张情绪、减轻心理压力。同时，太极拳的社交功能也能够使患者感受到来自同伴的关心和支持，增强自信心和幸福感。

（3）太极拳适合各年龄段人群：太极拳的动作简单易学、老少皆宜，适合各年龄段人群进行练习。对于高血压患者来说，太极拳不仅能够帮助他们降低血压、改善身体状况，还能够提高他们的生活质量和社会适应能力。同时，太极拳的练习还能够增强人体的免疫力和抵抗力，预防其他疾病的发生。

2. 如何练习太极拳以辅助降低血压

（1）选择合适的太极拳教练：在练习太极拳时，选择一个合适的教练非常重要。教练应该具备专业的太极拳知识和技能，能够根据患者的身体状况和健康状况制定合适的练习计划。同时，教练还应该具备丰富的教学经验和良好的师德风范，能够耐心、细致地指导患者练习太极拳。

（2）合理安排练习时间和强度：高血压患者在练习太极拳时应该合理安排练习时间和强度。一般来说，每次练习时间不宜过长，以 30 分钟至 1 小时为宜。在练习过程中应该保持动作的连贯性和稳定性避免过度用力和过度疲劳。同时患者还应该根据自己的身体状况和健康状况逐渐增加练习强度和时间避免一开始就进行高强度的练习。

（3）注意呼吸调控和意念集中：太极拳的呼吸调控和意念集中是练习过程中的重要环节。患者应该学会深呼吸、慢呼吸等呼吸方式增加肺活量改善血液循环。同时患者还应该保持意念集中避免分心或胡思乱想。在练习过程中可以想象自己正在与大自然融为一体感受太极拳带来的身心愉悦和放松。

太极拳作为一种古老而现代的健身艺术不仅具有独特的魅力还具有显著的降压效果。对于高血压患者来说太极拳是一种值得尝试的自然疗法。通过合理地练习和调控太极拳能够帮助他们降低血压、改善身体状况提高生活质量和社会适应能力。让我们一起走进太极拳的世界感受它带来的健康和快乐吧!

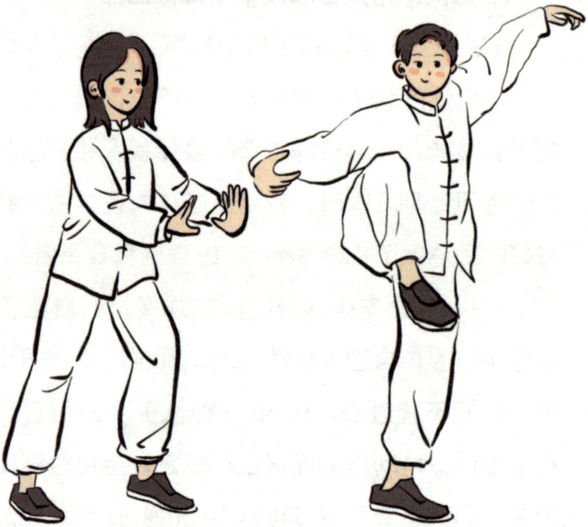

第四章 睡眠管理与血压控制

一、现代人的睡眠问题

在繁华的都市里，王先生是一个典型的打工人。他每天忙于工作，穿梭于高楼大厦之间，与电脑、手机为伴，生活节奏快得让人喘不过气来。然而，最近他却遇到了一个棘手的问题——失眠。

王先生以前总是能在晚上 11 点前准时入睡，但最近一个月，他却发现自己躺在床上翻来覆去，怎么也睡不着。他试过数羊、听轻音乐，甚至吃安眠药，但效果都不明显。白天，他精神萎靡，工作效率大打折扣，连同事都察觉到了他的异样。

其实，王先生的情况并非个案。在现代社会，随着生活节奏的加快和压力的增大，越来越多的人开始面临睡眠问题。失眠、多梦、打鼾、睡眠浅等睡眠障碍已经成为困扰现代人的常见问题。

要解释睡眠问题，我们首先要明白睡眠对人体的重要

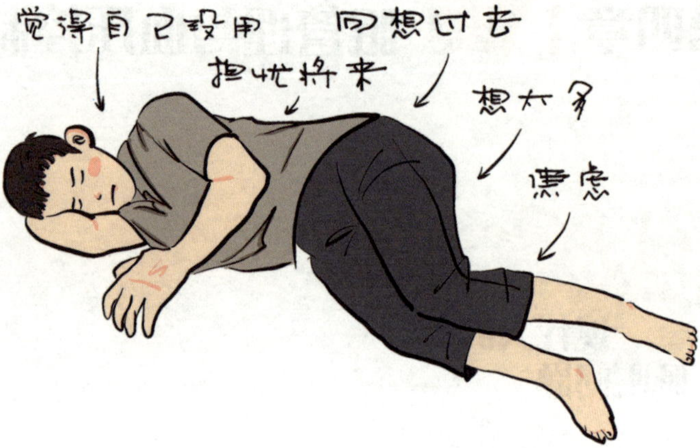

性。然而，现代人的生活方式往往不利于保持良好的睡眠。长时间使用电子设备、饮食不规律、缺乏运动等因素都会干扰我们的睡眠。

出现睡眠问题的原因？

（1）电子设备的影响：现代人手不离手机、电脑等电子设备。这些设备发出的蓝光会抑制人体褪黑素的分泌，而褪黑素是一种促进睡眠的激素。因此，长时间使用电子设备会导致我们难以入睡。

（2）压力与焦虑：工作、生活压力大会导致人们焦虑不安，进而影响睡眠质量。王先生就是典型的例子，他每天忙于工作，晚上躺在床上还在思考工作上的问题，导致难以入眠。

（3）不良的生活习惯：饮食不规律、缺乏运动等不良的生活习惯也会影响睡眠质量。比如，晚上吃得过多或过少都会影响睡眠；缺乏运动则会导致身体疲惫但精神亢奋，影响入睡。

睡眠，这个看似简单却至关重要的生理需求，正逐渐成为现代人的一大难题，让我们从今天开始，珍惜每一个夜晚的睡眠时光，让身体得到充分的休息和恢复。只有这样，我们才能以饱满的精神状态迎接新的一天挑战。

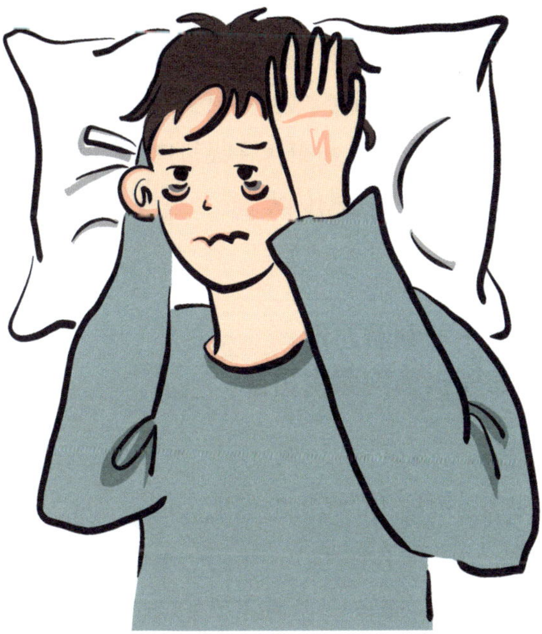

二、你的高血压可能是睡眠问题引起的

提到高血压，大家往往会想到饮食过咸、缺乏运动或是家族遗传等因素，却很少有人会直接将它与睡眠问题联系起来。但实际上，良好的睡眠与血压管理之间，存在着密不可分的联系。今天，我们就来聊聊这个或许让你意想不到的话题——你的高血压，可能正是睡眠问题惹的祸。

睡眠，作为我们身体恢复、能量蓄积的重要过程，其质量与血压水平有着微妙的平衡关系。研究表明，睡眠不足、睡眠呼吸暂停（打鼾伴呼吸暂停）等睡眠问题，都是导致高血压的独立风险因素。

（一）睡眠不足：血压升高的隐形推手

成人每晚建议的睡眠时间为 7 ~ 9 小时。然而，在现代社会，由于工作压力大、生活节奏快、电子产品普及等原因，许多人长期处于睡眠不足的状态。据调查，全球约有三分之一的人口存在不同程度的睡眠问题。

那么，睡眠不足是如何影响血压的?

（1）应激反应激活：睡眠不足会触发身体的应激反应，导致体内肾上腺素和去甲肾上腺素等压力激素分泌增加，这些激素会促使血管收缩，从而提高血压。

（2）胰岛素抵抗：长期睡眠不足还会影响胰岛素的敏感性，增加患糖尿病的风险，而糖尿病又是高血压的一个重要诱因。

（3）炎症水平上升：睡眠不足还会促进体内炎症因子的释放，长期慢性炎症状态对血管健康不利，进而推高血压。

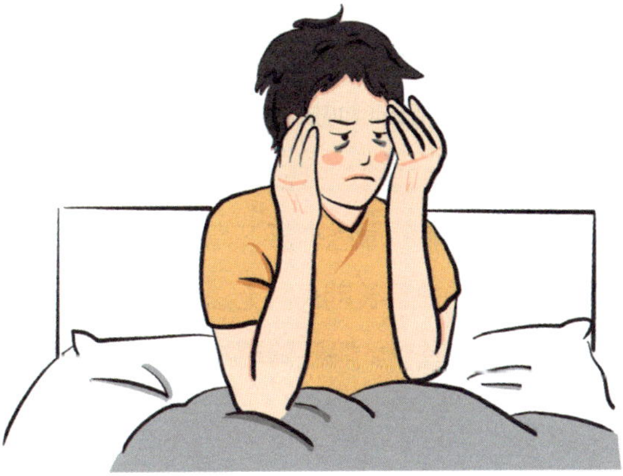

（二）睡眠呼吸暂停：隐藏在夜色中的血压杀手

睡眠呼吸暂停是一种常见的睡眠障碍，表现为在睡眠过程中反复出现呼吸暂停和低通气，常伴有响亮的打鼾声。

这种情况下，患者虽然看似在睡觉，但实际上由于呼吸暂停导致的缺氧，身体处于“半醒”状态，睡眠质量大打折扣。

那么睡眠呼吸暂停与高血压有什么关系？

睡眠呼吸暂停引起的间歇性缺氧，是高血压患者面临的一大隐患。这种反复的缺氧状态不仅直接刺激交感神经系统，导致心率加速和血管收缩，从而推高血压水平；还因频繁觉醒和浅睡眠状态，严重干扰了患者的睡眠质量，使其难以享受到深度睡眠的益处，进而加剧了血压控制的难度。更为严重的是，长期缺氧还会触发体内的慢性炎症反应，这一过程加速了血管的老化进程，显著增加了高血压及其相关心血管疾病的发生风险。因此，对于高血压患者而言，改善睡眠呼吸状况，减少缺氧事件的发生，是维护心血管健康的重要一环。

如果出现不明原因血压升高，或者高血压患者出现血压控制不稳定，并且长期失眠无法得到改善，或者合并有睡眠呼吸暂停以及其他的睡眠障碍疾病，建议尽早就医诊治。

三、规律作息和高质量睡眠的重要性

高血压，这个“沉默的杀手”，正悄悄影响着越来越多人的生活。它不像感冒那样来势汹汹，却能在不经意间侵蚀我们的健康，甚至引发更严重的并发症。对于高血压病人来说，除了遵医嘱服药、合理饮食外，规律作息与高质量睡眠同样是维护健康不可或缺的两把钥匙。今天，就让我们一起探索这两大法宝的魅力所在。

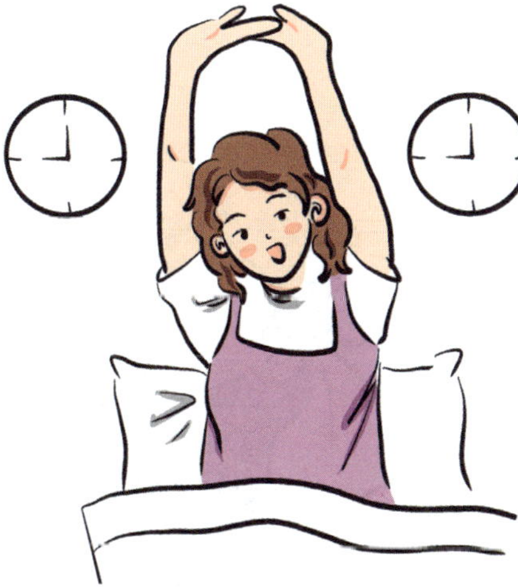

（一）规律作息：身体的“定海神针”

如果我们的日常生活像一艘在海上漂泊的船，没有固定的航线，时而狂风巨浪，时而风平浪静，那船上的乘客（也就是我们的身体）怎能安稳？规律作息，就像是给这艘船安装了“定海神针”，让身体能够按照既定的节奏运转，减少不必要的波动和损耗。

李阿姨是一位高血压患者，之前因为工作繁忙，经常熬夜加班，生活极不规律。结果，她的血压像坐过山车一样忽高忽低，身体也频频亮起红灯。后来，在医生的建议下，她开始尝试每天定时起床、吃饭、休息，连晚上看电视剧的时间都严格控制。几个月下来，李阿姨发现不仅血压稳定了许多，连精神状态都好了不少，整个人看起来更加容光焕发。

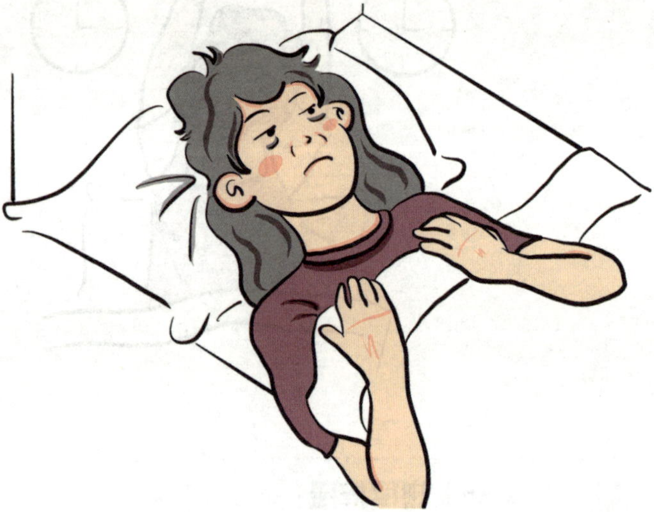

的确，不规律的作息时间会严重扰乱人体生物钟，引发激素分泌失衡，直接导致血压波动不稳，特别是熬夜会促使交感神经异常兴奋，释放升压物质如去甲肾上腺素，进而推高血压水平。长此以往，不仅增加了冠心病、脑卒中等严重并发症的风险，还因持续的血压波动对血管造成损害。相反，保持规律的作息习惯则能有效预防这些不良后果，促进身心健康，使人精力充沛、情绪稳定，显著提升生活质量和工作效率。

（二）高质量睡眠：身体的“充电站”

如果说规律作息是身体的“定海神针”，那么高质量睡眠就是身体的“充电站”。在深度睡眠中，我们的身体得到充分地休息和恢复，免疫系统得到加强，血压也能得到更好地调节。相反，长期睡眠不足或睡眠质量差，会导致交感神经兴奋，促使血管收缩，从而升高血压。

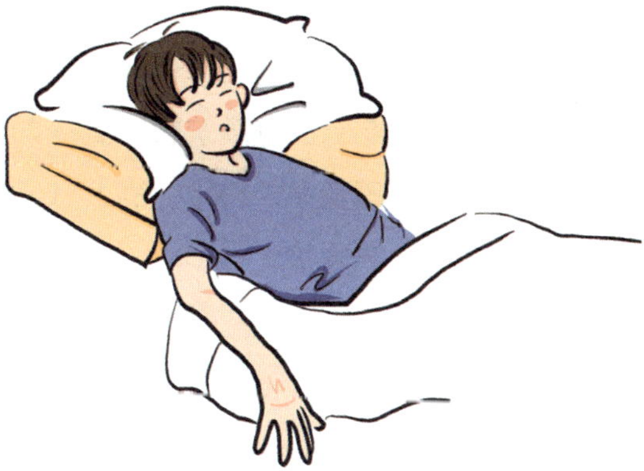

小王是一位年轻的程序员，长期面对电脑，加班熬夜成了家常便饭。虽然年纪轻轻，但他却早早地戴上了高血压的帽子。每当夜深人静时，他躺在床上辗转反侧，难以入眠，即使睡着了也是多梦易醒。在医生的指导下，小王开始注重改善睡眠环境，减少睡前使用电子产品的时间，并尝试进行冥想放松。渐渐地，他的睡眠质量有了显著提升，血压也随之稳定下来，整个人变得更加有活力和精神。

高质量的睡眠在降低血压方面发挥着关键作用，它有助于放松血管，减少升压物质的释放，从而显著降低夜间及清晨的血压高峰。同时，良好的睡眠还能显著改善人的情绪状态，减少焦虑、抑郁等负面情绪，这些情绪因素常是血压波动的幕后推手。此外，高质量的睡眠对于增强免疫系统功能、降低感染风险也至关重要，对于高血压患者而言，预防感染同样不容忽视，因为感染可能加剧血压的波动。因此，确保每晚获得高质量的睡眠，是高血压患者维护健康、稳定血压的重要一环。

亲爱的朋友们，高血压并不可怕，可怕的是我们对它的忽视和放任。通过规律作息和追求高质量睡眠，我们完全有能力为自己的健康筑起一道坚实的防线。就像给花园里的花朵定时浇水、施肥、晒太阳一样，我们的身体也需要我们用心去呵护。

四、高血压患者如何改善睡眠

高血压与睡眠之间并非孤立存在。长期睡眠不足或睡眠质量差，会导致体内应激激素（如肾上腺素、去甲肾上腺素）水平升高，促使血管收缩，从而升高血压。反之，高血压也可能影响睡眠质量，形成恶性循环。因此，改善睡眠对于高血压患者来说，是控制病情、提升生活质量的重要一步。

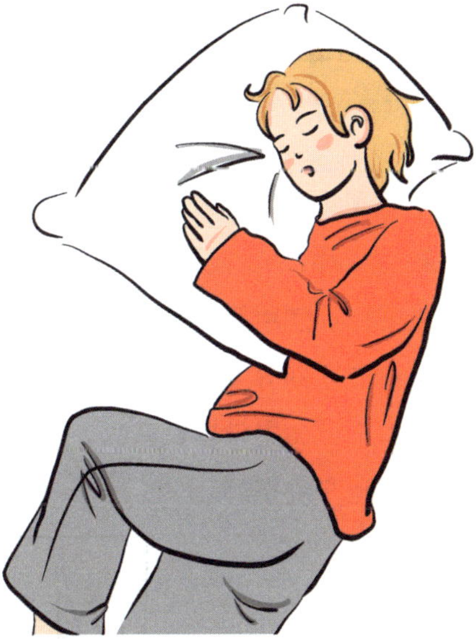

在着手改善之前，先对自己的睡眠质量有个大致的了解。你可以通过以下几个简单问题来自我评估：

入睡时间：你是否能在躺下后 30 分钟内入睡？

夜间醒来次数：你每晚醒来几次？醒来后是否容易再次入睡？

总睡眠时间：你每晚大约睡几个小时？

睡眠深度：你是否感觉睡得很沉，醒来后精力充沛？

日间功能：你是否在白天感到疲倦、注意力不集中或情绪不稳定？

如果你的答案多数偏向负面，那么改善睡眠就显得尤为迫切了。

接下来给大家带来改善睡眠的温馨指南：

（一）打造舒适的睡眠环境

温度适宜：睡前调节好室温，不冷不热最舒服。一般来说，20 ~ 22℃是比较理想的睡眠温度。

光线柔和：使用遮光窗帘或眼罩，确保房间黑暗无干扰，让身体更容易分泌褪黑素，帮助你更快入睡。

安静为王：如果外界噪音大，不妨试试白噪音机或耳塞，让耳朵也享受宁静。

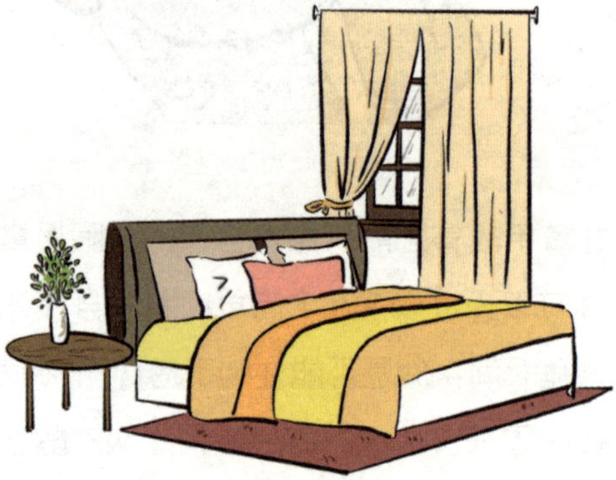

（二）调整生活习惯，助力好眠

规律作息：像设置闹钟一样设定你的睡眠时间，每天尽量在同一时间上床和起床，即使是周末也不例外。

晚餐有讲究：晚餐不宜过饱，避免辛辣、油腻的食物，它们可能会让你的胃不舒服，影响睡眠。可以选择一些清淡、易消化的食物，比如小米粥、绿叶蔬菜。

适量运动：白天进行适量的体育活动，如散步、瑜伽或慢跑，有助于消耗能量，晚上更容易入睡。但切记，睡前两小时内不要剧烈运动，以免兴奋过度。

（三）放松心情，远离压力

深呼吸：睡前试试深呼吸练习，每次吸气数到四，憋气数到四，再呼气数到四，重复几次，有助于放松身心。

冥想或阅读：找一本喜欢的书，或者听听冥想音乐，让思绪远离白天的烦恼，慢慢进入平静状态。

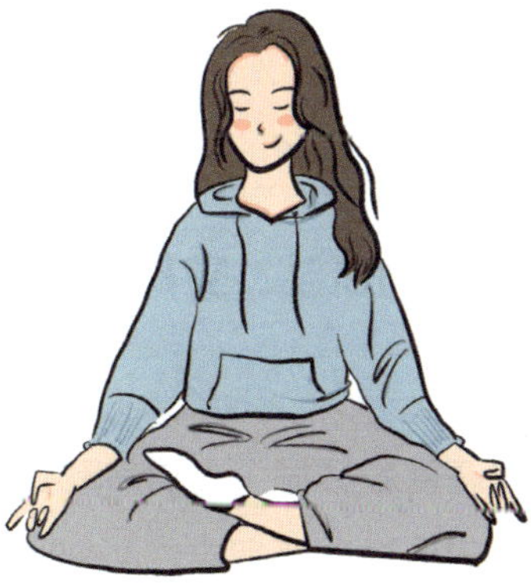

避免屏幕时间：睡前至少一小时停止使用电子设备，蓝光会抑制褪黑素的产生，影响睡眠质量。

（四）选好被子，温暖不压身

天然纤维制品如纯棉和蚕丝被，以其卓越的透气性和强大的吸湿性著称，能有效维持被窝环境的干爽与舒适，确保夜间睡眠不被过多出汗所打扰。而羽绒被则以其无与伦比的保暖性能和轻盈不压身的特性，成为冬季保暖的理想选择。然而，值得注意的是，对于羽绒过敏的人群而言，应避免使用羽绒被，以免引发不适。

并且，高血压患者应避免使用过厚过重的被子，以免增加身体负担，影响血液循环，导致夜间血压升高。一般来说，春秋季节选择中等厚度的被子，冬季则可选择保暖性能好的轻薄羽绒被或蚕丝被。同时要注意定期清洗被子，保持其卫生，减少尘螨等过敏源的滋生，对改善睡眠环境大有裨益。

（五）挑对枕头，支撑颈椎护健康

枕头的高度应根据个人肩宽和颈部曲线来调整。一般来说，仰卧时，枕头高度应使头部和颈部得到适当支撑，避免颈部悬空；侧卧时，枕头高度应使头部与肩部保持水平，减少颈椎压力。对于高血压患者，稍低的枕头高度可能更为适宜。

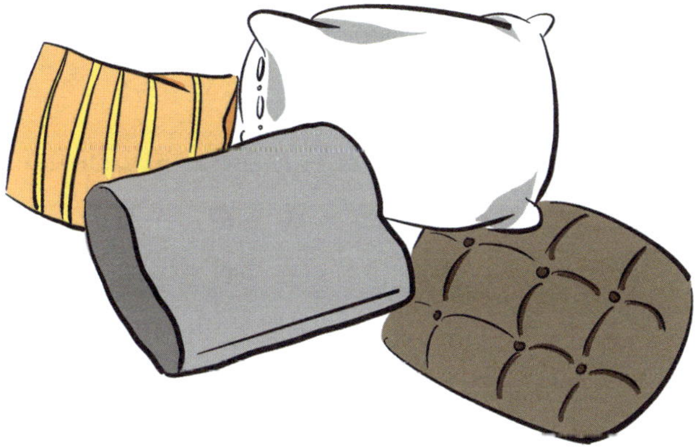

在材质方面，选择记忆棉、乳胶等材质的枕头，它们能较好地贴合头部和颈部的轮廓，提供均匀的支撑力，减少落枕和颈椎不适的风险。同时，这些材质还具有良好的透气性和吸湿性，有助于保持干爽舒适的睡眠环境。

在形状方面，市面上有许多专为颈椎健康设计的枕头，如波浪形、S形等，它们能更好地支撑颈椎的自然曲度，减少颈椎负担。高血压患者可根据自身需求选择合适的枕头形状。

（六）睡前用温水泡脚，放松身心促睡眠

温水泡脚能够促进血液循环，加速新陈代谢，缓解一天的疲劳。对于高血压患者而言，这有助于放松紧张的血

管，降低血压，还能刺激足底穴位，通过经络传导，达到调节脏腑功能、安神助眠的效果。

泡脚方法与注意事项：

水温控制在40℃左右为宜，避免过热烫伤皮肤。泡脚时间一般控制在15～20分钟，不宜过长，以免导致身体水分流失过多，也可以在泡脚水中加入适量的中草药，如艾叶、红花等，以增强泡脚效果。但需注意，过敏体质者应谨慎使用。泡完脚后，要及时擦干脚部，穿上保暖的袜子，避免受凉。

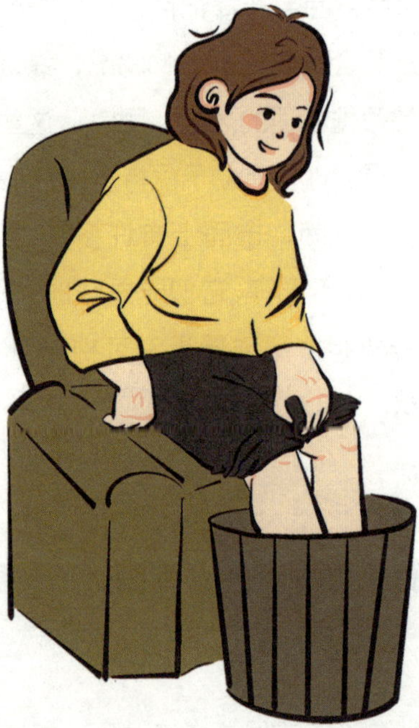

（七）午间小憩的“魔力时刻”

如果说夜晚的睡眠是身体的深度修复，那么午间的小憩就像是给身体加了个短暂的“能量补给站”。对于高血压患者来说，适当的午间休息不仅能缓解上午的疲劳，还能帮助稳定下午的血压，提升工作效率。

在安排午间小憩时，关键在于平衡与效率。午睡时间应精心控制，一般建议在 20 分钟到半小时之间，以免过长导致深度睡眠后的疲惫感。同时，选择正确的姿势至关重要，平躺或侧卧能减轻颈椎和心脏的负担，让身体得到全面放松。此外，若能保持定时定点的午睡习惯，即在每天相同的时间、相同的地点小憩，不仅能帮助身体建立稳定的生物钟，还能让入睡变得更加轻松自然。

（八）必要时寻求专业帮助

如果尝试了上述方法，睡眠问题仍未得到明显改善，不妨寻求医生的帮助。医生可能会根据你的具体情况，推荐一些适合的药物或疗法，比如放松训练、认知行为疗法等，帮助你重拾好眠。

五、睡多睡少、睡早睡晚都不健康

我们常常听到这样的说法："我昨晚只睡了几个小时，但精神依然抖擞！"或是"周末我要好好补觉，一口气睡上十几个小时！"然而，从大众老百姓对疾病与健康的理解角度出发，我们不得不重新审视这些观念——睡多睡少、睡早睡晚，其实都不利于我们的身心健康。

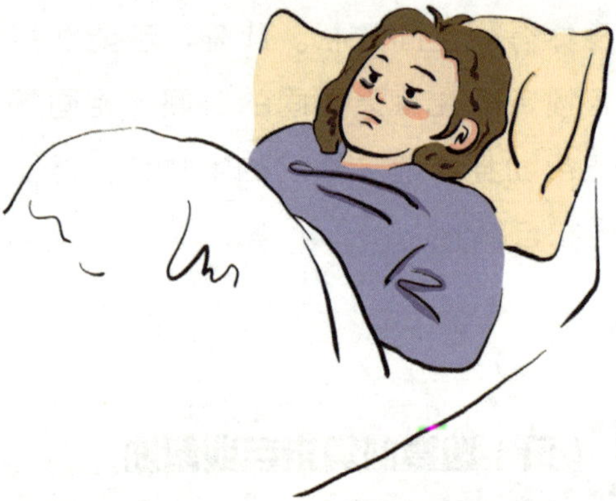

睡太少是透支健康的沉重代价。短期内，它直接导致次日精神状态萎靡，表现为疲劳不堪、注意力涣散、反应能力下降，进而拖累工作与学习的效率。长此以往，不仅记忆力逐渐衰退，情绪稳定性也遭受挑战，焦虑和抑郁的风险悄然上升。更为严重的是，长期睡眠不足深刻危害着身体健康，成为心血管疾病、糖尿病及肥胖症等慢性疾病的温床。此外，它还削弱免疫系统，让身体防线对病毒与细菌的抵御能力大打折扣。

尽管普遍观念中睡眠不足被视为健康大敌，但过度睡眠（即成年人每日睡眠时长超过 10 小时）亦非益事，实则同样对健康构成威胁。这种误解源于对睡眠需求的片面理解，误以为多睡能弥补不足。然而，长时间睡眠可能削弱身体机能，如减弱肌肉张力、减缓血液循环，反而加剧疲劳感。更甚者，过度睡眠还与心理健康问题如抑郁症存在关联，且可能隐匿更为严重的睡眠障碍，如睡眠呼吸暂停综合征，该病在深度睡眠阶段尤为凶险，若长期未察，或将危及生命安全。因此，适量睡眠才是维护健康的明智之选。

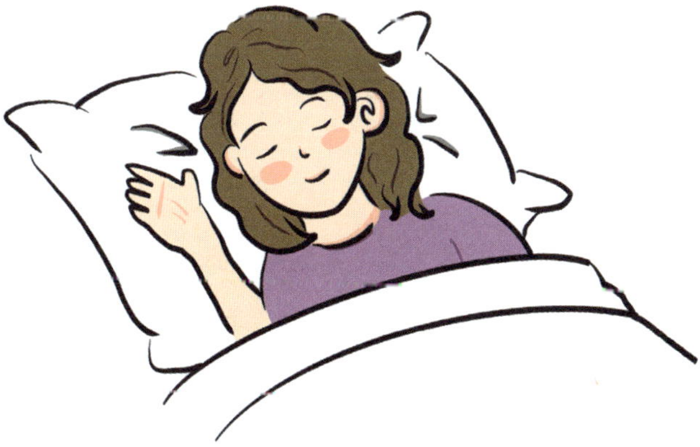

早睡早起与晚睡晚起，作为不同的生活作息习惯，各自承载着其独特的利弊。早睡早起，作为传统智慧的体现，遵循了"日出而作，日落而息"的自然之道，有助于调节人体生物钟与自然界昼夜节律的和谐共生，从而带来更高质量的睡眠和清晨的清新活力，以及充裕的时间享受早晨的宁静与自我提升。相反，晚睡晚起虽是现代生活节奏加快下的产物，满足了部分人群适应快节奏社会的需求，但长期而言，它可能扰乱正常的睡眠周期，降低睡眠质量，影响营养吸收和肠胃健康，甚至潜在地增加慢性疾病的风险，如心血管疾病和糖尿病，从而对身体健康构成挑战。

无论是睡多睡少，还是睡早睡晚，都可能对我们的身心健康造成不良影响。因此，我们应该树立正确的睡眠观念，关注自己的睡眠质量，努力营造一个良好的睡眠环境，培养健康的睡眠习惯。

六、不同降压药对睡眠的影响

睡眠质量不高，是高血压的原因，也是高血压的结果。与血压正常的人相比，高血压患者的失眠率更高。睡不好觉，不但精神状态差，还会使交感神经兴奋、心率加快，导致血压升高。导致失眠的原因有很多种，如压力过大、失眠症。对高血压患者来说，服用有些降压药也会引起睡眠质量下降。

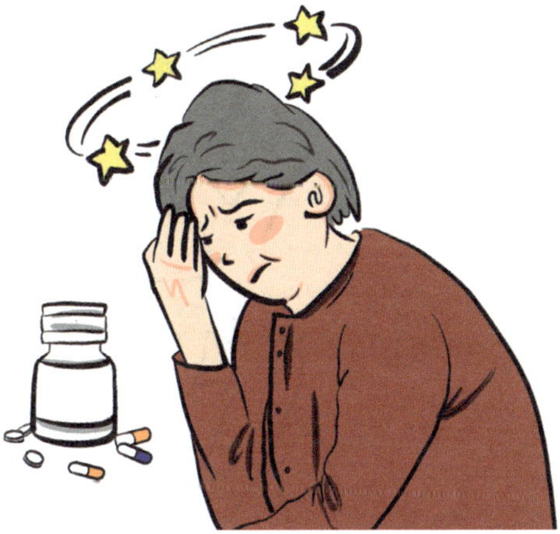

（一）洛尔类降压药

洛尔类降压药，如酒石酸美托洛尔片、琥珀酸美托洛尔缓释片等，主要通过抑制交感神经系统活性，降低心率和心肌收缩力，从而发挥降压作用。这类药物在治疗高血压、心衰、心肌梗死等方面有显著疗效。

然而，洛尔类药物可能对中枢神经系统产生副作用，导致患者出现噩梦、幻觉、睡眠片段化及白天过度嗜睡等症状。这些症状会严重影响患者的睡眠质量，甚至导致失眠。

如果患者在服用洛尔类药物后出现睡眠问题，应及时与医生沟通，评估是否需要调整药物剂量或更换药物。同时，保持良好的作息习惯，避免过度劳累和精神紧张，也有助于改善睡眠质量。

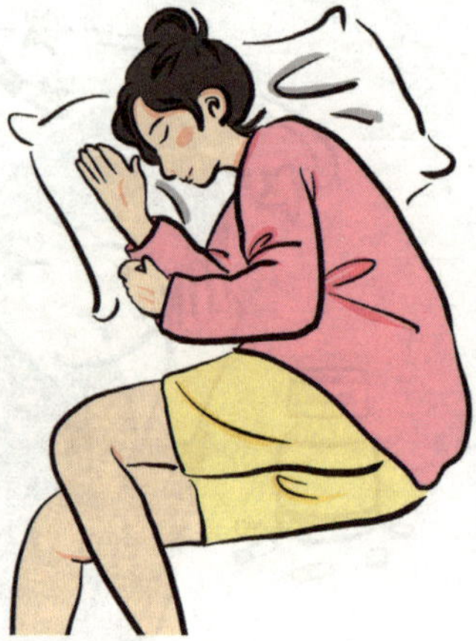

（二）利尿类降压药

利尿类降压药通过增加尿液排出量，减少体内水分和钠离子的潴留，从而降低血压。这类药物在高血压治疗中占有重要地位，尤其适用于伴有水肿的患者。

虽然利尿药物不会直接影响神经系统，但如果在晚上服用，可能会导致夜尿增多，频繁起夜，从而影响睡眠质量。此外，长期利尿还可能引起电解质紊乱，进一步影响睡眠。

为了减少利尿药物对睡眠的影响，建议患者尽量在白天服用此类药物，并避免在睡前大量饮水。同时，定期监测电解质水平，及时调整药物剂量，以避免电解质紊乱的发生。

（三）普利类降压药

普利类降压药，如贝那普利、依那普利等，主要通过抑制血管紧张素转换酶的活性，减少血管紧张素Ⅱ的生成，从而扩张血管，降低血压。这类药物在高血压治疗中应用广泛，且对心脏具有保护作用。

普利类降压药对睡眠的影响较小，甚至可能有助于改善睡眠质量。这可能与它们能够降低交感神经兴奋性，减少心脏负担，促进身心放松有关。

对于需要长期服用降压药物的患者来说，普利类降压药是一个相对安全的选择。但即便如此，患者也应定期监测血压和身体状况，确保药物疗效和安全性。

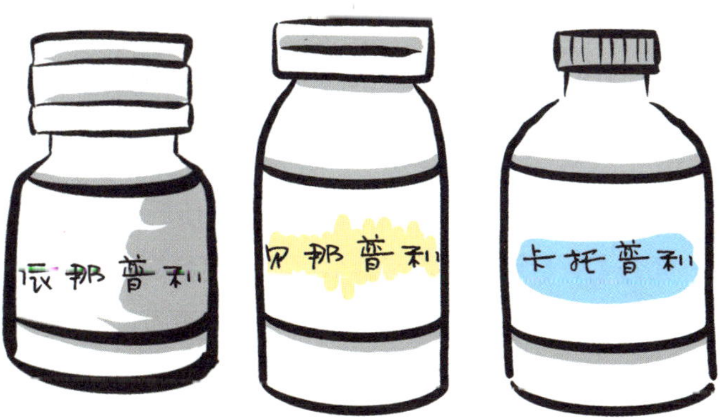

（四）地平类降压药

地平类降压药，如硝苯地平、氨氯地平等，主要通过阻断钙离子进入血管平滑肌细胞内，降低血管阻力，从而发挥降压作用。这类药物具有起效快、降压平稳等优点。

地平类降压药对睡眠呼吸的影响较小，且对失眠性高血压的晨峰现象有良好的控制作用。这意味着患者在服用此类药物后，不太可能因药物本身而导致失眠或睡眠质量下降。

对于伴有失眠症状的高血压患者来说，地平类降压药可能是一个较好的选择。但患者仍需注意保持良好的作息习惯和心态调整，以进一步提高睡眠质量。

（五）如何选择合适的降压药物？

（1）了解自身病情：在选择降压药物之前，患者应充分了解自己的病情和身体状况。包括血压水平、心脏功能、肝肾功能等方面的情况。这些信息有助于医生为患者制定个性化的治疗方案。

（2）咨询专业医生：在选择降压药物时，最关键的步骤是咨询专业医生。医生会根据患者的具体情况，如年龄、性别、病情严重程度、合并症等，综合考虑各种因素，为患者推荐最适合的降压药物。

（3）权衡药物利弊：每种降压药物都有其独特的疗效和潜在的副作用。患者应与医生充分沟通，了解所选药物的优缺点，权衡利弊后作出决定。例如，对于需要保持良好睡眠质量的患者，可以选择对睡眠影响较小的药物，如地平类或普利类降压药。

（4）定期监测与调整：开始服用降压药物后，患者应定期监测血压变化，并向医生反馈药物疗效和副作用情况。医生会根据患者的反馈和监测结果，适时调整药物剂量或更换药物种类，以确保降压效果的同时，最大限度地减少副作用。

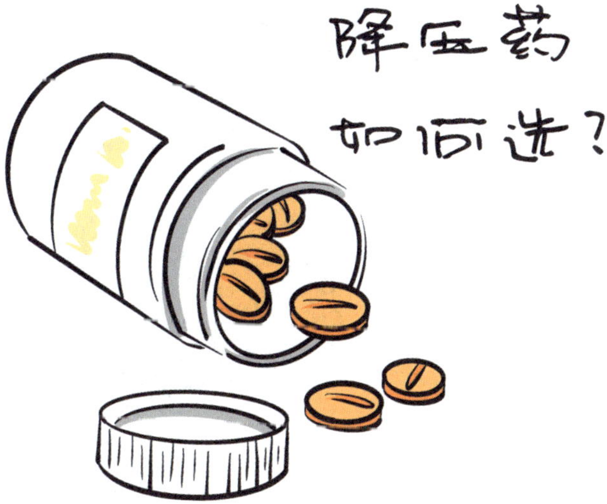

七、打呼噜并不是睡得香

在宁静的夜晚，当大多数人沉浸在梦乡之时，有些人却以一种独特的方式“奏响”了夜的乐章——打呼噜。在许多人眼中，打呼噜似乎是深度睡眠的标志，是睡得香甜、无忧无虑的象征。然而，科学告诉我们，打呼噜远非那么简单，它背后可能隐藏着不容忽视的健康问题。

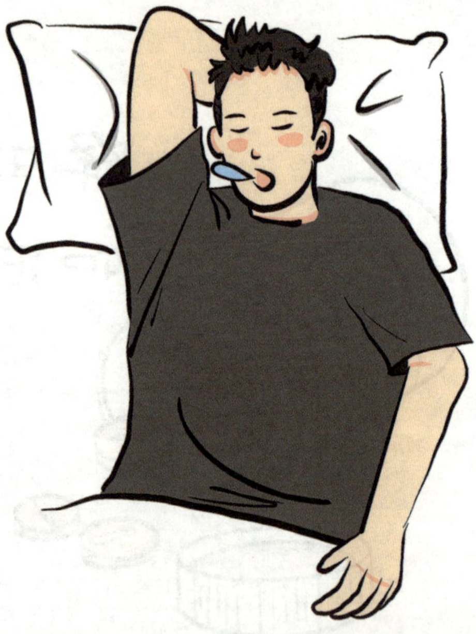

（一）打呼噜：误解与真相

误解一：打呼噜 = 睡得香

在大多数家庭里，打呼噜往往被当作是睡得深沉、无忧无虑的表现。特别是对于那些劳累一天后酣然入睡的人来说，呼噜声似乎成了他们辛勤付出的“奖章”。但实际上，打呼噜与睡眠质量的高低并无直接关联。相反，它可能是身体在睡眠中遇到障碍的信号。

真相揭示：打呼噜，医学上称为鼾症，是由于睡眠时上呼吸道狭窄或阻塞，导致呼吸时气流通过受阻，引起软组织振动而发出的声音。这种声音不仅影响了他人的休息，更重要的是，它可能预示着呼吸暂停、低氧血症等严重健康问题。

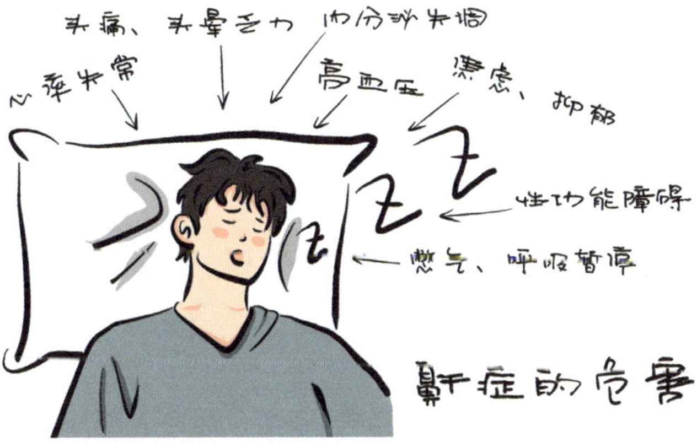
头痛、头晕乏力
内分泌失调
心律失常
高血压
焦虑、抑郁
性功能障碍
憋气、呼吸暂停
鼾症的危害

（二）打呼噜的危害：不容忽视的睡眠杀手

（1）睡眠呼吸暂停综合征（OSA）：打呼噜最常见的并发症之一是睡眠呼吸暂停综合征。患有 OSA 的人在睡眠中会反复出现呼吸暂停，每次持续数秒至数十秒不等，导致体内氧气供应不足，长此以往可能引发高血压、心脏病、糖尿病等多种慢性疾病。此外，OSA 还会严重影响睡眠质量，导致白天嗜睡、注意力不集中、记忆力减退等问题。

（2）心血管风险增加：长期打呼噜，尤其是伴有 OSA 的人群，其心血管疾病的发病率显著升高。这是因为睡眠中反复的低氧血症和高碳酸血症会刺激交感神经，导致心率加快、血压升高，进而损伤血管内皮细胞，促进动脉粥样硬化的形成。

（3）日常生活受影响：打呼噜不仅影响自己，也严重影响伴侣和家人的睡眠质量。长此以往，可能导致家庭关系紧张，甚至引发心理问题如焦虑、抑郁等。同时，由于白天嗜睡、精力不足，工作和学习的效率也会大打折扣。

（三）打呼噜的原因：多因素共同作用

（1）解剖结构异常：鼻腔、咽腔等上呼吸道部位的解剖结构异常是打呼噜的主要原因之一。咽扁桃体肥大、鼻

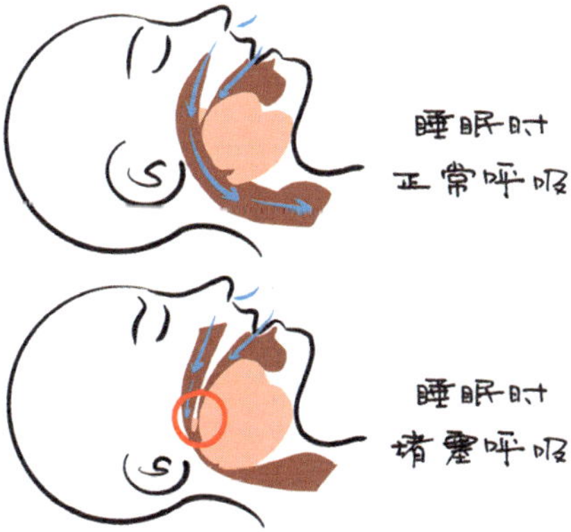

中隔偏曲、舌根后坠等，都会使呼吸道变窄，增加打呼噜的风险。

（2）生活习惯因素：不良的生活习惯也是打呼噜的诱因之一。如长期饮酒、吸烟、服用镇静类药物、肥胖、睡姿不当（如仰卧）等，都可能加重打呼噜的症状。

（3）年龄与性别：随着年龄的增长，肌肉松弛，上呼吸道狭窄的风险增加，因此老年人更容易打呼噜。此外，男性由于喉部结构相对较大，打呼噜的比例也高于女性。

（四）如何应对打呼噜：守护睡眠健康的策略

（1）改变生活习惯：减重：肥胖是打呼噜的重要风险因素之一，通过健康饮食和适量运动减轻体重，可以有效改善打呼噜症状。

戒烟限酒：避免烟酒刺激，减少呼吸道黏膜充血水肿，有助于保持呼吸道通畅。

调整睡姿：建议采用侧卧睡姿，避免仰卧时舌根后坠阻塞呼吸道。可以使用一些辅助工具如睡眠枕来保持侧卧。

（2）寻求专业帮助：就医检查：如果打呼噜严重影响睡眠质量或伴有其他症状（如白天嗜睡、记忆力减退等），应及时就医，进行专业的睡眠监测和评估。

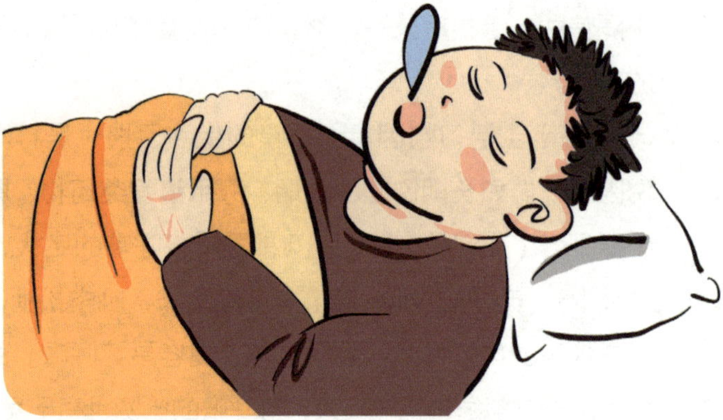

个性化治疗：根据打呼噜的原因和严重程度，医生可能会推荐不同的治疗方法，包括药物治疗、口腔矫治器、持续气道正压通气（CPAP）治疗等。对于解剖结构异常严重的患者，手术治疗也是一种选择。

（3）提高睡眠环境质量：保持卧室安静、凉爽：避免噪音和过热的环境干扰睡眠。

使用舒适的床上用品：选择适合自己身体曲线的枕头和床垫，减少颈部和背部的压力。

建立良好的睡眠习惯：保持规律的作息时间，避免熬夜和过度劳累。睡前避免剧烈运动和过度兴奋的活动，有助于快速进入深度睡眠状态。

打呼噜并非睡得香的标志，而是可能潜藏着健康隐患的“红灯”。通过了解打呼噜的真相、认识其危害、掌握应对策略，我们可以更好地保护自己和家人的睡眠健康。记住，优质的睡眠是健康生活的基石，让我们从改变生活习惯做起，共同守护这份宝贵的宁静与安宁。

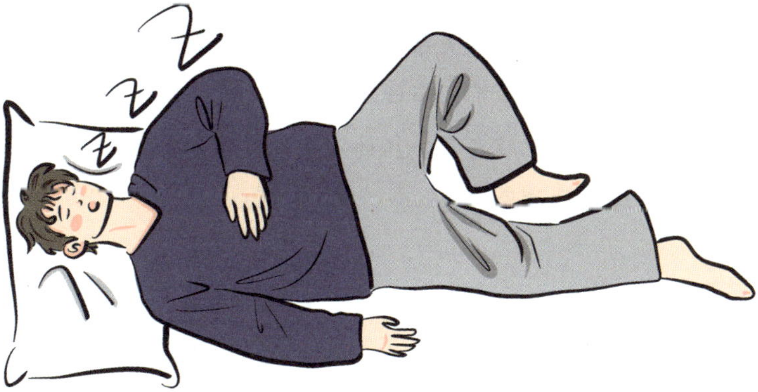

第五章 体重管理：降压的有效途径

一、肥胖与高血压的关系

随着生活水平的提高，肥胖和高血压已经成为现代社会中越来越普遍的健康问题。很多人可能知道肥胖和高血压之间存在一定的关系，但具体这种关系是怎样的，以及如何通过控制体重来降低高血压的风险，可能还不太清楚。本文将介绍肥胖与高血压的关系，帮助大家更好地了解并预防这两种健康问题。

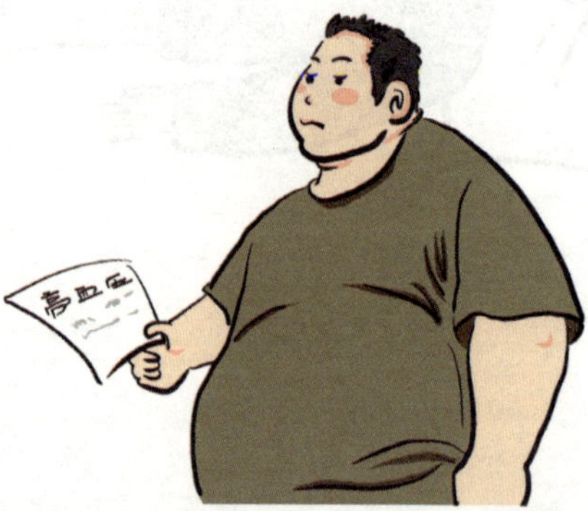

肥胖与高血压之间到底有什么关系呢？事实上，大量研究表明，肥胖是高血压的一个重要危险因素。以下是肥胖与高血压关系的几个主要方面：

（一）脂肪堆积与血压升高

肥胖者体内脂肪堆积过多，会导致心脏负担加重，使心脏需要更多的力量来泵血。同时，脂肪组织还会分泌一些激素和物质，如血管紧张素原、瘦素等，这些物质会影响血管的正常功能，导致血管收缩、血压升高。

（二）胰岛素抵抗与高血压

肥胖者常常伴有胰岛素抵抗现象，即身体对胰岛素的敏感性降低。胰岛素抵抗会导致血糖升高、血脂异常等问题，进而增加心血管疾病的风险。同时，胰岛素抵抗还会影响血管内皮细胞的功能，促进动脉粥样硬化的发展，从而加重高血压的病情。

（三）炎症反应与高血压

肥胖者体内存在慢性炎症反应，这种炎症反应会导致血管内皮细胞受损、血管平滑肌细胞增生等问题，进而引发高血压。此外，慢性炎症反应还会影响肾脏的正常功能，导致水钠潴留、血容量增加等问题，从而加重高血压的病情。

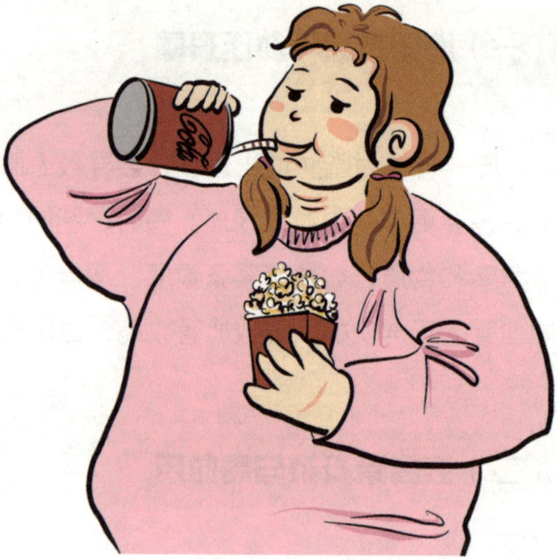

二、高血压患者的健康减重计划

减重对高血压患者来说至关重要。多余的体重，特别是腹部脂肪，会增加心脏的负担，使血压升高。通过减重，不仅可以降低血压，还能改善整体健康状况，减少并发症的风险。

在开始减重计划之前，我们需要明确几个核心原则：

均衡饮食：饮食是减重的基础，均衡的饮食不仅能提供足够的营养，还能帮助你更好地控制体重。

规律运动：运动是减重的加速器，也是保持健康的重要手段。

良好的生活习惯：充足的睡眠、戒烟限酒、减少压力等，都对减重和健康非常重要。

接下来，我们就围绕这三个核心原则，详细探讨一下高血压患者的健康减重计划。

首先，让我们从饮食开始。你知道吗？合理的饮食习惯对于高血压患者来说至关重要。通过调整饮食结构，我们可以有效地控制血压，减轻体重，让生活更加美好。

（一）饮食篇：吃出健康，吃掉高血压

（1）低盐饮食：告别盐罐子：高血压患者的饮食首先要做到低盐。盐是导致血压升高的罪魁祸首之一。因此，我们要尽量减少食盐的摄入量。每天不超过 5 克的盐摄入量是一个合理的目标。你可以尝试使用香草、柠檬汁等调味品来替代盐，让食物依然美味可口。

王大爷是一位高血压患者，他以前特别喜欢吃咸菜和腌制食品。但是，自从医生告诉他要减少盐的摄入后，他开始逐渐改变饮食习惯。他学会了用新鲜的香草和柠檬汁来调味，发现食物依然美味。几个月后，他的体重减轻了，

血压也得到了很好地控制。现在，王大爷成了低盐饮食的忠实倡导者！

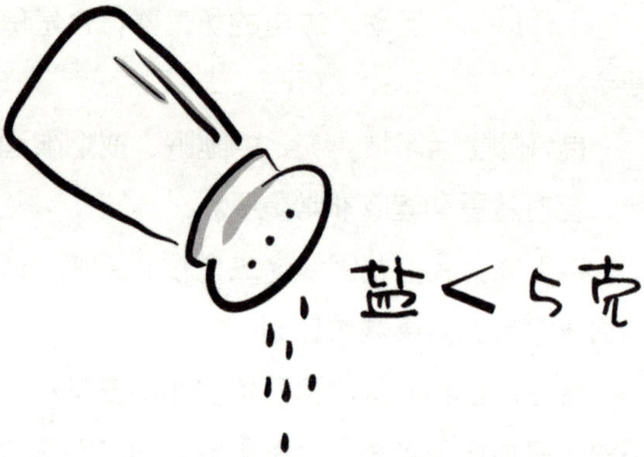

（2）多吃蔬菜水果：自然的馈赠：蔬菜和水果是高血压患者的好朋友。它们富含维生素、矿物质和膳食纤维，有助于控制体重，降低血压。每天至少吃五份（约 400 克）蔬菜和水果是一个很好的目标。你可以选择各种颜色的蔬菜和水果，这样既能保证营养均衡，又能让餐桌变得五彩缤纷。

小李是一位年轻的高血压患者，由于工作忙碌，他经常吃外卖和快餐。后来，他意识到这样的饮食习惯对身体不好，于是开始尝试多吃蔬菜水果。他每天都会在包里放一些水果，午餐时选择蔬菜沙拉或者清炒蔬菜。几个月后，小李的体重减轻了，血压也稳定了下来。他说："现在我感觉更有活力了，工作也更有效率了！"

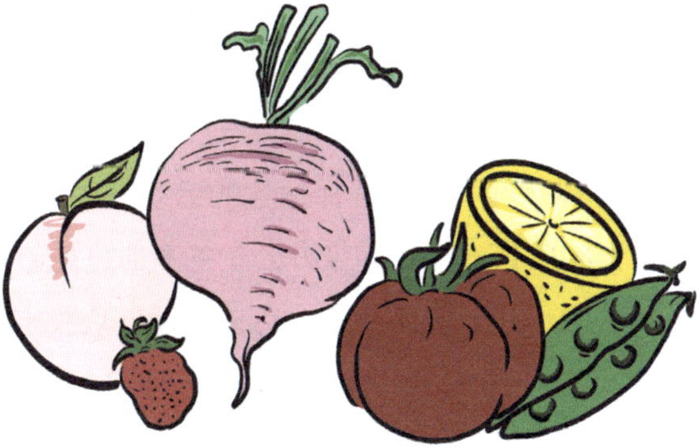

（3）适量蛋白质：优质选择：高血压患者也需要适量的蛋白质来维持身体健康。但是，我们要选择优质的蛋白质来源，如鱼、禽、豆制品等，同时减少红肉和加工肉类的摄入。这样可以有效地控制脂肪和胆固醇的摄入量，对血压和体重都有好处。

（这里对高血压饮食相关食谱不进行详细介绍，具体食谱详见系列丛书之食谱篇）

（二）运动篇：动起来，血压稳下来

除了饮食调整外，适当的运动也是高血压患者健康减重的重要一环。运动可以帮助我们消耗多余的热量，增强心肺功能，降低血压。

1. 有氧运动

让心跳起来：有氧运动是高血压患者的好选择。快走、慢跑、游泳、骑自行车等有氧运动可以有效地提高心率和呼吸频率，帮助燃烧脂肪，降低血压。每周至少进行150 分钟的有氧运动是一个合理的目标。你可以根据自己的身体状况和兴趣选择适合的运动方式。

张阿姨是一位长期坐办公室的高血压患者。她的体重超标，血压也一直不稳定。后来，她听从医生的建议，开始每天进行 30 分钟的慢跑。刚开始时，她觉得有些吃力，但坚持几天后，她逐渐适应了这种运动方式。几个月后，张阿姨的体重减轻了，血压也稳定在了正常范围内。她说："慢跑让我感觉更加年轻和有活力了！"

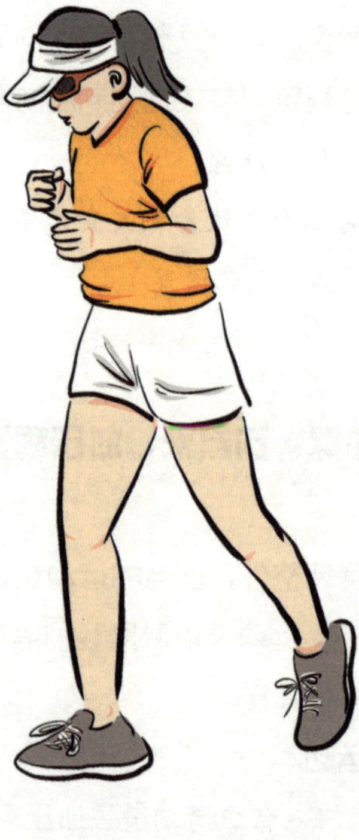

2. 力量训练：塑造健康体魄

除了有氧运动外，力量训练也是高血压患者不可忽视的运动方式。每周进行 2 ~ 3 次的力量训练可以帮助我们提高基础代谢率，增强肌肉力量，进一步控制体重和血压。你可以选择简单的力量训练动作，如深蹲、俯卧撑、哑铃卷举等。

老赵是一位退休的高血压患者。他以前很少运动，体重也逐渐增加。后来，他听从医生的建议，开始尝试力量训练。刚开始时，他只能做一些简单的动作，但坚持几个月后，他的肌肉力量明显增强了。现在，老赵每周都会进行三次力量训练，他的体重减轻了，血压也稳定了下来。他说："力量训练让我感觉更加自信和有力了！"

（这里对高血压运动相关内容不进行详细介绍，具体详见本书第三章：规律运动，动起来）

（三）行为调整篇：小改变，大不同

除了饮食和运动外，一些行为习惯的调整也能帮助我们更好地控制血压和体重。

1. 规律作息：让身体有节奏

保持规律的作息时间对于高血压患者来说非常重要。我们要保证充足的睡眠时间，每天定时作息，尽量避免熬夜和不足的睡眠。这样可以有效地调节身体的生物钟，有助于降低血压和减轻体重。

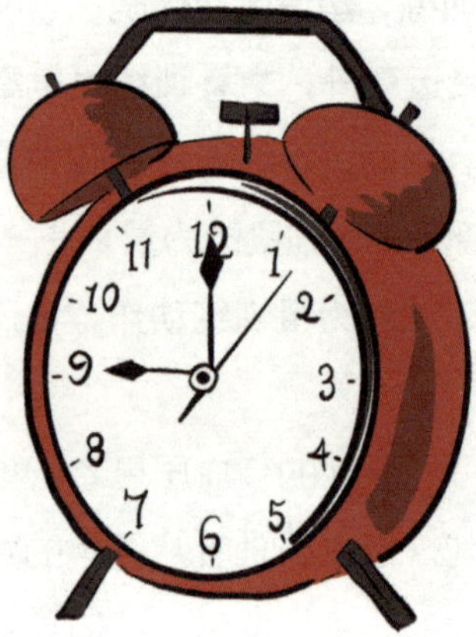

2. 学会放松：减压降压

高血压患者要学会放松自己，减轻压力和焦虑。你可以尝试一些放松技巧，如冥想、深呼吸、瑜伽等。这些技巧可以帮助你缓解紧张情绪，降低血压。

3. 戒烟限酒：远离不良习惯

烟酒是高血压患者的禁忌。吸烟和过量饮酒都会导致血压升高和体重增加。因此，我们要尽量戒烟限酒，远离这些不良习惯。

（四）减重小贴士

1. 记录饮食和运动

用日记或手机应用记录每天的饮食 和运动情况，可以帮助你更好地了解自己的生活习惯，及时做出调整。

2. 设定小目标

减重是一个长期的过程，不要盲目追求快速减肥或采用极端的减肥方式。设定一些小目标，比如每周减重 0.5 公斤，每月减重 2 公斤，这样更容易坚持下去。

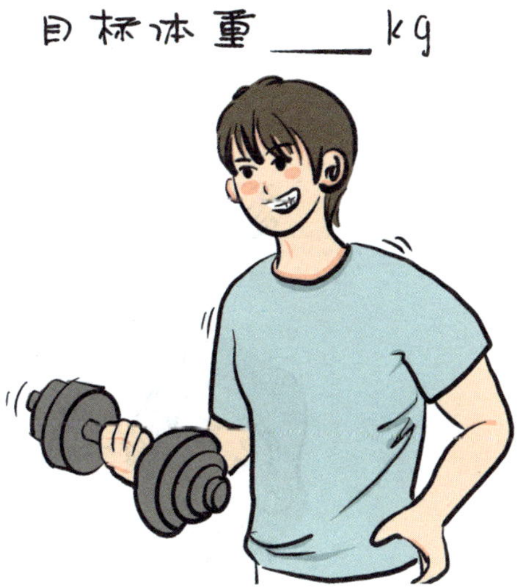

3. 找到支持系统

告诉家人和朋友你的减重计划，他们的支持和鼓励会让你更有动力。也可以加入一些减重小组或社区，和大家分享经验，互相激励。

4. 适时调整计划

减重过程中可能会遇到一些挫折，比如体重反弹、平台期等。这时不要灰心，适时调整你的饮食和运动计划，或者寻求专业营养师或医生的帮助。

高血压肥胖患者健康减重需要综合考虑饮食、运动和生活习惯等多个方面。通过制定合理的减重计划并坚持执行，可以有效控制血压和减轻体重，提高生活质量。同时，也要注意遵循科学的原则和方法，避免对身体造成损害。希望本篇的介绍能够帮助大家更好地了解高血压肥胖患者健康减重的具体方法，并为大家的健康管理提供一些有益的参考。

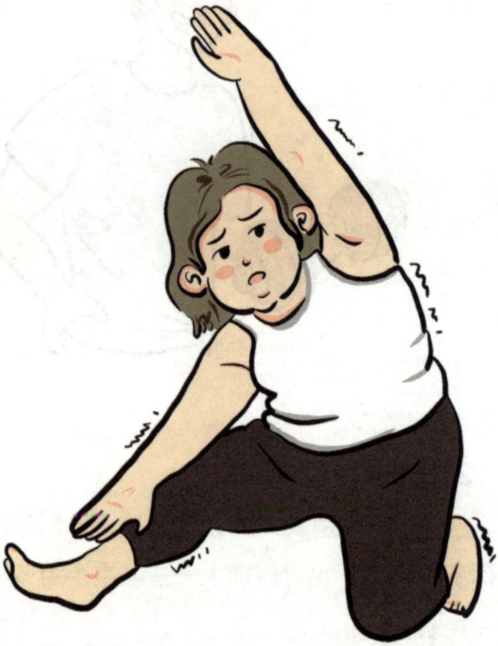

第六章 戒烟限酒：血压控制的两大助力

一、戒烟之旅：守护血压的必要革命

或许你会问，吸烟和血压之间，究竟有着怎样的“不解之缘”呢？让我们先来揭开这层神秘的面纱。

烟草中的尼古丁，这位让人上瘾的“幕后黑手”，一旦进入体内，就会迅速刺激肾上腺素的释放。肾上腺素，作为一种应激激素，会让我们的心跳加速、血管收缩，从而导致血压升高。这就像是给血管加了一把“紧箍咒”，让原本应该顺畅流动的血液变得艰难起来。

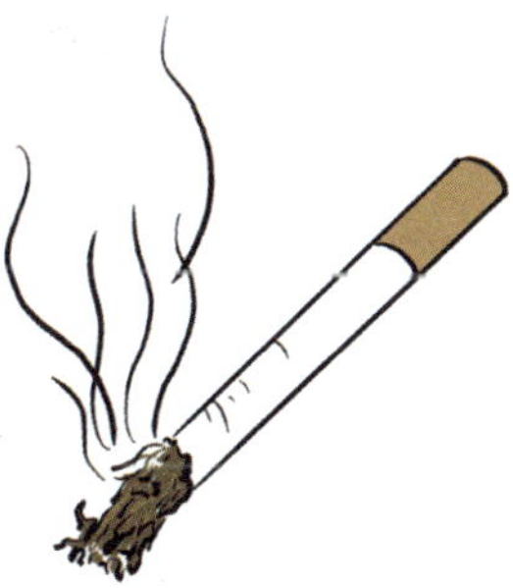

不仅如此，长期吸烟还会引起血管内皮细胞的损伤，促进动脉粥样硬化的形成。这就像是在血管内壁铺上了一层厚厚的“油脂”，使得血管弹性下降，管腔变窄，进一步加剧了血压的升高。

既然吸烟对血压有如此大的影响，那么戒烟自然就成了控制血压、保护心血管健康的重要途径。戒烟后，人体内的尼古丁含量会逐渐降低，交感神经系统的兴奋性也会减弱，心率和血压也会随之下降。同时，戒烟还能改善血管壁的结构和功能，提高血管的弹性和顺应性，有助于降低血压水平。更重要的是，戒烟不仅能降低血压，还能显著降低心血管疾病的风险，包括冠心病、脑卒中等。但戒烟之路，往往充满了挑战与诱惑。不过，请相信，每一次的坚持，都是向着更健康生活迈出的坚实步伐。

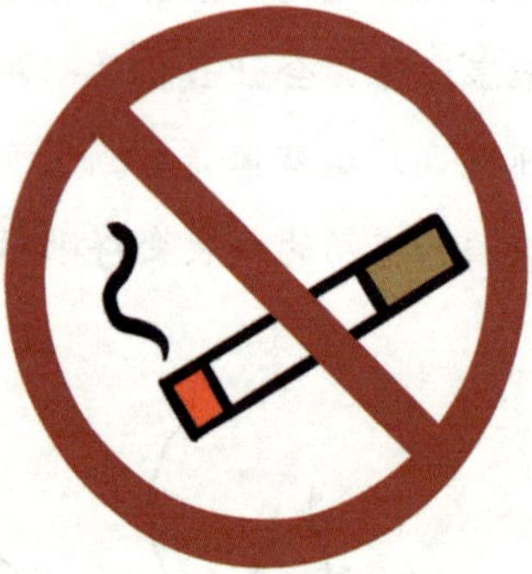

戒烟初期，你可能会遭遇尼古丁带来的“戒断反应”，如焦虑、烦躁、失眠等。这些不适感是身体在努力适应没有尼古丁的日子，虽然难熬，但却是暂时的。记住，这不是失败，而是身体正在逐渐恢复正常的信号。对于戒烟过程中出现的不适症状，如焦虑、烦躁、口渴等，可以尝试使用替代疗法来缓解。如嚼口香糖、喝水、深呼吸等。

在戒烟过程中，要逐步减少吸烟量，避免突然戒烟带来的不适，也可以适当增加运动，如散步、慢跑、瑜伽等，不仅可以缓解戒断症状，还能帮助改善心肺功能，降低血压。同时，保持良好的作息习惯，充足的睡眠也是必不可少的。

均衡的饮食在戒烟过程中同样重要，多吃蔬菜水果，减少盐分和油脂的摄入，有助于降低血压，减轻血管负担。此外，多喝水、少喝含糖饮料，也能帮助身体更好地排毒，加速恢复过程。

戒烟路上，一个坚定的支持者或一群志同道合的伙伴能给你带来莫大的力量。无论是家人、朋友还是专业的戒烟辅导，都能在你需要时给予鼓励和支持，让你不再孤单。

随着时间的推移，你会发现，戒烟带来的不仅仅是身体上的变化，更是心灵上的重生。那些曾经因吸烟而升高的血压，在戒烟后逐渐回归正常。血管变得更加柔软而有弹性，血液流通更加顺畅，心脏的负担也随之减轻。更重要的是，戒烟让你拥有了更清晰的头脑、更充沛的精力，以及更加积极向上的生活态度。你会发现，原来没有烟草的日子，生活可以如此美好。

二、限酒之旅：守护血压的坚定选择

酒，作为一种文化符号和情感交流的媒介，早已深深融入我们的生活。无论是节日庆典的举杯共庆，还是朋友相聚的浅酌低吟，酒都扮演着不可或缺的角色。然而，当享受美酒带来的愉悦时，我们往往忽略了它可能给健康带来的隐患，尤其是对血压的影响。今天，就让我们一起踏上一段限酒之旅，探索如何通过合理控制饮酒量来守护我们的血压健康。

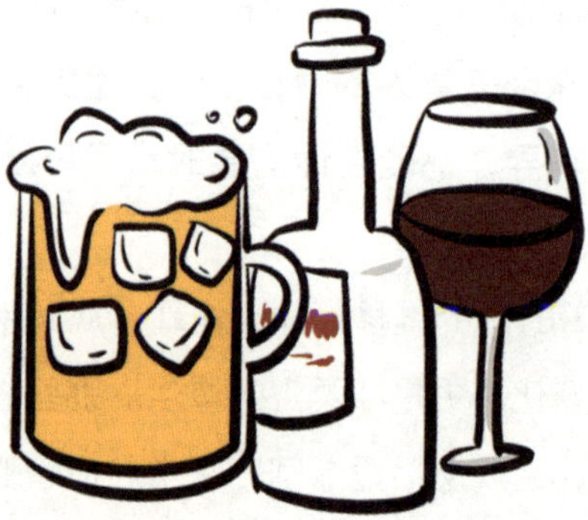

当你轻轻摇晃手中的酒杯，那晶莹剔透的液体仿佛蕴含着无限的魅力，让人不禁想要一饮而尽。然而，就

在这一瞬间，你可曾想过，这杯中的美酒正悄悄地与你的血压进行着一场无声的较量。

事实上，酒与血压之间确实存在着微妙的联系。适量的饮酒，或许能在一定程度上放松心情、促进血液循环，但无节制的饮酒却可能成为血压升高的“催化剂”。这是因为酒精进入人体后，会刺激中枢神经系统，使心跳加快、血管收缩，从而导致血压升高。长期大量饮酒，更是会显著增加高血压的患病风险。

在探讨限酒与血压的关系之前，我们先来了解一下酒精这把“双刃剑”的效应。

一方面，适量饮酒（通常指男性每日不超过两个标准饮量，女性不超过一个标准饮量，一个标准饮量约为14克纯酒精，相当于355毫升啤酒、148毫升葡萄酒或44毫升烈酒）可能对心血管健康有一定的益处，如降低

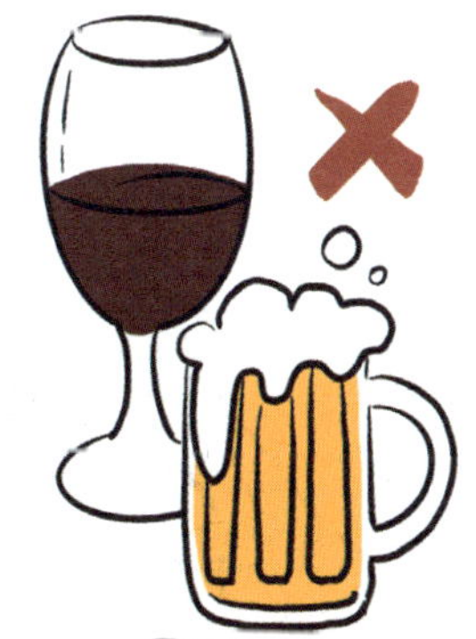

心脏病和中风的风险（但这一观点仍存在争议，且并非所有研究都支持）。然而，这种益处仅限于“适量”，且对于已经患有高血压或心血管疾病的人来说，并不适用。

另一方面，过量饮酒则会对身体造成严重的损害。它会导致血压升高、心率加快，长期下去还会引发高血压、心脏病、中风等严重疾病。此外，酒精还会干扰许多降压药物的疗效，甚至增加药物的副作用，使得血压控制变得更加困难。

既然过量饮酒对血压有如此大的影响，那么如何做到限酒就显得尤为重要了。以下是几点实用的建议，希望能帮助你更好地控制饮酒量。

（一）设定明确的界限

首先，你需要为自己设定一个明确的饮酒界限。无论是每日、每周还是每月的饮酒量，都要有一个清晰的认识和规划。这样可以帮助你更好地控制自己的饮酒行为，避免过量饮酒。

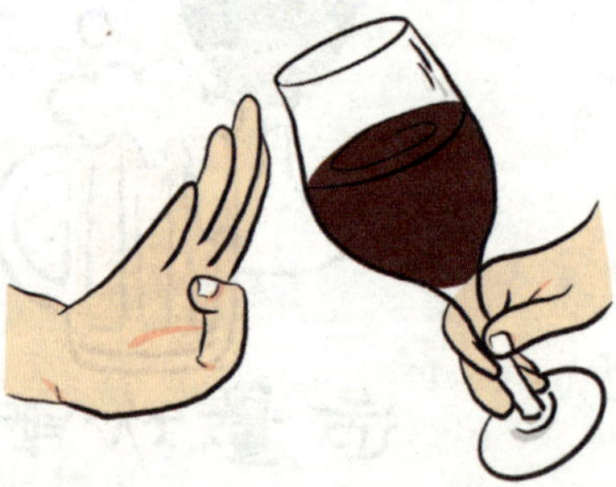

（二）选择低度酒品

在饮酒时，尽量选择低度数的酒品。比如，可以选择啤酒或葡萄酒代替烈酒，这样可以在享受美酒的同时减少酒精的摄入量。

（三）慢慢品尝

不要急于一饮而尽，而是应该慢慢品尝酒的味道和香气。这样不仅可以让你更好地享受饮酒的乐趣，还能有效控制饮酒速度，避免过量饮酒。

（四）寻找替代活动

当你感到想要喝酒时，不妨寻找一些替代活动来转移注意力。比如，可以和朋友一起散步、看电影或者参加体育运动等。这些活动同样可以带来愉悦和放松的感觉，而且不会对血压造成负面影响。

（五）寻求支持

如果你发现自己难以控制饮酒量，不妨寻求家人、朋友或专业人士的帮助和支持。他们可以给你提供建议和鼓励，帮助你克服饮酒带来的困扰。

经过一段时间的限酒努力后，你会发现自己的血压开始逐渐回归正常。这是因为限酒减少了酒精对身体的刺激和损害，使得血管得以放松、血液流通更加顺畅。同时，限酒还有助于控制体重、降低血脂和血糖水平等，进一步改善了心血管健康。更令人欣喜的是，限酒带来的好处远不止于此。它还能提升你的生活质量、增强自信心和自控力等。当你看到自己在限酒之路上取得的成就时，你会更加珍惜这份来之不易的健康和幸福。

所以，无论你现在正处于怎样的饮酒状态中，都请记得：限酒是对自己最好的呵护。

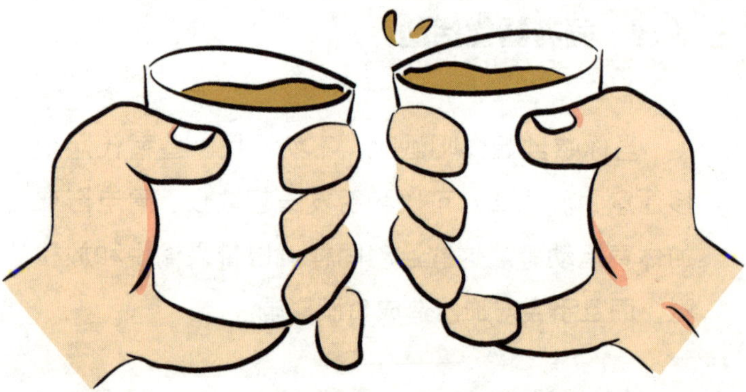

第七章 心理健康管理

一、压力管理

“压力”这个词似乎成了我们日常对话中的高频词汇。无论是职场上的竞争、家庭的责任，还是个人成长的期许，压力如影随形，影响着每一个人的身心健康。而当我们谈论起健康问题，尤其是高血压这一“沉默的杀手”时，不得不提及压力与其之间那剪不断理还乱的关系。

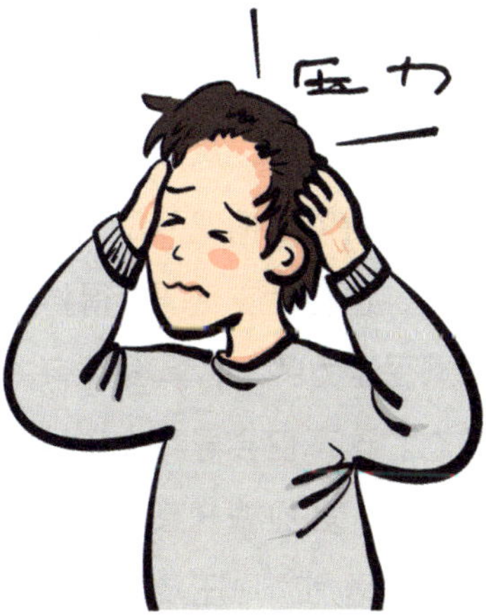

（一）压力与高血压的关系

在大家的日常认知中，往往存在一些关于压力与高血压的误区。比如，有人认为只有那些面临巨大生活变故（如失业、丧亲）的人才会因压力而患高血压；或者认为只要放松心情、减少工作量，就能完全避免高血压的发生。实际上，每个人的压力承受能力和反应方式都是不同的，即使是看似微小的日常压力累积，也可能对血压产生不可忽视的影响。

压力就是当我们面对挑战、威胁或变化时，身体和心理产生的一种紧张反应。这种反应是身体为了应对潜在危险而自动启动的生理机制，包括心跳加速、呼吸加深加快、肌肉紧绷等，以便我们能够迅速做出反应或逃避危险。

当我们处于压力状态时，体内的“应激激素”（如肾上腺素和去甲肾上腺素）会迅速增加，这些激素促使心脏加速跳动，血管收缩，从而导致血压瞬间上升。这种反应是身体为了应对紧急情况而做出的自然调整，但在长期或慢性压力下，这种反应可能变得持续且有害。

长期承受压力的人，其身体可能长期处于一种“慢性应激”状态。这不仅会导致血压持续偏高，还可能引发一系列生理变化，如血糖升高、血脂异常、免疫系统功能下降等，进一步增加高血压及相关并发症的风险。

（二）识别和应对压力源

了解压力的来源，不仅能帮助我们更好地认识自己，还能找到有效应对的方法，提升生活质量。接下来我们就从多个维度深入探讨生活中压力的几大主要来源。

1. 工作与学习压力

在职场上，不断堆积的工作任务往往是压力的首要来源。随着竞争的加剧，企业对员工的要求日益提高，加班文化盛行，导致许多人长期处于高强度工作状态。面对截止日期的紧迫、项目难度的提升以及职业发展的压力，员工容易感到力不从心，产生焦虑与疲惫。

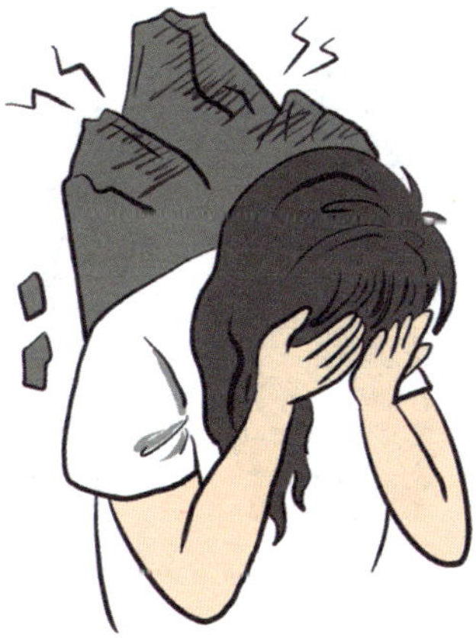

除了日常工作的挑战，职业发展的不确定性也是一大压力源。职场人士往往担心自己的技能是否过时，是否能跟上行业变化的步伐，以及如何在众多竞争者中脱颖而出，

获得晋升或更好的工作机会。这种对未来的不确定感，常常让人夜不能寐，忧心忡忡。

2. 人际关系压力

（1）家庭关系紧张：家庭是温暖的港湾，但同时也是压力的重要来源之一。家庭成员间的沟通不畅、价值观差异、经济负担、照顾老人与孩子的责任分配等问题，都可能引发矛盾与冲突，导致家庭关系紧张。长期处于这样的环境中，人们会感到孤独、无助，甚至产生逃避心理。

（2）社交焦虑：在社交场合中，许多人会感到不自在和紧张。担心自己的言行举止是否得体，害怕被拒绝或嘲笑，这种社交焦虑不仅限制了人们的社交活动，还可能导致自我封闭和自卑心理的产生。特别是在网络时代，社交媒体上的比较与评判更是加剧了这种压力。

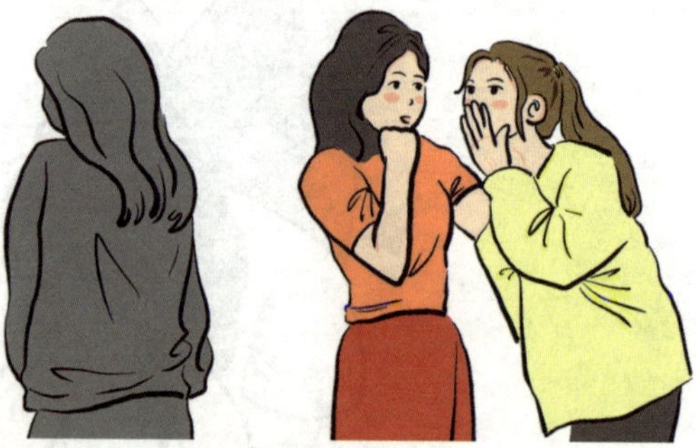

（3）人际冲突：无论是职场还是生活中，人际冲突都是难以避免的。意见不合、利益冲突、误解与偏见都可能引发争执与矛盾。处理这些冲突需要耗费大量的时间和精力，同时也可能带来负面情绪和心理压力。

3. 经济压力

（1）收入与支出不平衡：经济压力是现代人普遍面临的问题之一。随着生活成本的上升，房贷、车贷、子女教育、医疗保健等支出不断增加，而收入增长却往往跟不上节奏。这种收入与支出的不平衡，使得许多人陷入财务困境，感受到巨大的经济压力。

（2）就业不稳定：在全球化和技术变革的背景下，就业市场变得日益不稳定。企业裁员、行业转型、技能更新速度加快等因素，使得许多人面临失业的风险。这种对未来职业发展的不确定性，加剧了人们的经济压力和焦虑感。

（3）消费主义陷阱：现代社会充斥着各种消费诱惑，广告、社交媒体等不断刺激人们的购买欲望。然而，过度的消费不仅会加重经济负担，还可能让人陷入“买买买”的恶性循环中，产生更多的心理压力和负罪感。

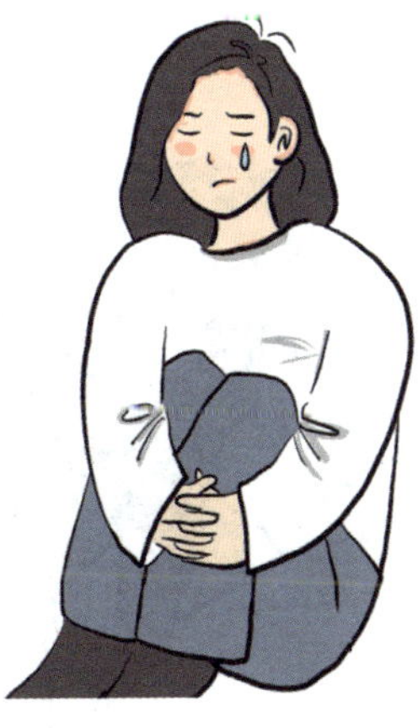

4. 健康与生活方式压力

（1）身体健康问题：身体健康状况是影响人们心理状态的重要因素之一。长期的工作压力、不良的生活习惯（如熬夜、饮食不规律、缺乏运动）等，都可能引发各种慢性疾病和亚健康状态。这些身体上的问题不仅会影响人们的工作效率和生活质量，还会加重心理负担和焦虑感。

（2）生活方式单一：在快节奏的现代生活中，许多人忙于工作和学习，忽视了业余生活的丰富多彩。长时间处于单一的生活方式中，容易导致心理疲劳和情绪低落。缺乏兴趣爱好、社交活动和心理调节机制的人们更容易感受到压力的侵袭。

（3）睡眠问题：睡眠是恢复体力和精神的重要过程。然而，在现代社会中，许多人由于工作压力、生活琐事等原因而难以入睡或保持高质量的睡眠。长期的睡眠不足不仅会影响身体健康和免疫系统功能，还会加剧焦虑和抑郁等负面情绪的产生。

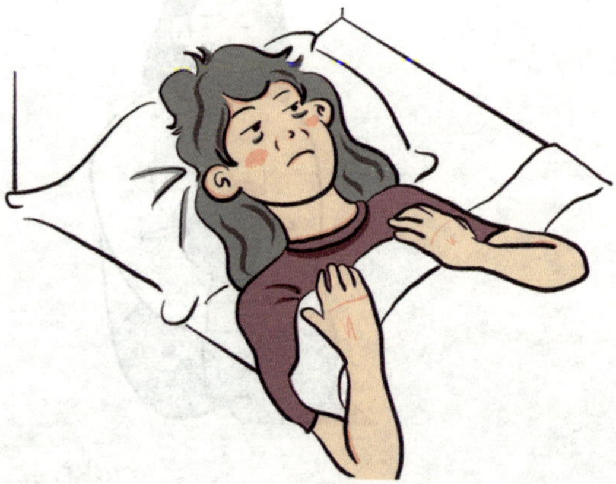

5. 个人心理与情感压力

（1）自我期望过高：许多人对自己设定了过高的期望，无论是学业、事业还是个人成就方面。当现实与期望之间产生巨大落差时，人们往往会感到沮丧和挫败，进而产生自我怀疑和压力感。这种过高的自我期望不仅难以达到，还可能让人陷入无尽的自我否定中。

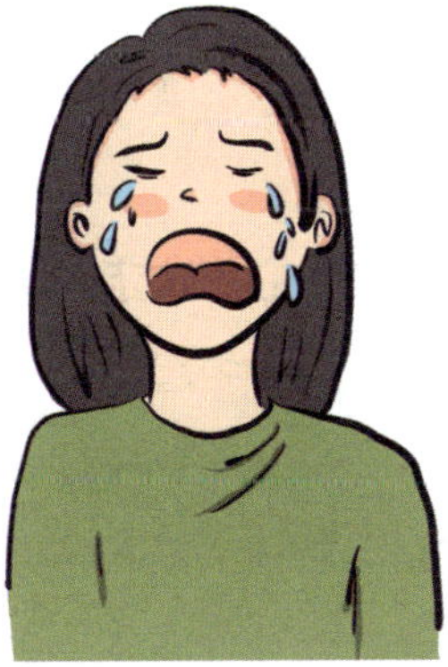

（2）情感困扰：情感问题是生活中常见的压力来源之一。无论是恋爱关系中的矛盾与冲突，还是亲情、友情中的误解与隔阂，都可能引发人们的情感困扰和心理压力。情感的波动和不确定性让人难以保持内心的平静和稳定。

（3）心理健康问题：除了上述外部因素外，个人的心理健康状态也是影响压力感受的重要因素。抑郁症、焦虑症等心理疾病不仅会让患者自身承受巨大的痛苦和折磨，还可能对周围的人造成负面影响。心理健康问题往往与压力紧密相连，相互作用，形成恶性循环。

（三）应对压力的策略

无论是工作上的挑战、人际关系的纠葛，还是生活中的各种变故，都可能成为压力的源头。长期面对压力不仅影响我们的心理健康，还可能对身体健康造成损害。因此，学会有效应对压力，成为现代人必备的生活技能。接下来将介绍一些通俗易懂、实用的应对策略，帮助你在快节奏的生活中找到平衡。

1. 积极心态：心态决定一切

心态在应对压力中起着至关重要的作用。积极的心态能够帮助我们更好地面对挑战，减少负面情绪的影响；尝试用积极的角度解读问题，相信每一次挑战都是成长的机会。每天记录三件让你感到感激的事情，培养乐观心态；设定小目标，每达成一个就给自己一点奖励，增强成就感。

（详细内容见章第四节：培养积极的心态）

2. 时间管理：高效利用每一分钟

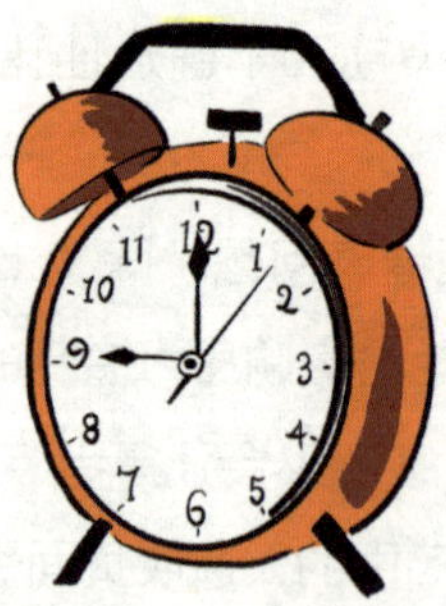

（1）制定计划：选择适合的工具：根据个人习惯和偏好，可以选择传统的纸质日程表、电子日历应用（如 Google 日历、Apple 日历），或是更专业的项目管理软件（如 Trello、Notion）来记录和管理时间。

详细规划：在每天或每周开始时，花些时间思考并记录下当天/周需要完成的任务、会议、个人活动等。确保每个时间段都有明确的安排，但也要留出一定的缓冲时间以应对突发事件。

设定目标：除了日常任务外，还可以设定长期和短期目标，并将其分解为可执行的步骤，逐步融入日常计划中。

（2）优先级排序：艾森豪威尔矩阵：利用这个矩阵将任务分为四类：重要且紧急、重要不紧急、紧急不重要、不重要不紧急。优先处理重要且紧急的任务，随后是重要不紧急的（这些往往对长远目标影响更大），再考虑紧急不重要的，最后处理或忽略不重要不紧急的。

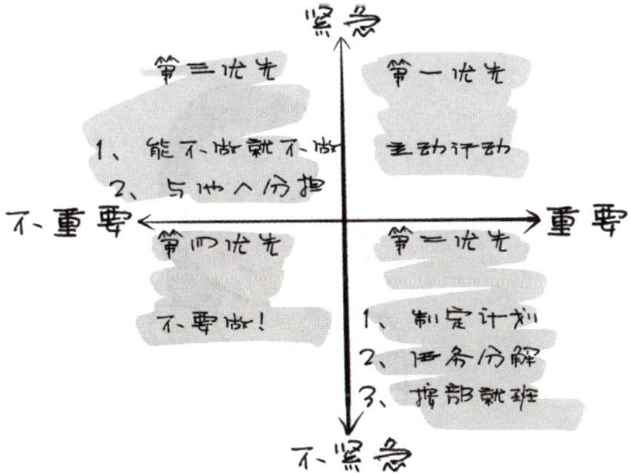

二八法则（帕累托法则）：认识到 80% 的结果往往来源于 20% 的努力。因此，应集中精力处理那些能产生最大效益的少数关键任务。

灵活调整：虽然制定了优先级，但也要根据实际情况灵活调整。有时，一个原本看似不重要的任务可能会因为外部因素而变得重要起来。

（3）学会放手，接受“完成比完美更重要”：追求完美主义陷阱：很多人容易陷入追求完美却迟迟不敢动手的困境，导致任务积压、效率低下。认识到完美是一个无止境的过程，而完成则是达成目标的关键一步。

设定合理标准：为每项任务设定一个合理且可实现的完成标准。这有助于你判断何时可以停止修改，转而专注于下一个任务。

授权与委托：学会将非核心或自己不擅长的任务授权给团队成员或利用外部资源来完成。这样不仅能减轻自己的负担，还能促进团队协作和效率提升。

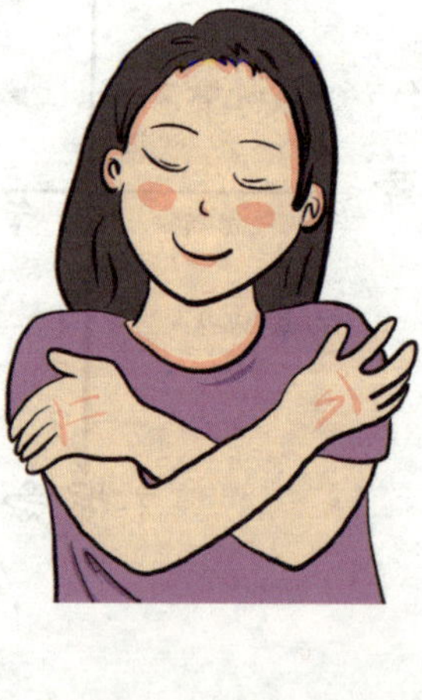

接受不完美：认识到世界上没有绝对的完美，接受自己的不完美和错误是成长的一部分。通过反思和总结经验教训，不断优化自己的时间管理和工作方法。

3. 社交支持：你不是一个人在战斗

良好的社交关系，如同一座坚实的后盾，为我们提供了应对压力的重要资源。

当我们感到压力重重时，往往会被负面情绪所包围，这时，找一个信任的朋友或家人倾诉，便成了一种有效的释放方式。通过分享，我们不仅能够让自己的情绪得到宣泄，还能获得对方的理解和支持。朋友和家人的鼓励与安慰，能够让我们感受到自己并不孤单，从而增强面对困难的勇气和信心。此外，分享还能帮助我们从不同的角度审视问题，或许在交谈中就能找到解决问题的新思路或方法。

除了亲密的朋友和家人，我们还可以通过加入社群来扩大自己的社交圈。无论是线上还是线下的兴趣小组、社交活动，都是我们结识新朋友、拓展社交网络的好机会。

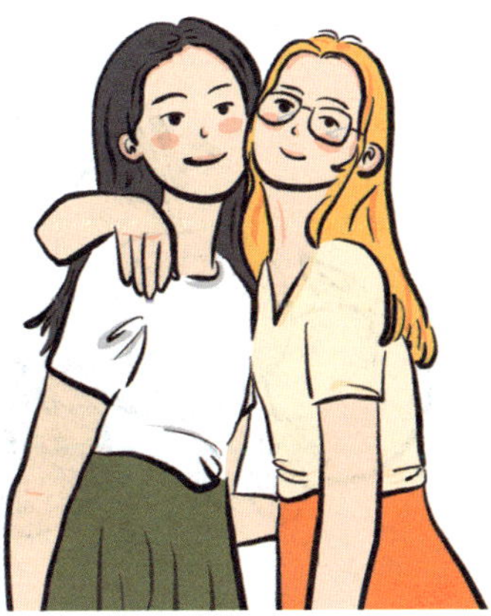

在这些社群中，我们可以遇到与自己有着相同兴趣爱好的人，与他们交流心得、分享经验，不仅能丰富我们的业余生活，还能让我们在相互支持中共同成长。与志同道合的朋友相处，能够让我们感受到更多的归属感和认同感，这对于缓解压力、提升幸福感都是非常有益的。

当然，并不是所有的压力都能通过自我调节和社交支持来完全解决。有时候，压力可能会超出我们的承受能力，让我们感到无助和绝望。这时，寻求专业帮助就显得尤为重要了。心理咨询师或心理治疗师具备专业的知识和技能，能够为我们提供个性化的心理干预和治疗方案。他们可以帮助我们识别和分析压力源、调整心态、改变不良的思维和行为模式，从而让我们更好地应对压力、恢复心理平衡。通过专业帮助，我们可以更加全面地了解自己、认识自己，从而在未来的生活中更加自信、从容地面对各种挑战。

4. 健康生活方式：身心健康的基石

健康的生活方式是提高抗压能力、促进身心健康的基石。这包括均衡饮食，即确保食物多样化、营养全面，多吃蔬菜

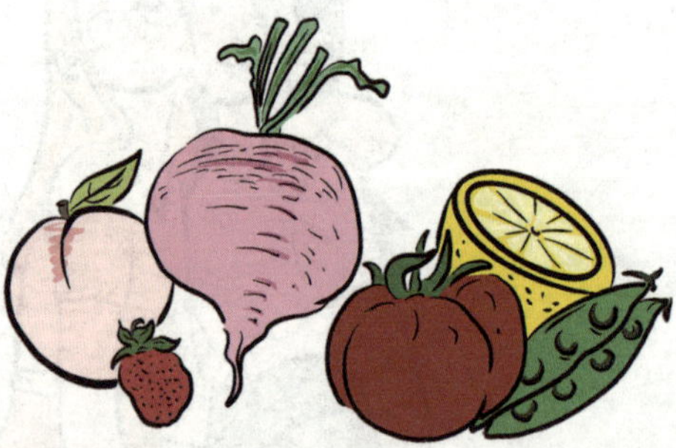

水果以获取丰富的维生素、矿物质和膳食纤维，同时减少高糖、高脂肪食物的摄入；保证每晚 7 ~ 9 小时的高质量睡眠，通过建立规律的作息和创造良好的睡眠环境来优化睡眠质量；以及戒除不良习惯，如减少咖啡因和酒精的摄入，特别是戒烟，以降低健康风险并提升整体生活质量。通过这些努力，我们能够构建更加健康、充实且抗压能力强的生活方式。

压力并不是生活的敌人，而是我们成长和进步的催化剂。通过识别和应对压力来源，我们可以学会更好地管理自己的情绪和生活。让我们以积极的态度面对压力，享受生活的每一个瞬间。

二、情绪管理

情绪，这个看似抽象却又无处不在的存在，实际上与我们的血压波动有着千丝万缕的联系。今天，就让我们一起探索高血压患者的情绪管理之道，让心情成为守护健康的坚实盾牌。

（一）情绪与血压的关系

想象一下，你的心脏像是一位勤劳的鼓手，而血管则是它敲击的鼓面，每一次心跳都伴随着血液在血管中的流动，形成了一曲生命的乐章。而情绪，就像是这场演奏中的指挥家，它轻轻一挥手，就能让乐章的节奏发生变化。

当我们感到快乐、满足时，身体会释放出“快乐激素”如多巴胺和内啡肽，这些物质有助于血管扩张，血液流动更加顺畅，血压自然也会有所下降。反之，当我们面对压力、愤怒、焦虑等负面情绪时，身体则会进入“战斗或逃跑”模式，释放肾上腺素等应激激素，导致心跳加速、血管收缩，血压随之上升。这种情绪与血压之间的微妙关系，提醒我们情绪管理对于高血压患者而言至关重要。

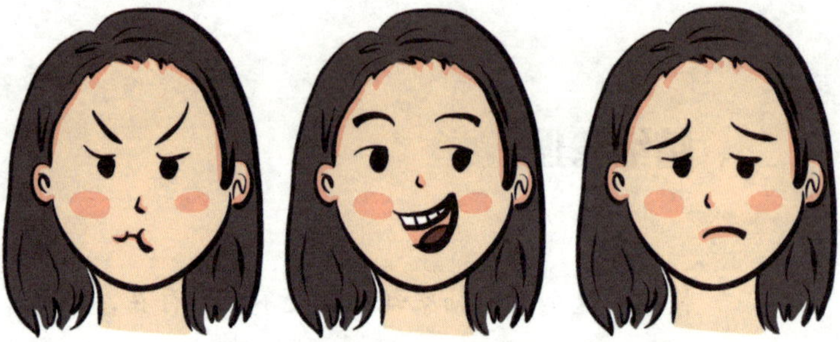

（二）情绪波动：健康的隐形挑战

情绪波动给高血压患者带来较大挑战，短期而言，它能直接触发血压骤变；长远来看，则显著增加心脏病、中风等心血管并发症的风险，因持续的血压高位给心脏与血管系统带来沉重负担。此外，情绪不稳还削弱降压药物的治疗效果，使得血压管理更为棘手。更甚者，长期积累的负面情绪如同雪球般越滚越大，不仅加剧焦虑与抑郁等心理障碍，还深刻影响患者的生活质量及整体健康状态，形成身心健康的恶性循环。因此，高血压患者亟须掌握情绪管理的艺术，通过积极心态调整、放松技巧及必要时寻求专业心理支持，来维护情绪的稳定与健康，这不仅是控制血压的关键，更是提升生活品质、促进全面康复的重要途径。

（三）保持积极情绪的重要性

积极情绪，作为高血压患者通往健康之路的一把璀璨金钥匙，其力量不容忽视。它如同春日里和煦的阳光，不仅能够驱散心灵的阴霾，照亮心灵的每一个角落，更在生理与心理上编织起一张坚实的防护网。科学研究表明，积极情绪对免疫系统具有显著的促进作用，能够激发身体内部的防御机制，增强抵抗力，从而有效减少疾病侵袭的风险，为高血压患者筑起一道坚实的健康防线。

在心理健康层面，积极情绪如同心灵的滋养剂，它有助于缓解焦虑与抑郁的阴霾，让患者的内心更加明亮与坚韧。乐观的心态让人在面对高血压等慢性疾病时，能够保持一种更加积极、主动的态度，不仅增强了战胜疾病的信

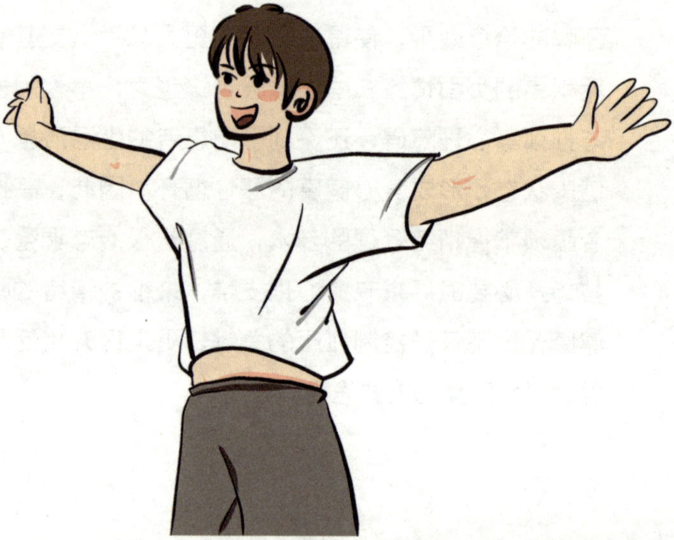

心，还使人更加从容不迫地应对生活中的各种挑战与压力，享受更加充实与快乐的生活。

此外，积极情绪还具有强大的社会吸引力。一个面带微笑、心态乐观的人，往往更容易赢得他人的好感与帮助，从而在不经意间构建起一个广泛而坚实的社会支持网络。这种来自家人、朋友乃至社会的关怀与帮助，无疑为高血压患者的康复之路提供了宝贵的助力，让他们在爱与关怀的包围中，更加坚定地走向健康与幸福。

综上所述，对于高血压患者而言，保持积极情绪不仅是心灵的慰藉，更是通往健康与幸福的重要途径。它不仅能够提升免疫力、促进心理健康，还能增强社会支持，为患者的生活注入无限的活力与希望。

（四）情绪的管理技巧

（1）认知重构：换个角度看问题：很多时候，我们的情绪反应并非由事件本身决定，而是由我们对事件的解读方式所决定。尝试用更加积极、理性的方式去解读生活中的挑战和困难，你会发现，很多看似无法逾越的障碍，其实只是过眼云烟。

练习感恩：每天写下三件让你感到感激的事情，无论大小，都能有效提升你的幸福感。

正面思维训练：遇到问题时，先问自己："这件事有没有可能带来积极的一面？"学会从困境中寻找成长的机会。

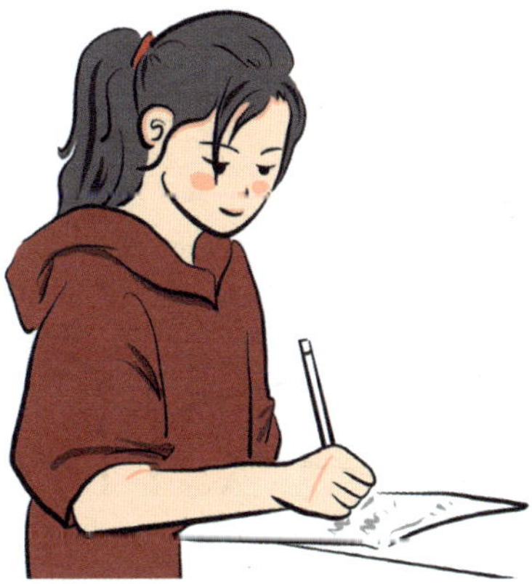

（2）情绪释放：给心灵一个出口：情绪就像洪水，堵不如疏。找到适合自己的情绪释放方式，让负面情绪得以有效排解。

运动疗法：散步、慢跑、瑜伽等有氧运动，不仅能促进身体健康，还能有效缓解压力，提升心情。

艺术创作：画画、写作、唱歌等艺术创作活动，可以帮助你表达内心的情感，找到情绪的出口。

冥想与呼吸练习：通过冥想和深呼吸，可以平静心灵，降低身体的应激反应，减轻压力。

（3）社交互动：分享的力量：人是社会性动物，良好的人际关系是心理健康的基石。与亲朋好友分享你的喜怒哀乐，不仅能获得情感上的支持，还能从他们的经验中学习情绪管理的技巧。

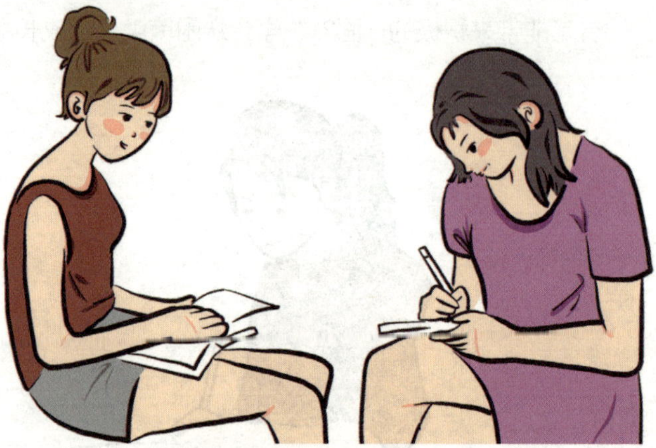

（4）专业帮助：必要时求助。如果你发现自己的情绪问题严重影响到了日常生活和血压控制，不要犹豫，及时寻求专业的心理咨询或治疗。专业的心理咨询师或心理医生能够为你提供更具体、个性化的指导和帮助。

三、学会放松

在高压力的时代，我们每个人都像是一台不停运转的机器，日复一日地在工作、学习和生活的洪流中奔波。但别忘了，即使是最精密的机器也需要定期维护和休息，而我们的心灵和身体更是如此。今天，就让我们一起探索几个简单而有效的放松技巧，学会给自己的心灵放个假，让生活多一份悠然与自在。

（一）简单有效的放松技巧

（1）深呼吸，与自我对话：想象一下，你站在一片郁郁葱葱的森林中，清晨的第一缕阳光透过树叶的缝隙，温柔地洒在你的脸上。闭上眼，深吸一口气，让这清新的空气缓缓填满你的胸腔，再缓缓吐出，带走所有的烦恼与疲惫。深呼吸不仅能为身体补充氧气，还能在心理上创造一种“重置”的感觉。在每一次呼吸间，试着与自己对话，告诉自己：“我值得放松，我值得被爱。”

（2）温水泡脚，温暖身心：忙碌了一天，回到家中最享受的莫过于一盆温热的泡脚水。这不仅能帮助缓解脚部疲劳，促进血液循环，还能通过脚底的穴位反射，放松全身。加入几片薰衣草或薄荷精油，那淡淡的香气仿佛能

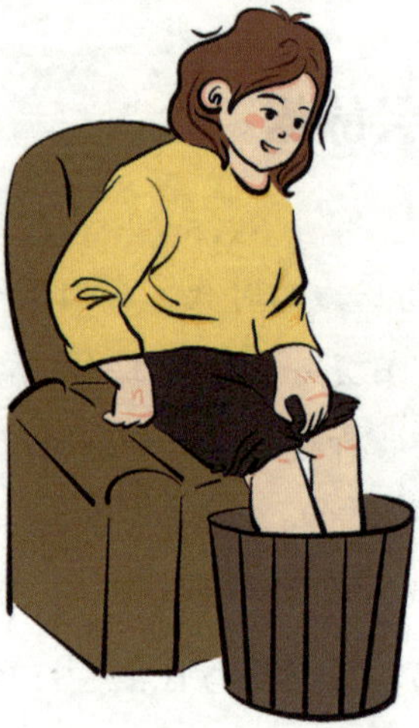

瞬间带你穿越到一个宁静的花园，所有的紧张与焦虑都随着水蒸气慢慢消散。

（3）音乐疗法，心灵 SPA：音乐，是心灵的治愈师。找一首你喜欢的轻音乐或自然声音（如雨声、海浪声），戴上耳机，让旋律缓缓流淌进你的耳朵，直至心灵深处。闭上眼，随着音乐的节奏轻轻摇摆，想象自己正漫步在海边，或是躺在草地上仰望星空。音乐有着不可思议的力量，它能抚平内心的波澜，让你的心灵得到彻底地放松和净化。

（4）动手涂鸦，释放创造力：有时候，压力就像一团乱麻，理不清也剪不断。这时，不妨拿起画笔或彩色铅笔，随意涂鸦。不需要你有多么高超的绘画技巧，只需跟随内心的感觉，让色彩在纸上自由流淌。这个过程不仅能转移你的注意力，还能激发你的创造力，让你在创造中找到乐趣和满足感，进而达到放松的效果。

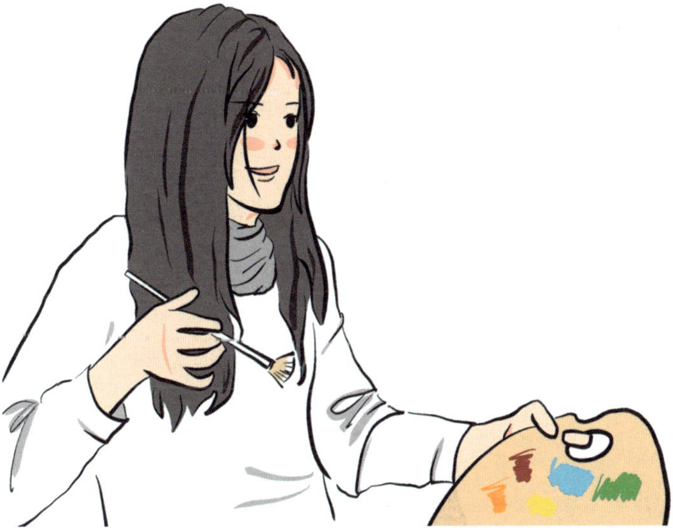

（5）正念冥想，活在当下：正念冥想是一种非常有效的放松方式。找一个安静的地方坐下，闭上眼睛，将注意力集中在呼吸上，感受每一次吸气时胸腔的扩张，每一次呼气时身体的放松。当思绪开始飘远时，轻轻地将它拉回，重新专注于呼吸。正念冥想教会我们如何活在当下，不被过去的遗憾或未来的担忧所困扰，享受每一个呼吸之间的宁静与平和。

生活虽忙，但别忘了给自己留一片宁静的天空。试试这些简单有效的放松技巧吧，让它们成为你日常的小确幸，让你的心灵在忙碌与喧嚣中找到一片栖息之地。记住，放松不是逃避，而是为了更好地出发。

（二）如何进行深呼吸练习

想象一下，你正站在一片广阔的草原上，微风拂面，空气清新。你深吸一口气，仿佛能吸进整个大自然的精华；再缓缓吐出，带走体内的浊气与疲惫。这就是深呼吸的魔力所在——它像是一位无形的按摩师，轻轻抚慰着你的每一寸肌肤，每一个细胞。

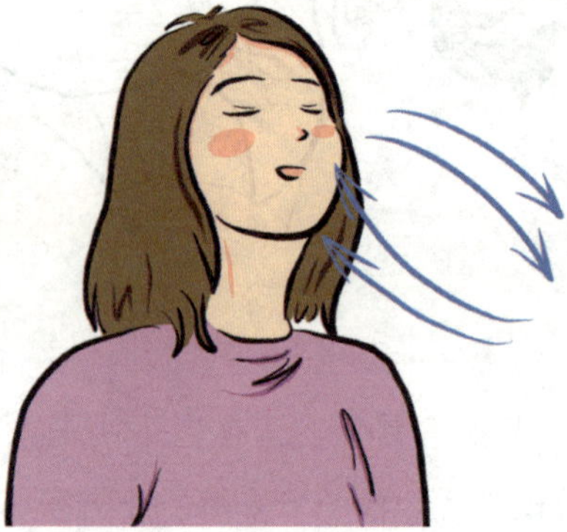

深呼吸能够刺激副交感神经系统，这个系统负责让我们的身体进入休息和恢复模式。当我们处于压力之下时，交感神经系统会被激活，导致心跳加速、呼吸急促，而深呼吸则能帮助我们平衡这种紧张状态，恢复内心的平静。

（1）找一个舒适的地方坐下或躺下：找一个安静、无干扰的地方，让自己的身体完全放松。可以选择坐在椅子上，背部挺直但不僵硬，双脚平放在地面上；或者躺在床上，身体自然伸展。

（2）闭上眼睛，专注于呼吸：轻轻闭上眼睛，将注意力集中在呼吸上。不要刻意去控制呼吸，只是静静地观察它，感受每一次吸气时空气进入鼻腔的清凉，每一次呼气时身体的放松。

（3）缓慢而平稳地呼气：用嘴巴或鼻子呼气，让气息平稳地流出体外。呼气的时间可以比吸气稍长一些，这样有助于更彻底地排出体内的废气。

（4）重复练习：开始时，可以每次练习 5 ~ 10 个深呼吸，然后逐渐增加次数。重要的是保持呼吸的自然和流畅，不要强迫自己。每天抽出几分钟的时间进行深呼吸练习，你会发现它逐渐成为你生活中的一种习惯。

（5）深呼吸的小贴士：保持微笑：微笑可以放松面部肌肉，进而帮助身体放松。在深呼吸时保持微笑，你会感到更加轻松愉悦。

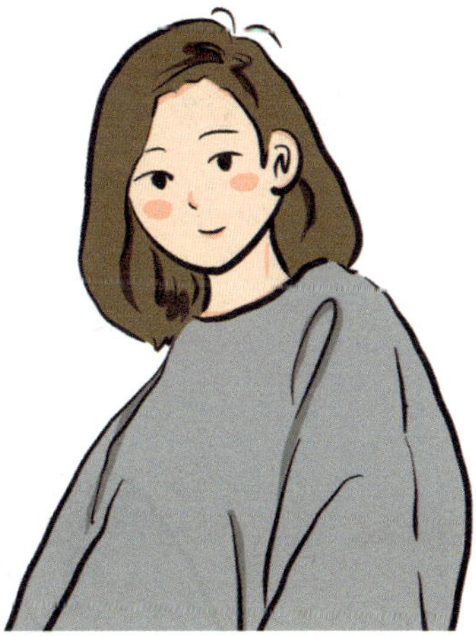

计数帮助：对于初学者来说，可以在吸气时数到 4，然后屏息数到 2（如果感觉舒适的话），再呼气数到 4。这样可以帮助你控制呼吸的节奏。

融入日常：将深呼吸融入你的日常生活中，比如在起床前、工作间隙、睡前等时刻进行练习。

（三）冥想的益处：心灵的深度滋养

（1）减压神器，让心灵深呼吸：在这个压力山大的社会里，冥想就像是一位贴心的朋友，静静地陪伴在你身边，帮你卸下心中的重担。通过冥想，我们可以学会如何观察并接受自己的情绪，而不是被它们所控制。当你专注于呼吸，让思绪像云朵一样轻轻飘过，你会发现，那些曾经让你焦虑不安的事情，竟然变得如此渺小。

（2）提升专注力，让生活更高效：你是否经常感到注意力不集中，做事容易分心？冥想就是提升专注力的秘密武器。在冥想的过程中，你需要将注意力集中在一点上，比如呼吸，这有助于锻炼你的专注力“肌肉”。长期坚持冥想，你会发现自己在工作、学习时更加专注，效率也随之提升。

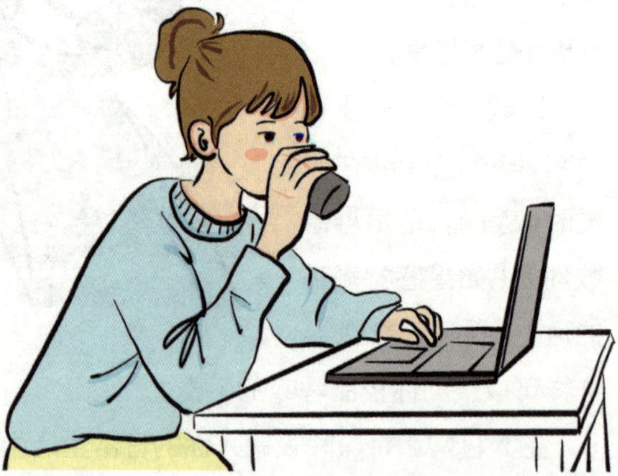

（3）增强自我认知，遇见更好的自己：冥想就像是一面镜子，让我们有机会深入地了解自己。在冥想的过程中，我们有机会观察自己的思绪、情绪和身体感受，这种自我观察的过程能够增强我们的自我认知。当我们更加了解自己时，就能更好地做出选择，成为自己想要成为的人。

（4）改善情绪，让笑容常挂嘴边：冥想还能帮助我们改善情绪，让心灵充满阳光。通过冥想，我们可以学会如何以更加平和、宽容的心态去面对生活中的挑战和困难。当我们不再被负面情绪所困扰时，笑容自然会常挂嘴边，生活也会因此变得更加美好。

（5）促进身心健康，享受宁静生活：冥想不仅对心灵有益，对身体健康也有积极作用。研究表明，冥想可以降低血压、减轻慢性疼痛、改善睡眠质量等。当你坚持冥想时，你会发现自己的身体变得更加轻盈、有活力，心情也变得更加愉悦。

四、培养积极的心态

（一）如何保持乐观的心态

保持乐观，并不意味着我们要无视生活中的困难和挑战，而是学会以更加积极、灵活的态度去面对它们。想象

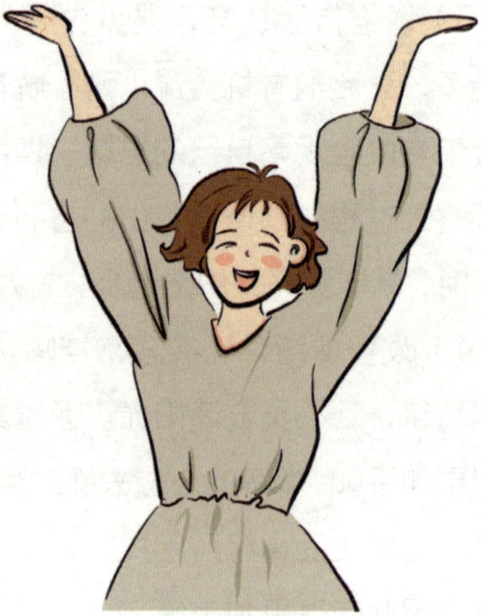

一下，当清晨的第一缕阳光透过窗帘，你微笑着迎接新的一天，这份心情就如同温暖的阳光，能够驱散心中的阴霾。

（1）正面思维：面对挑战时，我们应积极采用正面思维来重塑视角。首先，尝试重新框架化问题，将其视为成长道路上的宝贵垫脚石，而非阻碍前行的绊脚石。通过问自己“这次经历能教会我什么？”或“我如何能从这次挑战中获益？”，我们能够洞察到困境背后隐藏的机遇与成长的可能。其次，在信息洪流中，我们应有意识地筛选并吸收积极、鼓舞人心的内容，关注那些传递正能量、分享成功故事与生活智慧的人，以此营造一个积极向上的心理环境。最后，重视自我对话的力量，警惕并避免消极的自我批评，转而用积极的话语来引导自己，比如将“我做不到”这样的负面念头转变为“我可以尝试并学习如何做到”，从而激发内在的潜能与动力。

（2）感恩练习：每日结束时，要习惯性地花几分钟回顾一天，记录下至少三件让你心怀感激的小事。无论是那些细微的温暖微笑、顺畅无阻的通勤经历，还是成功完成的小任务，它们都成为你感恩日记中珍贵的篇章。要乐于与家人、朋友及同事分享这些感恩之情，无论是通过口头上的温馨表达，还是书面上的真挚感谢，都让你的感恩体验更加深刻，同时也传递了正能量，拉近了你与周围人的距离。

此外，要努力将感恩融入生活的每一个角落。比如，设立“无购物日”，以此来提醒自己珍惜现有的物品，学会知足常乐，在用餐前，进行简短的感恩仪式，对食物和团聚的时光表达感激之情，这样的习惯让你更加珍惜每一次的相聚与每一餐的丰盛。

通过这样的方式，逐渐培养起了一种持久的感恩习惯，让感恩成为你生活中不可或缺的一部分。这样的你，不仅让自己变得更加幸福和满足，也让周围的人感受到了你的温暖和正能量。

（3）自我激励：设定具体、可衡量、可达成、相关性和时限性的小目标。这样的目标既具有挑战性又切实可行，能够激发你的动力。每达成一个小目标，都应积极庆祝，通过给予自己小奖励来强化成就感，这不仅是对努力的肯定，也是推动你持续前进的动力源泉。同时，将自我激励融入持续学习与成长的过程中，积极参与在线课程、广泛阅读、参加各类研讨会，不断拓宽知识边界和提升技能水平。这样的成长之旅本身就是一种深刻的激励，让你在见证自己进步的同时，更加自信满满地迎接未来的每一个挑战。

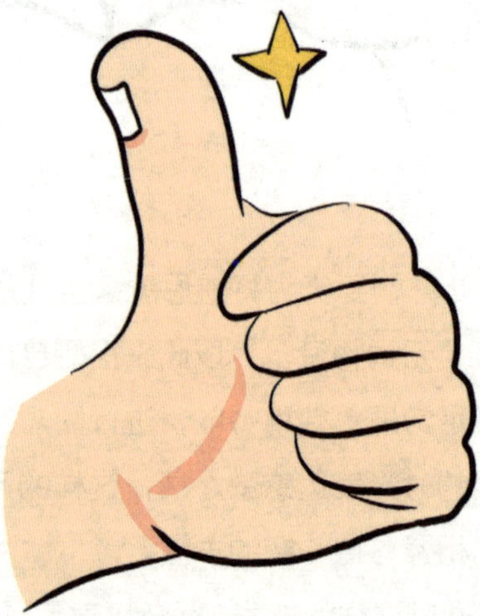

（二）积极心理学的方法

积极心理学作为一门深入探索人类幸福与内在力量的科学，为我们揭示了一个重要真理：幸福并非天生拥有或遥不可及的目标，而是可以通过系统的学习和日常的实践逐步培养与提升的。其中，正念冥想、优势识别与运用以及建立良好关系，是通往幸福之路上的三大关键策略。

（1）正念冥想：这一方法鼓励我们将注意力集中于当下的每一个瞬间，无论是呼吸的起伏还是身体的微妙感觉，都成为意识的焦点。在这个过程中，杂乱的思绪逐渐淡出，心灵得以从日常的纷扰与忧虑中解脱出来，回归到一种平静而清晰的状态。正念冥想不仅有助于提升个体的自我觉察能力，使我们更加敏锐地感知自身的情绪与需求，还能有效减少焦虑与压力，为心灵带来宁静与喜悦的滋养。长

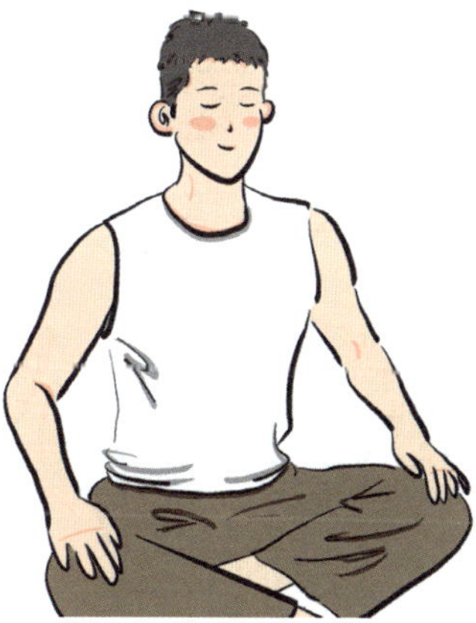

期坚持正念冥想，能够显著增强个体的心理韧性，使我们在面对生活挑战时更加从容不迫。

（2）优势识别与运用：每个人都是独一无二的，拥有各自独特的优势与才能。积极心理学鼓励我们深入探索自我，发现并珍视这些宝贵的资源。通过识别并发挥自身的优势，我们能够在擅长的领域中获得更多的成就感与满足感。这种由内而外的自信与喜悦，是任何外在成功都无法替代的。同时，当我们利用自己的优势为他人或社会做出贡献时，还能进一步加深自我价值的认同，形成良性循环，不断提升幸福感。

（3）建立良好关系：作为社会性生物，人类天生渴望与他人建立联系。良好的人际关系不仅能够提供情感上的支持与安慰，还能在面对困难时成为我们坚强的后盾。积极心理学强调主动性与同理心的重要性，鼓励我们主动伸出援手，倾听他人的心声，理解并支持他们的需求。同

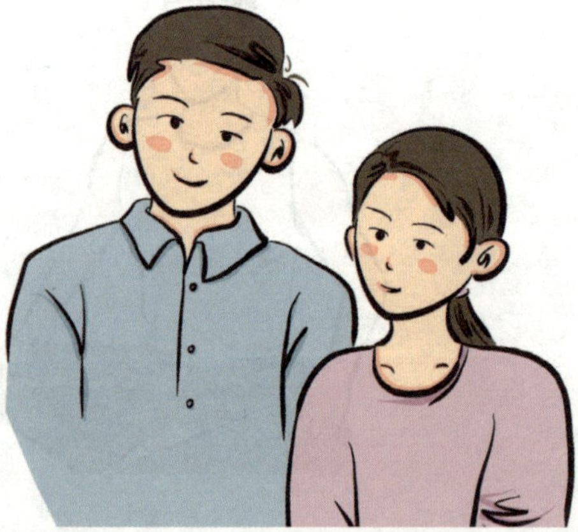

时，我们也应学会表达自己的感受与需求，与他人建立基于信任与尊重的深厚情谊。在这样的关系中，我们能够收获来自他人的温暖与关怀，感受到人与人之间的连接与共鸣，从而极大地提升幸福感与归属感。

通过正念冥想培养内心的平静与喜悦，通过优势识别与运用增强自信与成就感，通过建立良好关系深化人与人之间的连接与共鸣，我们完全有能力在日常生活中“练”出幸福。积极心理学的这些方法不仅为我们指明了通往幸福的路径，更为我们提供了具体可行的实践策略。只要我们愿意付出努力与时间，幸福就会在我们心中生根发芽，绽放出最灿烂的花朵。

（三）小目标设定与实现

在现在的社会，我们常常被各种宏大的梦想和远大的目标所吸引，但有时候，望着那遥不可及的终点，心中难免会感到一丝迷茫和无力。其实，梦想的实现并非一蹴而就，它更像是一场精心策划的旅行，而设定并实现小目标，就是这场旅行中最坚实的步伐。今天，就让我们一起踏上这场关于“小目标设定与实现”的奇妙旅程吧！

为什么小目标如此重要？

想象一下，如果你想要攀登珠穆朗玛峰，是不是会先定个小目标，比如先爬到半山腰的营地？同样地，在追求梦想的路上，小目标就像是那些沿途的休息站，它们让我们在前进的过程中有喘息的机会，也让我们能够清晰地看到自己的进步。

每当我们完成一个小目标，它就像是对自己的一次温馨肯定和鼓励，这种持续的正向反馈如同燃料般激发我们内心更多的动力，驱使着我们满怀信心地迈向下一个挑战。同时，这些小目标如同指南针，在纷繁复杂的追梦路上为我们指引方向，确保我们始终沿着正确的轨迹前进。更重要的是，通过将大目标细化为小步骤，我们有效减轻了实现过程中的心理负担，让整个旅程变得既轻松又充满乐趣。

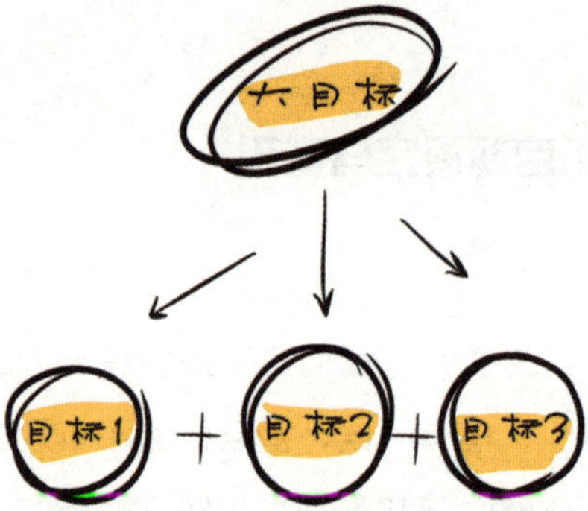

如何设定小目标?

在设定小目标时，我们应确保其既具体又可衡量，比如将“我要多读书”转化为“每天读半小时书”这样的明确任务。同时，要遵循循序渐进的原则，根据自己的实际情况合理规划，避免急功近利，稳扎稳打地向前推进。此外，小目标还需与最终梦想紧密相连，确保每一步都朝着既定的方向迈进，比如作家梦的实现离不开每天坚持写作的500字小目标。最后，为每个小目标设定明确的完成时限，这不仅能帮助我们更好地管理时间，还能有效提升效率，推动我们更快地达成梦想。

如何实现小目标？

在确立了小目标之后，紧接着便是精心制定一份详尽的行动计划。这需要将宏伟的大目标细化为一系列清晰可见的小步骤，并为每一步骤明确执行的时间表和具体方式。随后，勇敢地迈出实践的第一步，无论这一步多么微小，它都是通往梦想之路上不可或缺的重要一跃。在追求目标的过程中，难免会遇到挫折与挑战，但持之以恒的精神是克服一切难关的法宝。面对困难，不妨灵活应变，适时调整策略或稍作休整，但切记不可轻言放弃。同时，定期审视自己的进展，通过反思来评估成效，若发现偏离预期，便迅速分析原因并作出调整，再次扬帆起航，直至最终达成心中的目标。

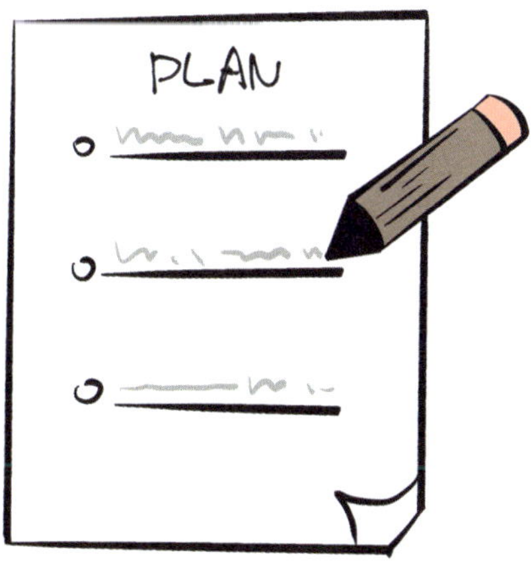

小目标设定与实现，就像是在心中种下了一颗颗希望的种子。随着你的努力和坚持，这些种子会慢慢生根发芽，最终长成参天大树。每一个不起眼的小目标，都是通往梦想巅峰的坚实阶梯。

第八章 预防措施，早发现早干预

一、高血压三级预防策略

健康成为现代人最宝贵的财富之一。然而，疾病却像是不速之客，时常侵扰着我们的安宁。为了更有效地抵御疾病的侵袭，高血压三级预防策略应运而生，这是一套科学而系统的健康管理模式，旨在从源头上减少疾病的发生，及时干预以控制病情发展，并最大限度地减少疾病带来的危害。今天，就让我们一起探索这三级预防策略的奥秘。

（一）一级预防：未雨绸缪，预防高血压的发生

一级预防的首要任务，就是提高公众对高血压的认识，做到“未病先防”。对于高血压来说，一级预防主要包括以下几个方面。

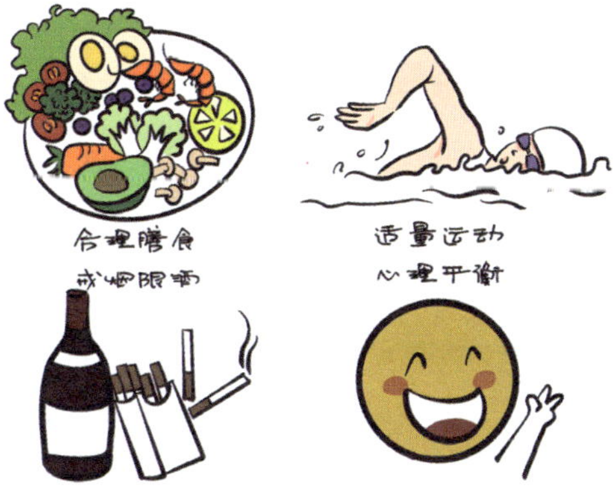

（1）合理膳食：减少盐分摄入，每日食盐量不超过6克；多吃富含钾、钙的食物，如新鲜蔬果、豆类；适量摄入优质蛋白质，如鱼、禽、蛋、奶；减少高脂肪、高糖食物的摄入，避免肥胖。

（2）适量运动：每周至少进行150分钟中等强度的有氧运动，如快走、慢跑、游泳、骑自行车等。运动不仅能控制体重，还能增强心肺功能，促进血液循环。

（3）戒烟限酒：吸烟和过量饮酒都是高血压的危险因素。戒烟可以降低血压，减少心血管疾病的风险；限制酒精摄入，男性每日不超过25克，女性不超过15克。

（4）心理平衡：长期的精神紧张、焦虑、抑郁等不良情绪也会影响血压的稳定。学会调节情绪，保持积极乐观的心态，对预防高血压至关重要。

（5）定期体检：即使没有高血压家族史，也应定期进行血压监测，特别是中老年人、肥胖者、有不良生活习惯者等高危人群。

（二）二级预防：早期发现，及时干预

高血压在早期往往没有明显的症状，因此被称为“无声的杀手”。但细心观察，还是能发现一些蛛丝马迹，如头痛、头晕、耳鸣、心悸、失眠等。一旦发现这些症状，应及时就医检查。对于高血压，二级预防包括：

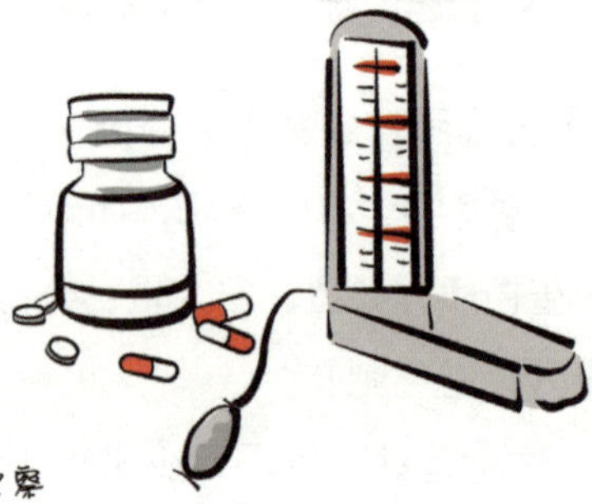

（1）定期测量血压：即使没有症状，也要定期测量血压。如果家族有高血压史，测量频率可以适当增加。购买一台合格的电子血压计，按照说明书正确操作，定期监测自己的血压变化。这有助于及时发现血压异常，为医生提供准确的诊断依据。

（2）了解高血压的警示信号：头痛、头晕、耳鸣等症状可能是高血压的早期信号。如果出现这些症状，及时就医检查。

（3）正确认识“临界高血压”：血压介于120～139/80～89mmHg之间被称为"临界高血压"。虽然还不是真正的高血压，但需要更加注意生活方式的调整。

一旦被确诊为高血压，应在医生的指导下进行科学治疗。治疗高血压的方法主要包括药物治疗和非药物治疗两种。

（1）药物治疗：根据病情选择合适的降压药物，按时按量服用，不可随意停药或更改剂量。

（2）非药物治疗：继续坚持健康的生活方式，如合理饮食、适量运动、戒烟限酒、心理调适等。这些措施与药物治疗相辅相成，能够更好地控制血压。

（三）三级预防：防止并发症，守护生命质量

高血压如果长期得不到有效控制，会损害心、脑、肾等重要器官，引发一系列严重的并发症，如冠心病、

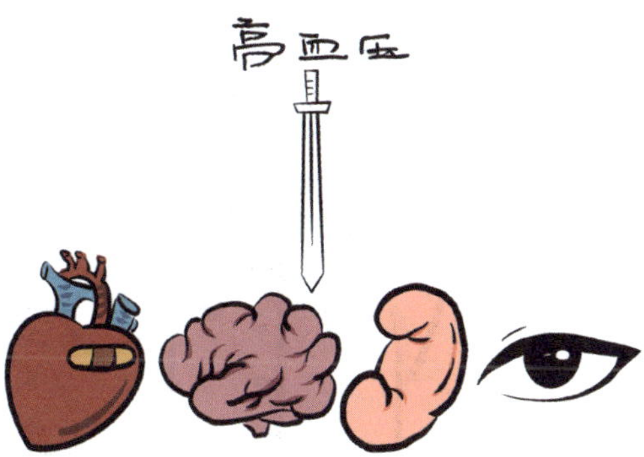

心肌梗死、脑卒中、肾功能衰竭等。这些并发症不仅严重影响患者的生活质量，甚至危及生命。

高血压的三级预防包括：

（1）持续监测与控制：即使血压已经控制在正常范围内，也应继续定期监测血压变化（目标血压通常为＜140/90mmHg，但具体标准需遵医嘱），并根据医生建议调整治疗方案。同时，关注其他心血管危险因素的控制，如血脂、血糖、体重等。

（2）合理用药：根据病情需要，可能还需要服用其他药物来预防并发症的发生，如抗血小板药物（阿司匹林）、他汀类药物（降脂药）等。这些药物的使用应在医生指导下进行。

（3）健康生活方式：坚持健康的生活方式仍然是预防并发症的关键。合理饮食、适量运动、戒烟限酒、心理平衡等措施不仅能够控制血压，还能降低其他心血管危险因素的水平。

（4）定期体检与筛查：定期进行心电图、超声心动图、

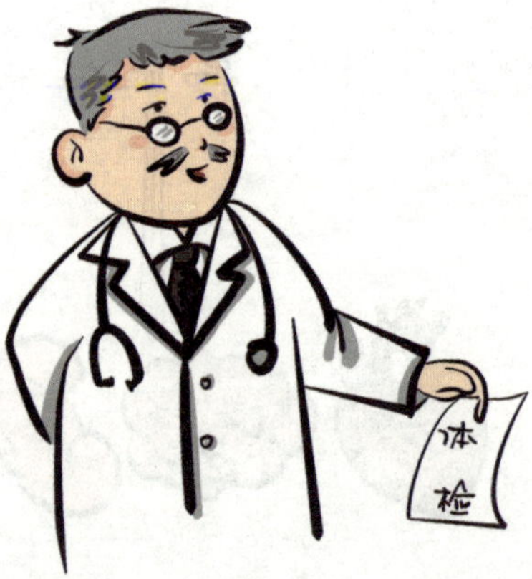

颈动脉彩超、肾功能等检查，以便及时发现并处理潜在的并发症风险。

（5）紧急救治知识：了解高血压急症和并发症的紧急救治知识，如突发胸痛、头痛、肢体无力等症状时，应立即就医并采取相应急救措施。

三级预防策略是守护我们健康的重要防线。通过一级预防的未雨绸缪，我们可以有效减少高血压等慢性疾病的发生；通过二级预防的早期发现和及时干预，我们可以控制病情发展，防止病情恶化；通过三级预防的综合管理，我们可以预防并发症的发生，提高生命质量。预防始于日常生活中的每一个选择，选择健康的饮食，坚持规律运动，保持良好的心态，这些都是我们守护健康的重要武器。健康是我们最宝贵的财富，让我们携手同心，共同构筑健康的三道防线。

二、定期体检的重要性

在人生的长河中，健康是我们最宝贵的财富之一。然而，随着生活节奏的加快、工作压力的增大以及环境因素的复杂多变，我们的身体也面临着前所未有的挑战。为了及时发现并预防潜在的健康问题，定期体检成为我们日常生活中不可或缺的一部分。

（一）体检的频率建议：科学规划，守护健康

（1）成年人的年度体检：对于大多数成年人而言，每年进行一次全面的健康体检是非常必要的。这就像是给身体做一次全面的“大扫除”，帮助我们发现那些不易察觉的健康隐患。通过体检，我们可以了解自己的身体状况，包括血压、血糖、血脂等关键指标是否正常，以及是否存在贫血、感染等常见问题。这些信息对于维护我们的健康至关重要。

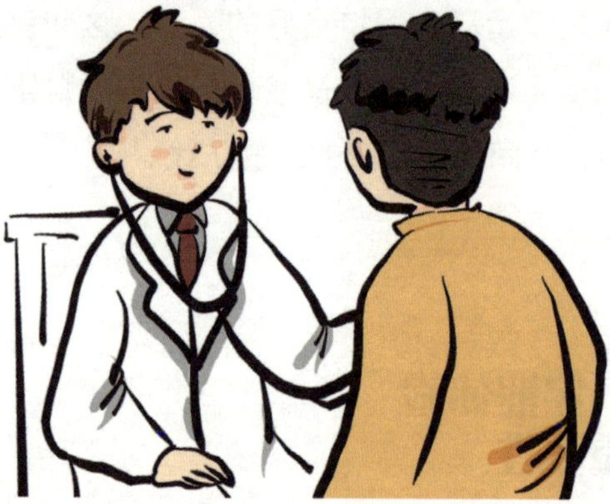

（2）特殊人群的加频体检：当然，并不是所有人都需要遵循同样的体检频率。对于某些特殊人群来说，可能需要更加频繁的体检来确保健康。比如：

中老年人：随着年龄的增长，身体机能逐渐下降，患各种慢性疾病的风险也随之增加。因此，建议中老年

人每年至少进行两次体检，特别是要关注心脑血管、呼吸系统、消化系统等方面的健康。

有家族遗传病史的人：如果你的家族中有某种遗传性疾病的病史，那么你患该病的风险就会相应增加。此时，你应该根据医生的建议，定期进行相关疾病的筛查和体检。

生活方式不健康的人：长期吸烟、酗酒、熬夜等不良生活习惯会对身体造成严重的损害。如果你有这样的习惯，那么建议你更加频繁地进行体检，以便及时发现并纠正身体出现的问题。

（二）体检项目的选择：量身定制，精准检测

面对琳琅满目的体检项目，很多人可能会感到迷茫和不知所措。其实，选择体检项目并不需要过于复杂，只需要根据自己的年龄、性别、生活习惯以及家族病史等因素进行综合考虑即可。

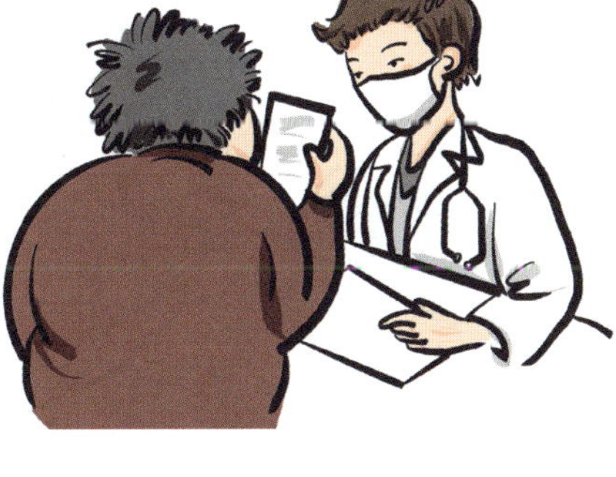

以下是一些常见的体检项目及其重要性介绍：

（1）基础检查项目

身高、体重、BMI 指数：这些指标可以反映你的营养状况和体型特征，对于评估肥胖、消瘦等问题具有重要意义。

血压：高血压是导致心脑血管疾病的重要危险因素之一。通过定期测量血压，可以及时发现并控制高血压。

血糖：糖尿病是一种常见的代谢性疾病。通过检测空腹血糖或餐后血糖水平，可以评估你的糖代谢状况。

血脂：血脂异常是导致动脉粥样硬化和心脑血管疾病的重要原因之一。通过检测总胆固醇、甘油三酯等指标，可以了解你的血脂水平是否正常。

尿常规：尿常规检查可以反映肾脏功能和泌尿系统状况。通过检测尿液中的蛋白质、红细胞、白细胞等成分，可以及时发现肾脏疾病和泌尿系统感染等问题。

血常规：血常规检查可以评估你的血液系统健康状况。通过检测红细胞、白细胞、血小板等指标的数量和形态变化，可以及时发现贫血、感染等问题。

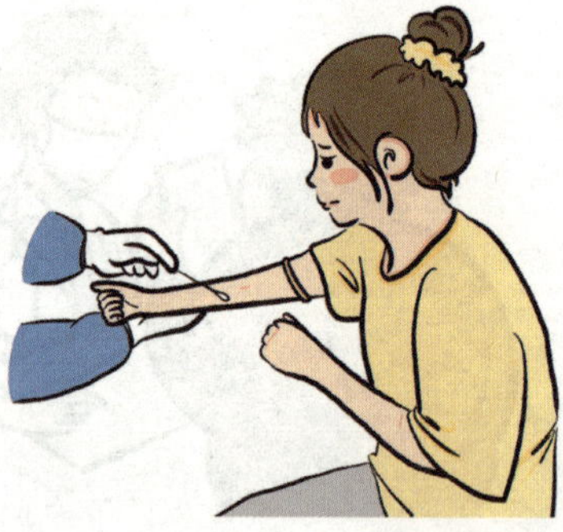

（2）性别特异性检查项目

女性：除了上述基础检查项目外，女性还应关注乳腺、宫颈等妇科检查。乳腺彩超或钼靶检查可以评估乳腺健康状况；宫颈涂片或 HPV 检测可以筛查宫颈癌前病变和宫颈癌。

男性：男性则应关注前列腺健康。通过前列腺特异性抗原（PSA）检测和前列腺彩超检查，可以评估前列腺的健康状况并筛查前列腺癌。

（3）特定疾病筛查项目

肿瘤标志物筛查：对于有家族癌症史或长期暴露于致癌因素中的人群来说，进行肿瘤标志物筛查可以早期发现肿瘤的存在。但需要注意的是，肿瘤标志物筛查并非万能的诊断手段，其结果需要结合其他临床信息进行综合判断。

肝功能检查：长期饮酒或患有肝炎等疾病的人群应关注肝功能检查。通过检测谷丙转氨酶（ALT）、谷草转氨酶（AST）等指标可以评估肝脏的健康状况。

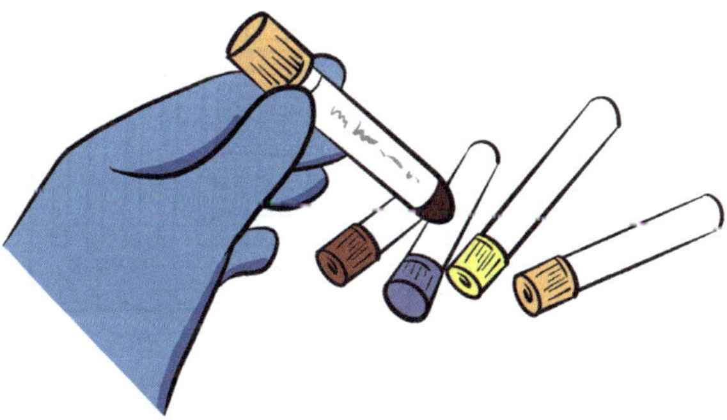

骨密度检查：中老年人特别是女性应关注骨密度检查。骨质疏松是导致骨折的重要原因之一，通过骨密度检查可以评估骨骼健康状况并采取相应的预防措施。

（4）个性化选择：除了上述常见的体检项目外，我们还可以根据自己的实际情况进行个性化选择。比如：

如果你长期伏案工作并感到颈椎不适，可以增加颈椎X光或CT检查以评估颈椎健康状况；

如果你有长期吸烟史并担心肺部健康问题，可以增加胸部CT检查以筛查肺癌等肺部疾病；

如果你有心脏病家族史并担心心脏健康问题，可以增加心电图或心脏彩超等心脏检查项目。

（三）定期体检的意义：早发现、早干预、早康复

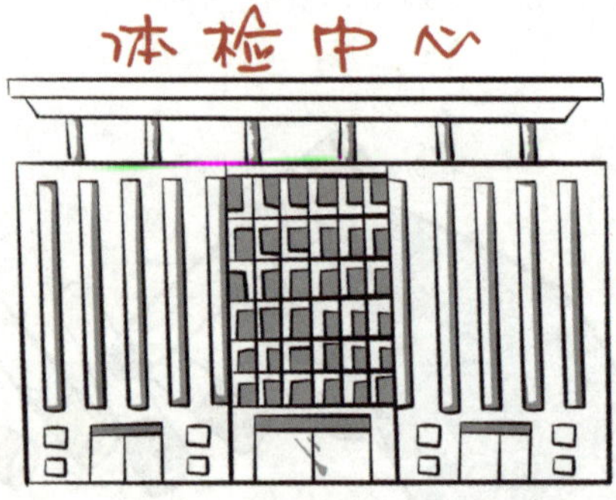

定期体检的意义在于“早发现、早干预、早康复”。通过定期体检，我们可以及时发现身体中的微小异常或潜

在疾病，从而在病情恶化之前采取有效的干预措施，避免严重后果的发生。

（1）早发现：捕捉健康的细微变化：许多疾病在初期并没有明显的症状，但通过体检可以捕捉到身体的一些细微变化。比如，高血压、糖尿病等慢性病在早期往往没有明显的自觉症状，但通过测量血压、血糖等指标可以及时发现。同样，一些癌症在早期也可能没有明显的症状，但通过肿瘤标志物筛查、影像学检查等手段可以早期发现。这些早期发现的疾病，往往可以通过及时治疗得到有效控制，甚至完全治愈。

（2）早干预：把握治疗的黄金时机：一旦在体检中发现异常或潜在疾病，我们就可以及时采取措施进行干预。比如，对于高血压、糖尿病等慢性病，我们可以通过调整生活方式、药物治疗等手段来控制病情的发展；对于癌症等严重疾病，我们可以通过手术切除、放疗、化疗等手段来消灭癌细胞，防止病情恶化。早期干预不仅可以提高治疗效果，还可以减轻患者的痛苦和经济负担。

（3）早康复：提升生活质量与寿命：通过定期体检和早期干预，我们可以有效预防和控制许多疾病的发生和发展，从而提升我们的生活质量和寿命。健康的身体是我们享受生活、追求梦想的基础。只有拥有健康的身体，我们才能更好地工作、学习和生活，实现自己的人生价值。

定期体检，不仅仅是一项简单的健康检查，更是对自己和家人的一份责任与关爱。它像是一位细心的朋友，默默关注着我们的身体变化，及时提醒我们关注健康。

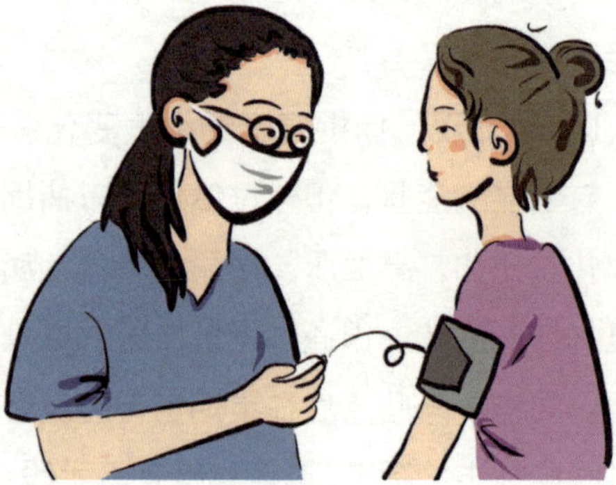

三、家庭血压监测

（一）如何正确测量血压

在日常生活中，了解如何正确测量血压对于维护健康至关重要。血压是衡量心脏向血管泵血时遇到的阻力，是评估心血管健康的重要指标。

（1）准备工作：在测量血压之前，首要的是调整好自己的心态与状态。确保自己处于平静、放松的状态，避免剧烈运动或情绪激动后立即测量，最好能够休息 10 ~ 15 分钟。选择合适的时间进行测量也很重要，建议早晨起床后一个小时内（早餐前、服药前）和晚上睡前这两个时段，因为这两个时段的血压值较为稳定且具有代表性。

同时，为了确保测量的准确性，应选用上臂式全自动电子血压计，它操作简单，读数准确，非常适合家庭日常使用。而腕式血压计由于手腕处血管较细，容易受到外界干扰，特别是对于老年人或动脉硬化患者，其准确性可能不足，因此应尽量避免使用。

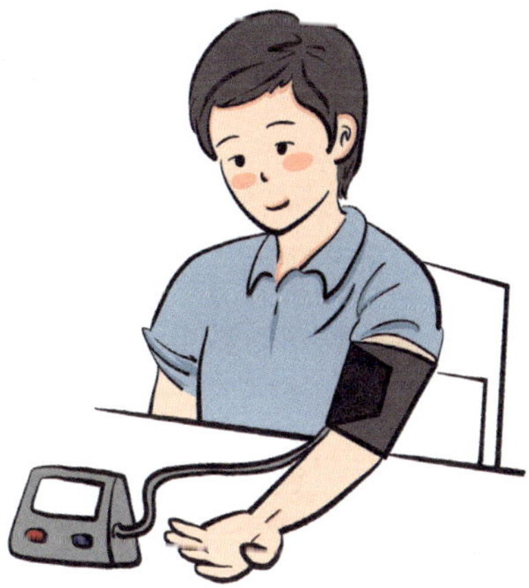

（2）测量步骤：首先，选择合适的体位，无论是坐位还是卧位，都需要确保上臂与心脏保持同一水平线上。如果选择坐位，应坐在椅子上，双脚平放地面，上臂自然下垂，手掌向上，袖带绑在上臂距肘窝 2 ~ 3 厘米处。若选择卧位，则需平躺于床上，手臂伸直并平放，同样确保袖带位置正确。

接下来，调整袖带的松紧度，以能伸进两根手指为宜，并确保袖带下缘位于肘窝上方 2 ~ 3 厘米处，避免包裹住肘关节。开始测量时，保持安静，不说话，不移动手臂，按照血压计说明书启动测量程序。血压计通常会自动充气、放气并记录读数。

为了获得更准确的血压值，建议每次测量至少进行 3 次，每次间隔 1 分钟，然后取后两次的平均值作为最终结果。测量完成后，务必记录下时间和血压值，以便日后参考和医生评估。

（3）注意事项：在测量血压时，还需注意避免干扰因素，如测量前不应吸烟、饮酒或喝咖啡，这些物质都可能影响血压值。

同时，测量前应尽量排空膀胱，以防憋尿导致血压升高。此外，定期检查血压计的准确性至关重要，建议定期将其送至专业机构进行校准，以确保读数准确无误。对于

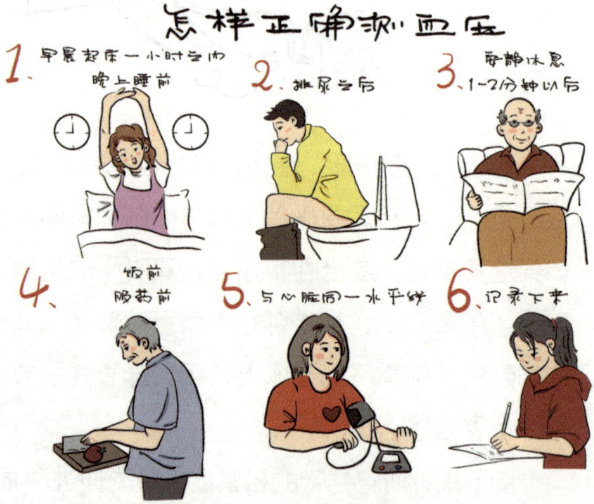
怎样正确测血压
1、早晨起床一小时之内
晚上睡前
2、排尿之后
3、安静休息
1-2分钟以后
4、饭前
服药前
5、与心脏同一水平线
6、记录下来

高血压患者，特别建议每天早晚各测量一次血压，并连续监测一个月，以便更好地了解血压波动情况。同时，务必遵循医生的指导，进行必要的药物治疗，并结合非药物治疗措施，如控制体重、适量运动、保持健康饮食等，以维护心血管健康。

正确测量血压是了解自身健康状况的重要一环。通过掌握上述步骤和注意事项，大众老百姓可以轻松学会如何在家中准确测量血压。记得定期监测血压，并根据测量结果及时调整生活方式或就医咨询，以保障心血管健康。

（这里对血压测量方法不进行详细介绍，具体内容详见系列丛书之诊断治疗篇）

（二）家庭血压计的选择

在选择家庭血压计时，推荐优先考虑电子血压计，因其操作简便、读数直观且便于携带，同时确保具备测量收缩压、舒张压和心率的基本功能。进一步地，可选购带有记忆功能、语音播报和大屏显示的高端型号，以提升使用体验。品牌上，应选择知名且通过 ESH、BSH、AAMI 等国际认证的品牌，以保证产品的准确性和可靠性。此外，袖带尺寸需与自身上臂围相匹配，袖带宽度约为上臂围的 40%，长度覆盖上臂的 2/3，以确保测量结果的准确性。

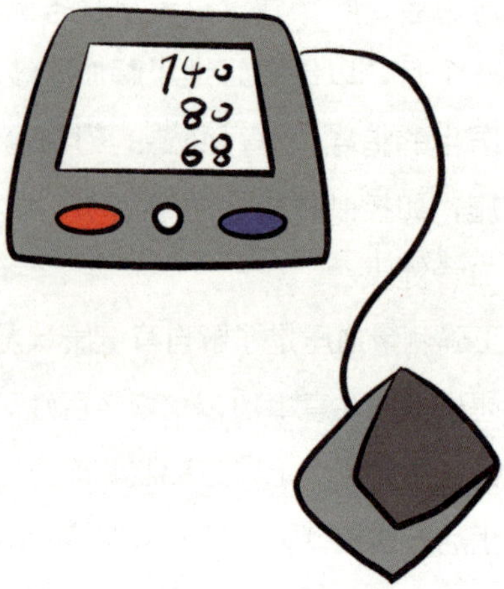

（这里对家庭血压计的选择不进行详细介绍，具体内容详见系列丛书之诊断治疗篇）

（三）血压记录和分析

血压数据的准确记录与深入分析，是掌握个人健康状况及监测血压动态变化的关键步骤。以下是一套详尽且条理清晰的指南，旨在帮助您更有效地管理这一过程。

第一步：确立记录习惯

每次进行血压测量时，首要任务是详细记录数据。这包括具体的收缩压与舒张压数值，同时标注测量的日期、时间，甚至可以考虑加入测量时的心率信息。这些数据点将构成您血压状况的基础档案。

第二步：选择高效记录工具

为了方便数据的整理与回顾，选择一个适合自己的记录工具至关重要。这可以是传统的血压日记本，也可以是现代化的血压记录应用程序或电子表格。这些工具不仅能帮助您快速记录数据，还能提供图表分析功能，使数据可视化，更易于理解。

日常血压记录跟踪表

		星期一	星期二	星期三	星期四	星期五	星期六	星期日
上午	高压 低压 脉搏							
中午	高压 低压 脉搏							
下午	高压 低压 脉搏							

第三步：规划定期测量

制定一个固定的血压测量计划，比如每天早晚各测量一次，并确保每次测量都在相近的时间段内进行。这样的规律性测量有助于捕捉血压的真实波动情况，从而更准确地评估您的血压状况。

第四步：关注测量环境与状态

在记录血压数据时，不要忽视测量时的环境和个人状态。记录是否处于静息状态、是否刚完成体力活动、是否进食等因素，因为这些都可能对血压值产生影响。通过综合考虑这些条件，您可以更准确地解读数据。

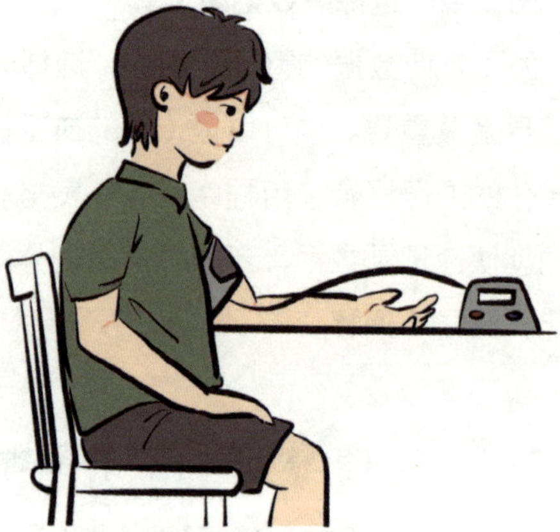

额外注意事项：

（1）保持测量一致性：尽量在每次测量时都保持相同的条件，如坐姿、手臂位置等，以减少测量误差。

（2）与医生沟通：将您的血压数据与医生分享，寻求他们的专业意见。医生可以根据您的数据提供个性化的健康建议或治疗方案。

（3）考虑生活因素：在分析血压数据时，不要忽视日常生活习惯对血压的影响。比如，饮食、运动、药物使用、压力管理等都可能成为影响血压的重要因素。

（4）了解正常标准：熟悉正常血压范围和高血压的定义，这将帮助您更准确地评估自己的血压状况。正常血压范围，收缩压＜140mmHg，舒张压＜90mmHg。

正确记录与分析血压数据对于维护个人健康具有重要意义。通过遵循上述指南，并与医生紧密合作，您将能够更好地管理自己的血压状况，享受更健康的生活。

四、早期干预的措施

（一）发现高血压倾向后的应对方法

相关调查数据表明，在我国，年轻人高血压的患病率正在持续上升，患病人数大幅增加。因此，我们强烈呼吁年轻人要对自身的健康保持高度警惕，重视血压的监测；养成健康的生活方式，积极管理血压；遵循医师的建议，确保将血压控制在目标值范围内，以降低心脑血管疾病的患病率，争取早日实现我国心脑血管疾病的防治重要转折点。

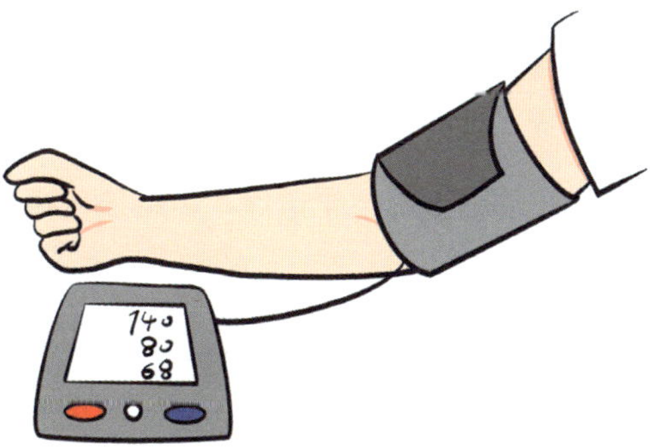

一旦您察觉到自己的血压升高，应开始积极进行家庭血压监测，以便更好地掌握自身的血压情况。建议您至少

连续一周进行监测，每天测量四次，包括清晨空腹、上午 9 ~ 10 时、下午 3 ~ 5 时和晚上 7 ~ 9 时，并妥善记录这些数值。之后，最好每天早晚都测量血压。

如果您发现自己的血压已经达到 130 ~ 139/80 ~ 90mmHg，这被归类为临界高血压。通过积极改善生活方式，很可能可以逆转这一趋势。

如果在经过三个月的生活方式调整后，您仍未能将血压降至 130/80mmHg 以下，甚至出现上升趋势，建议尽早咨询医生，前往门诊就诊。

如果您的自我监测结果显示血压持续在 140/90mmHg 以上，也应尽早就医，并听从医生的建议，包括是否需要药物治疗。

高血压已经不再是中老年人的专属，患者年轻化趋势越来越明显。尽管医生一再强调高血压诊疗的重要意义，目前仍有近半数患者不能及时知晓自身血压升高，未能规范诊治，导致更严重的心脑血管疾病及其并发症的增多。因此，广大青年朋友一定要积极改善生活方式，同时主动筛查、尽早治疗，把高血压扼杀在萌芽之中。

（二）医生指导下的生活方式调整

面对高血压，第一步也是最关键的一步，就是寻求医生的帮助。医生会根据你的具体情况，比如年龄、性别、家族病史、生活习惯等，制定个性化的治疗方案。记住，每个人的身体状况都是独一无二的，因此，不要盲目跟风别人的降压方法，而是要在医生的指导下进行。

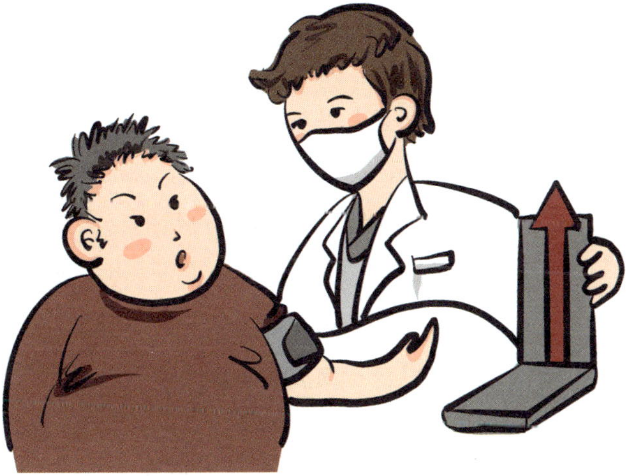

（1）饮食调整，吃出健康好血压：少盐多钾：盐吃多了，血压容易飙升。试着用醋、柠檬汁等调味，减少食盐摄入。同时，多吃香蕉、土豆等富含钾的食物，它们能帮忙降低血压。

多吃蔬菜水果：五颜六色的蔬果里藏着丰富的维生素、矿物质和纤维，对血管特别友好。每天吃够五份（约半碗到一碗的量），让身体充满活力。

适量蛋白质：鱼、禽、蛋、奶都是优质蛋白的好来源，但要适量，尤其是红肉和加工肉类，要少吃为妙。

（2）动起来，让身体更轻盈：运动是降压的良药。

不需要剧烈运动，散步、慢跑、游泳、瑜伽……选择自己喜欢的，每周坚持三到五次，每次半小时到一个小时，就能让血压乖乖听话。记得运动前咨询医生，安全第一哦！

（3）减压放松，心情愉悦也降压：压力大，血压也跟着凑热闹。学会放松自己，听听音乐、看看书、做做深呼吸，或者和家人朋友聊聊天，都是不错的解压方式。保持乐观的心态，笑一笑，十年少，血压也轻松。

（4）戒烟限酒，远离不良嗜好：吸烟喝酒，高血压的大忌。香烟中的尼古丁会让血管收缩，血压升高；酒精也是刺激血压升高的“帮凶”。为了健康，果断戒烟，适量饮酒（最好是不喝），让身体回归自然状态。

（三）血压记录和分析

随着医学知识的普及和健康意识的提升，越来越多的人开始重视高血压的早期干预。今天，我们就通过几个贴近大众生活的案例，来聊聊高血压早期干预的重要性及方法，让每个人都能成为自己健康的第一责任人。

案例一：李阿姨的“意外发现”

李阿姨是一位退休教师，平日里爱跳广场舞，身体一直不错。直到去年社区组织的一次免费体检中，她的血压读数让全家人都吓了一跳——高压 160mmHg，低压 100mmHg，远超正常范围。起初，李阿姨并不以为意，“我平时能吃能睡，哪像有高血压的样子？”但在家人的坚持下，她去了医院进一步检查，确诊为高血压。

医生建议李阿姨调整生活方式以改善健康状况。她开

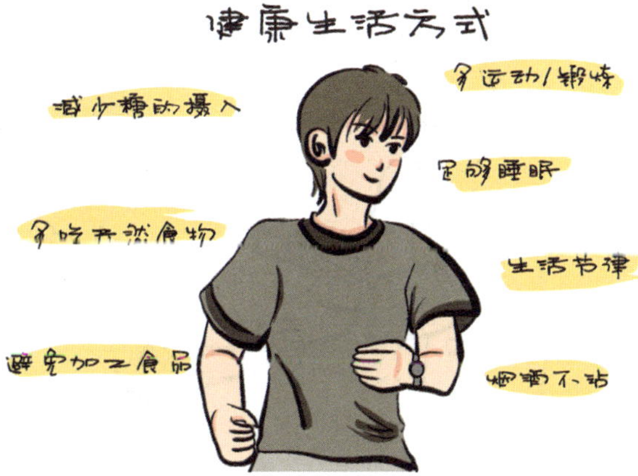
健康生活方式
多运动/锻炼
减少糖的摄入
足够睡眠
多吃清淡食物
生活节律
避免加工食品
烟酒不沾

始减少盐的摄入，每天控制在 5 克以内，并增加蔬菜、水果和全谷物的摄入，以保持饮食均衡。

同时，她还戒掉了多年的麻将瘾，改为每天散步和打太极，以此锻炼身体并放松心情。此外，李阿姨学会了在家使用电子血压计监测血压，每天早晚各一次，并记录下数据，以便医生根据血压变化调整治疗方案。在医生的指导下，她也开始服用降压药物，并坚持定期复查。

经过半年的努力，李阿姨的血压逐渐稳定在正常范围内，她感到精神状态更好了，睡眠质量也有所提升。更重要的是，她意识到健康管理的重要性，成为社区里的健康宣传员，鼓励更多人关注自己的血压健康。

案例二：小张的“年轻警钟”

小张是一位 IT 工程师，工作繁忙，经常加班到深夜，饮食也不规律，外卖成了他的“家常便饭”。一次偶然

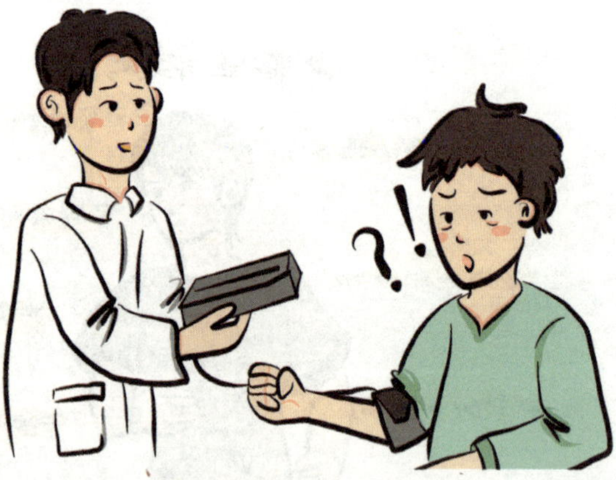

的机会，在单位组织的年度体检中，小张被查出患有轻度高血压，这让他大吃一惊："我这么年轻，怎么会得高血压？"

小张为了改善自己的健康状况，开始调整作息时间，尽量保证每天 7 ~ 8 小时的睡眠，并减少熬夜加班的频率，同时利用午休时间进行短暂休息以缓解工作压力。在饮食方面，他告别了高油高盐的外卖，开始自己带饭，注重食物的营养搭配，多吃富含钾、镁等元素的蔬菜和水果，同时减少盐分摄入。为了进一步增强体质和缓解压力，小张加入了公司的健身俱乐部，每周至少进行三次有氧运动，如跑步、游泳等。此外，他还学会了通过冥想、瑜伽等方式来放松心情，减少焦虑情绪对血压的影响。

经过三个月的坚持，小张的血压有了明显下降，虽然还未完全恢复正常，但他已经看到了改变的力量。更重要的是，他学会了如何平衡工作与生活，更加注重身心健康。

通过以上的案例，我们可以看到，高血压的早期干预是完全可行的，而且效果显著。关键在于我们要增强健康意识，学会自我管理，积极采取科学的生活方式和治疗措施。高血压不是洪水猛兽，只要我们重视它，勇敢面对，就一定能够战胜它！

第九章 一天24小时血压管理

一、24小时血压是恒定不变的吗？

大家有没有想过，我们的血压在一天之中是不是像钟表一样，恒定不变呢？可能很多人会觉得，血压嘛，不就是个固定的数值嘛，怎么会变呢？但其实，血压可是个“多变的小家伙”，它在一天之中可是有着不小的波动呢！

血压就是血液在血管里流动时对血管壁产生的压力。它有两个值，一个是收缩压，就是心脏收缩时血液对血管的压力；另一个是舒张压，就是心脏舒张时血液对血管的压力。

那么，血压为什么会波动呢？这主要是因为我们的身体在活动、休息、吃饭、睡觉等不同的状态下，对血液的需求和供应都会发生变化。就像我们跑步时，心脏需要更用力地跳动，才能供应足够的血液和氧气给肌肉，这时血压就会升高。而当我们睡觉时，身体放松，血液流动也减慢，血压就会降低。

所以，你看，血压并不是恒定不变的。它在一天之中，会随着我们的活动和身体状态的变化而波动。

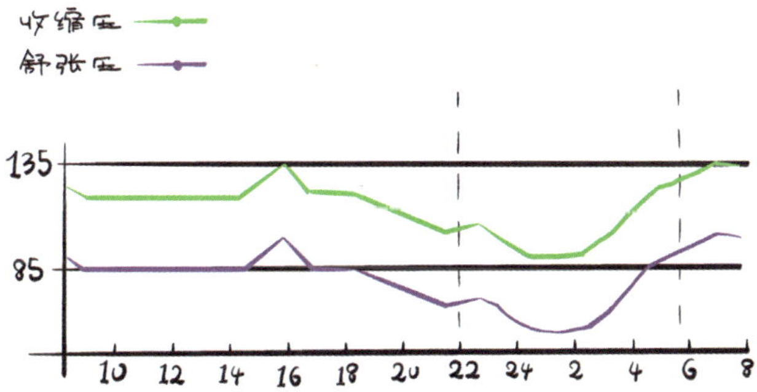

一般来说，早晨起床后血压会逐渐升高，形成一个早晨血压高峰。这是因为早晨人体从睡眠状态转为清醒状态，需要更多的血液和氧气来供应大脑和身体。除了早晨的血

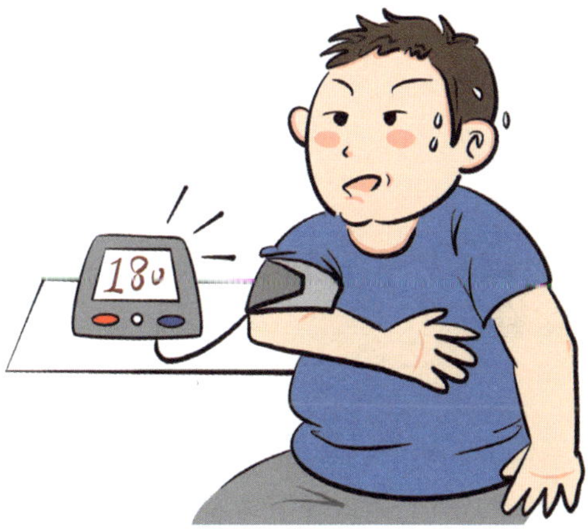

压高峰外，大部分人在下午到傍晚时段还会迎来第二个血压高峰，这通常被称为晚高峰。晚高峰的具体时间因个体差异而有所不同，但一般来说，它出现在下午 4 点到晚上 8 点之间。在这个时间段内，血压会逐渐升高，并在某个时刻达到峰值。

不过，也有研究显示，对于某些人群，晚高峰可能出现在稍晚一些的时间，如晚上 6 点左右。而到了夜间，血压则会逐渐下降，形成一个夜间血压低谷。这是因为夜间人体处于休息状态，血液流动减慢，血压也会相应降低。

了解了血压的波动规律，我们就可以更好地管理自己的血压了。比如，在早晨血压高峰到来之前，我们可以避免剧烈运动和情绪激动，以免血压过高。而在夜间，我们可以保持良好的睡眠环境，让血压能够顺利下降。

总之，血压并不是恒定不变的，它在一天之中会有着自然的波动。了解了这个“多变的家伙”，我们就可以更好地与它相处，保持身体的健康啦！所以，记得时常关注自己的血压变化哦！

二、“6:00 ~ 10:00 血压晨峰”

在晨光初破的温柔时刻，当世界渐渐苏醒，我们的身体也在悄悄地进行着一场不为人知的“晨间仪式”——那就是血压晨峰现象。想象一下，每天清晨 6 点到 10 点，就像是我们身体内部的“小闹钟”准时响起，提醒着血压开始了它的一天中最激动人心的“攀登”。今天，就让我们一起揭开这个守护健康的清晨秘密吧！

（一）什么是血压晨峰?

血压晨峰就是人体在清晨醒来后的一段时间内（通常是 6:00 ~ 10:00），血压从相对较低的水平迅速上升到一个高峰的现象。这就像是山间清晨的薄雾被阳光驱散，一切都变得清晰而活跃起来。不过，对于我们的血管系统来说，这个“高峰”如果过于陡峭，就可能成为健康的隐患。

（二）为什么会出现血压晨峰?

我们的身体内置着一个精密的生物钟，它精心调控着我们的睡眠与觉醒循环。当清晨的第一缕阳光悄悄溜进房间，生物钟便温柔地唤醒我们:“是时候迎接新的一天了！”随着交感神经的逐渐兴奋，心跳加速，血管悄然收缩，推动着血压缓缓攀上晨间的高峰。

与此同时，身体还巧妙地释放肾上腺素与去甲肾上腺素等激素，它们如同为心脏与血管注入活力的“小马达”，

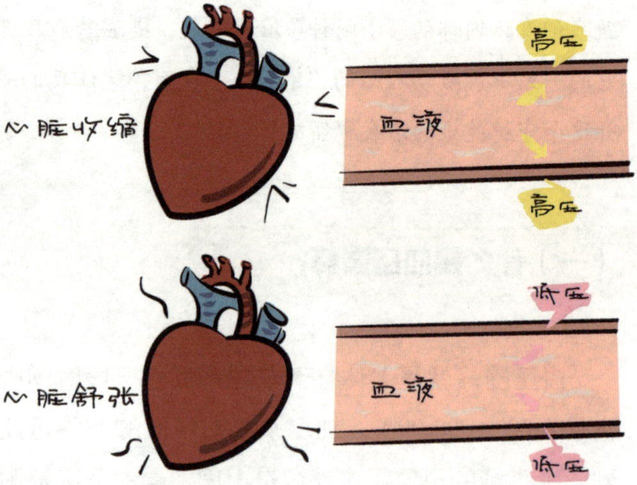

进一步助推血压攀升。而夜间睡眠中，身体通过自然过程流失了部分水分，使得血液相对浓缩，无形中增加了血管内的压力，共同构成了血压晨峰的独特现象。

（三）血压晨峰的危害

别小看这短短的几个小时，血压晨峰可是心脑血管疾病的“高发时段”。就像河流在狭窄处容易形成激流一样，血压的急剧上升也可能对血管壁造成冲击，增加中风、心肌梗死等风险。特别是对于那些已经患有高血压、糖尿病或心血管疾病的人来说，更是需要格外警惕。

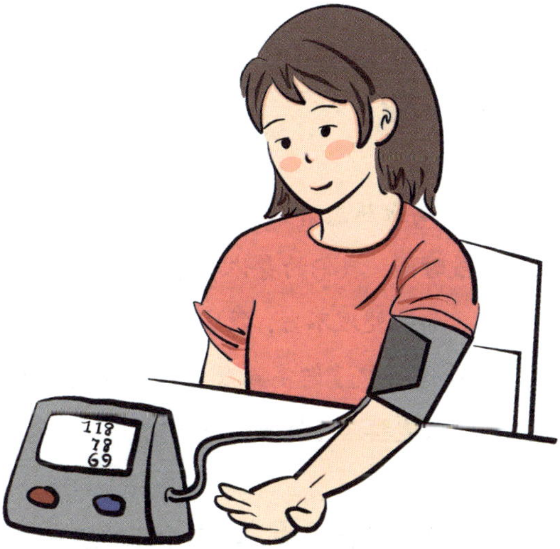

（四）如何应对血压晨峰？

为了有效管理血压晨峰现象，我们应当努力维持规律的作息习惯，确保充足的睡眠并避免熬夜，以此稳定生物钟的运作。清晨醒来时，不妨先悠闲地在床上静躺几分钟，随后缓缓起身，给予身体充分的适应时间。同时，记得在睡前及醒来后适量补充水分，这有助于稀释血液，减轻血管压力。此外，定期监测血压，特别是清晨这一关键时段，对于掌握自身血压变化至关重要。若已确诊为高血压，务必严格遵循医嘱，按时按量服用降压药物，并定期进行复查，以确保血压得到有效控制。

三、早上起床后的黄金六步曲

对于高血压患者来说，早上起床后的那段时间特别重要，这段时间，我们的身体从休眠状态逐渐苏醒，血压也开始上升。如果处理不当，很容易引发一些健康问题。今天，就让我带你一起了解高血压患者早上起床后的“黄金六步曲”，轻松迎接活力满满的一天！

第一步：慢慢起床，享受宁静的早晨

早上醒来，不要急着一下子从床上起来。可以先躺一会儿，享受一下宁静的早晨时光。你可以伸几个懒腰，活动一下关节，让身体慢慢适应从睡眠到清醒的过程。这样的缓慢起床方式可以避免血压突然升高，给你一个温和的起床体验。记住，起床动作要轻柔，尽量放慢节奏哦！

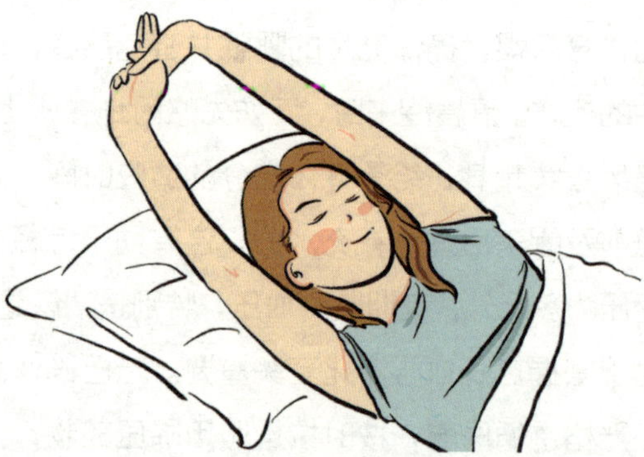

第二步：喝一杯温水，滋润身心

起床后，先喝一杯温水。温水可以帮助你补充水分，因为睡觉时身体可能会流失一些水分。同时，温水还能促进肠胃蠕动，让你感觉更舒适。而且，它还能稍微降低血液黏稠度，对控制血压也有好处。记得哦，喝温水就好，不要太烫也不要太冷，温度适宜才能更好地呵护你的身体。

第三步：测量血压，心中有数

起床后，别忘了测量一下血压。了解自己的血压状况，可以更好地管理它。如果血压偏高，那就要注意接下来的步骤，尽量让血压平稳下来。你可以准备一个家用血压计，每天早上起床后测量一下，记录下数据，以便更好地掌握自己的血压状况。

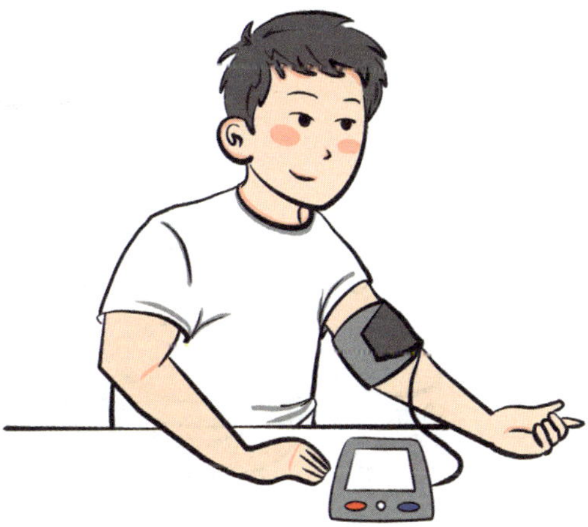

第四步：轻松晨练，享受运动的乐趣

简单的晨练对高血压患者特别有益。你可以做做伸展运动，比如伸展手臂、扭扭腰等，这些动作可以帮助你放松肌肉，缓解身体的僵硬感。或者散散步，呼吸一下新鲜空气，感受大自然的美丽。如果你喜欢太极，也可以打打太极，它既能锻炼身体，又能培养气质。记住，晨练的动作要慢、要轻柔，别太剧烈，以免血压突然升高。享受运动的乐趣，让身体更健康！

第五步：营养早餐，均衡搭配

早餐是一天中最重要的一餐，对高血压患者来说更是如此。一份均衡的早餐应该包含全谷物、蛋白质和健康脂肪。比如，你可以选择一碗燕麦粥作为主食，它富含膳食纤维和营养成分；再配上一个煮鸡蛋或者一些豆腐等优质

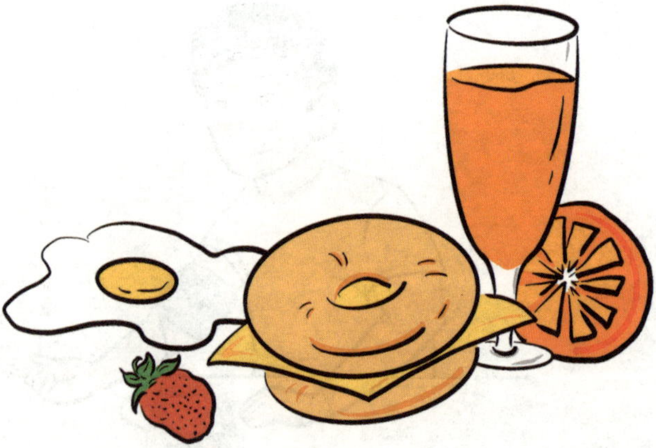

蛋白质来源；还可以加入一些新鲜水果或者蔬菜来提供丰富的维生素和矿物质。

第六步：好心情，迎接新一天

高血压和心情也有很大关系，保持愉快的心情可以让血压更加稳定。所以，早上起床后不妨给自己一个微笑，告诉自己："今天又是美好的一天！"你可以听听喜欢的音乐、看看有趣的节目或者和家人朋友聊聊天来放松心情。保持好心情不仅能让血压更稳定还能让你的一天更加美好！

以上就是高血压患者早上起床后的"黄金六步曲"，简单易行却非常有效。健康管理是一个持续的过程。从每一个清晨开始，让我们一起迈向更健康、更美好的生活吧！

四、喝200毫升温水，稀释血液降血压

当我们夜间进入梦乡时，身体虽然处于休息状态，但水分仍在不断流失，通过呼吸、皮肤蒸发和尿液排出。经过一夜的睡眠，早上起床时，人体往往处于相对缺水的状态，血液因此变得黏稠。黏稠的血液不仅流动缓慢，还容易形成血栓，增加心脑血管疾病的风险。对于高血压患者来说，这无疑是雪上加霜。

温水，这一看似平凡无奇的饮品，却拥有辅助稀释血液的神奇魔力。当我们空腹喝下这 200 毫升温水时，水分迅速被血液吸收，有效降低了血液的黏稠度。血液变得稀薄，流动更加顺畅，从而减少了血栓的形成风险，降低了心脑血管疾病的发病率。

在选择温水时，温度要适中，既不要过热也不要过冷。过热的水容易烫伤食道黏膜，长期饮用还可能诱发食道癌；而过冷的水则可能刺激肠胃，引起不适。一般来说，水温以不烫口又不感到凉为宜，20 ~ 25℃最为合适。

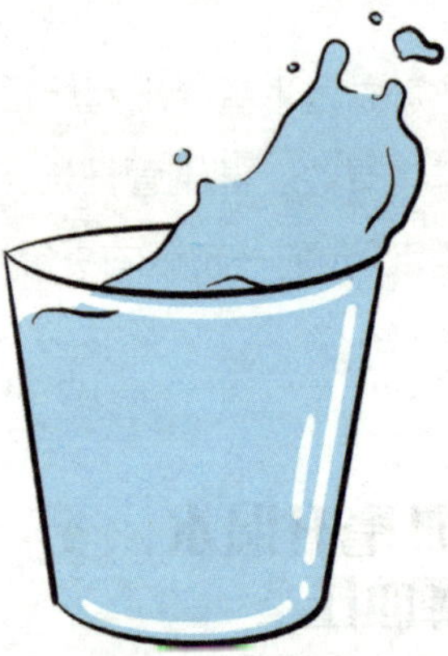

至于饮水量，200 毫升是一个既不过多也不过少的选择。这个量既能有效稀释血液，又不会给身体带来额外的负担。当然，具体饮水量还需根据个人体质和活动量进行调整。但无论如何，早上起床后空腹喝一杯温水是一个值得推荐的好习惯。

喝温水对健康的益处是多方面的，它不仅有助于降低血液黏稠度、辅助控制血压，还能在促进新陈代谢、增强免疫力、改善消化系统功能等方面发挥积极作用。

（一）促进新陈代谢

喝温水可以刺激肠胃蠕动，加速体内废物的排出，从而促进新陈代谢。温水分子更容易被身体吸收，有助于参与体内的化学反应，提高新陈代谢效率。

长期饮用温开水，有助于身体更有效地利用能量，减少脂肪堆积，对于维持健康体重和预防肥胖有一定帮助。此外，新陈代谢的加快还有助于身体各系统的正常运作，提升整体健康水平。

（二）增强免疫力

温水有助于保持呼吸道和消化道的湿润，减少细菌病毒的入侵机会。同时，适量饮水可以促进体内毒素和废物的排出，减轻身体负担，从而增强免疫力。

喝温水可以降低感冒、上呼吸道感染等疾病的发病率。对于已经感冒或咳嗽的人群，喝温水还能起到缓解症状的作用。此外，温水还能促进血液循环，有助于身体各部位获得充足的氧气和营养，进一步增强免疫力。

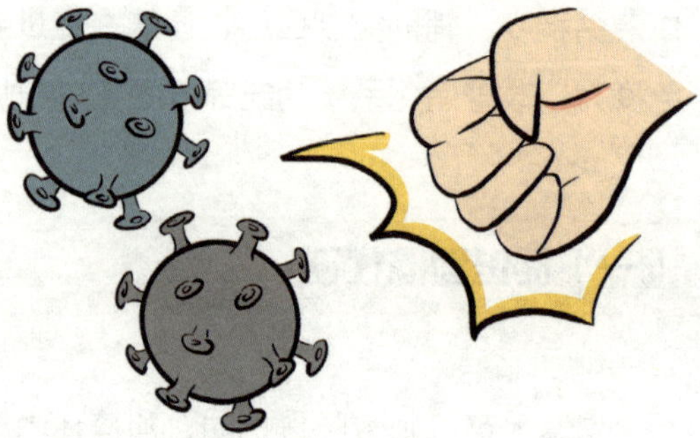

（三）改善消化系统功能

温水可以刺激胃液分泌，帮助食物更好地消化和吸收。同时，它还能软化大便，减少便秘的发生。对于胃肠道功能较弱的人群来说，喝温水更是一种温和的调理方式。

长期喝温水有助于保持肠道健康，预防便秘、腹胀等消化不良症状。此外，温水还能促进肠道蠕动，帮助身体及时排出宿便和毒素，减轻肠道负担。

（四）促进血液循环

喝温水可以扩张血管，增加血液流动性，从而降低血液黏稠度。这有助于预防血栓的形成和心血管疾病的发生。

适量饮用温开水可以保持血液循环畅通无阻，为身体各部位提供充足的氧气和营养。对于中老年人来说，喝温水更是一种预防心脑血管疾病的有效手段。

（五）缓解疲劳和改善睡眠

温水有助于放松紧张的肌肉和神经，缓解身体的疲劳感。同时，适量饮水还能改善睡眠质量，帮助人们更快进入深度睡眠状态。

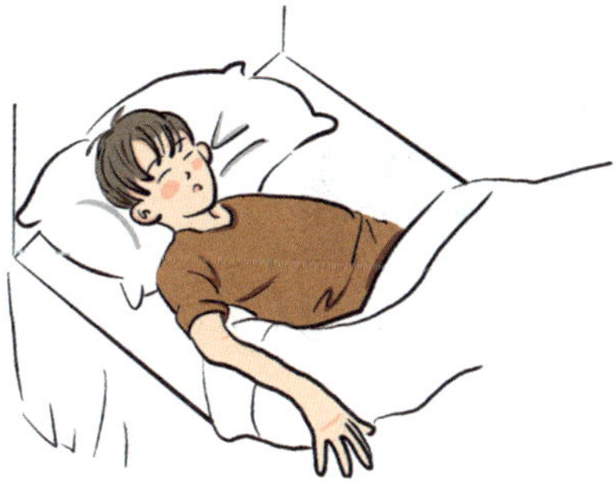

在忙碌的工作或学习之余，喝一杯温水可以让人迅速恢复精力。晚上临睡前适量饮水则有助于缓解夜间口渴和尿频等问题，提高睡眠质量。

喝温水是一种简单而有效的健康习惯它不仅能辅助控制血压、促进新陈代谢和增强免疫力还能在改善消化系统功能、促进血液循环以及缓解疲劳和改善睡眠等方面发挥积极作用。因此我们应该养成每天适量饮用温开水的良好习惯让身体得到更好地呵护。当然在饮水时也要注意适量避免过量饮水给身体带来不必要的负担。

五、定时排便：一种简单却重要的健康管理策略

今天我们来聊聊一个既接地气又关乎健康的话题——高血压患者定时排便的好处。别小看这个习惯哦，它可是维护我们身体健康的小秘密呢！

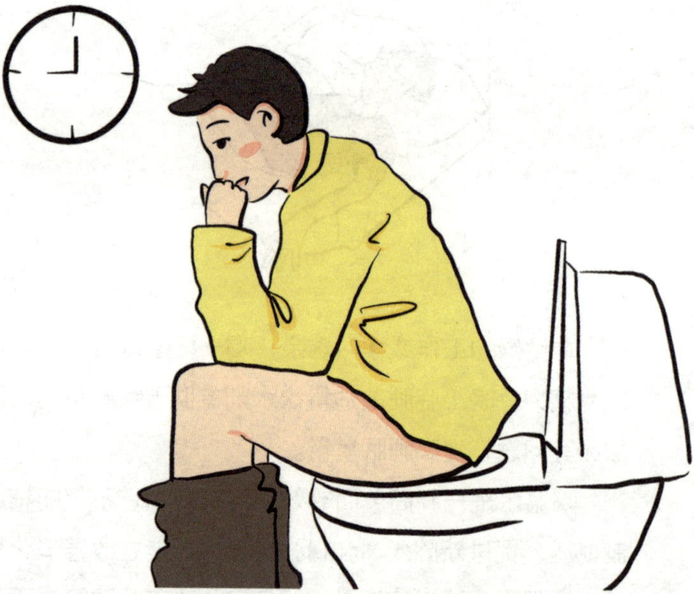

高血压患者，需要时刻关注自己的身体状况，那么，定时排便和高血压有什么关系呢？其实，关系可大了！

（一）减轻身体负担，稳定血压

想象一下，如果你体内堆积了很多废物，是不是会觉得肚子胀胀的，很不舒服？对于高血压患者来说，这种感觉可能会让血压更加不稳定。而定时排便，就像给身体做一次“大扫除”，把不需要的东西都排出去，身体轻松了，血压自然也就更稳定了。

（二）改善肠道健康，减少并发症风险

肠道健康可是个大话题！你知道吗，肠道里住着很多细菌，它们有的对我们好，有的则可能捣乱。定时排便可以帮助维持肠道内的细菌平衡，减少有害细菌的滋生。这样一来，不仅肠道更健康，还能降低因为肠道问题引发的高血压并发症风险，比如便秘导致的血压骤升。

（三）缓解精神压力，有助血压控制

排便不畅，是不是会让人觉得很烦躁？这种烦躁感其实也会让血压升高。反过来，如果你养成了定时排便的好习惯，身体顺畅了，心情也会跟着好起来。心情一好，血压也就更容易控制在正常范围内了。

（四）促进生活规律，提升整体健康

定时排便其实是一种生活规律的表现。当你养成了这个习惯，你会发现自己的生活变得更加有条理，饮食、睡眠、运动……这些都会跟着变得规律起来。而规律的生活，正是高血压患者最需要的，它能帮助你全面提升身体健康，更好地对抗高血压这个“隐形杀手”。

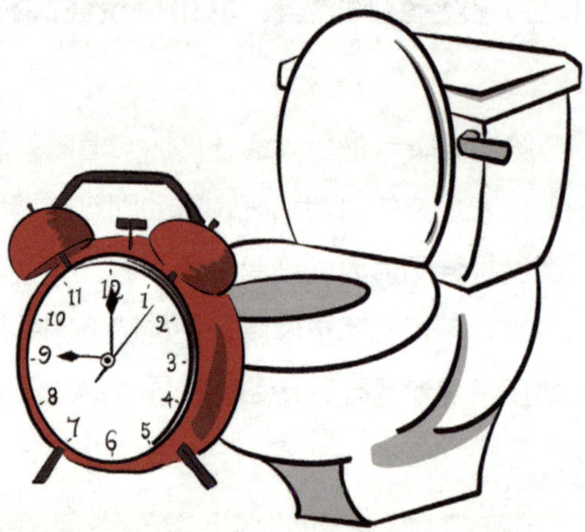

那么，怎么养成定时排便的好习惯呢？这里有几个小建议：

定时定点：尽量每天固定一个时间去厕所，让身体形成习惯。

多喝水：充足的水分可以帮助软化粪便，让排便更顺畅。

多吃蔬果：蔬果里的纤维素是肠道的好朋友，能帮助肠道运动起来。

适量运动：运动不仅能强身健体，还能促进肠道蠕动哦。

放松心情：有时候，太紧张也会导致排便不畅，所以放松心情很重要。

对于高血压患者来说，每一个小细节都可能关乎健康大局。所以，从今天开始，不妨把定时排便也加入你的健康管理计划中去吧！

六、用温水洗漱，避免血压骤升

今天，我们就来聊聊一个简单却实用的健康小贴士——用温水洗漱，如何在日常生活中温柔地守护我们的血压，避免不必要的骤升。

你可能会问，洗漱这样的小事，怎么就跟血压扯上关系了呢？其实，水温的选择在不经意间就能影响我们的身体反应，尤其是对血压的影响。

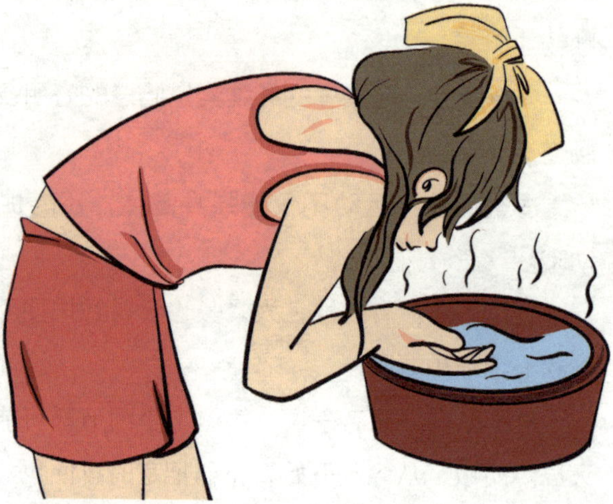

冷水刺激：在寒冷的早晨，用冷水洗脸或刷牙，虽然能带来短暂的清醒感，但冷水接触皮肤时，会引起血管迅速收缩，以减少热量的散失。这种突然的血管收缩，对于血压已经偏高或血管弹性较差的人来说，可能会导致血压短暂上升，增加心脏负担，甚至诱发心脑血管疾病。

热水过度：相反，如果使用过热的水洗漱，虽然感觉舒适，但长时间的高温刺激也会使血管扩张，特别是在冬季，室内外温差大，突然暴露于高温环境后，再回到寒冷的室外，这种温差变化同样不利于血压的稳定。

那么，什么样的水温才是最适合的呢？答案是：介于冷水与热水之间的温度，通常我们认为在 35 ~ 40℃之间较为适宜。这个温度既不会过冷刺激血管收缩，也不会过热导致血管扩张过度，而是能够温和地呵护我们的皮肤和血管。

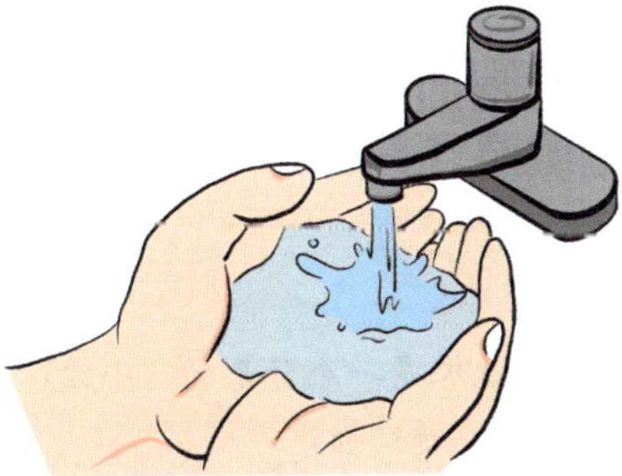

1. 温和唤醒，减少应激

早晨起床时，用温水轻轻拍打面部，不仅能帮助我们逐渐从睡眠状态中清醒过来，还能减少因突然接触冷水或热水而产生的应激反应，从而有利于血压的平稳过渡。

2. 促进血液循环

温水能够适度促进血液循环，帮助身体各部位更好地获取氧气和营养，同时也有助于代谢废物的排出，这对维护心血管健康至关重要。

3. 舒缓压力，放松心情

在忙碌一天后，用温水洗漱还能起到放松身心的作用。温暖的水流轻轻拂过肌肤，仿佛带走了一天的疲惫和紧张，有助于降低心理压力，而良好的心理状态也是维持血压稳定的重要因素之一。

温水洗漱，虽是一个小小的生活习惯，却蕴含着守护健康的大学问。在这个快节奏的时代，让我们从细微之处做起，用温水洗漱的温柔力量，为自己的血压健康保驾护航。健康不是一蹴而就的，而是需要我们在日常生活中持之以恒地呵护与积累。

七、按时测血压，遵医嘱服降压药

高血压就像是一个隐形的“小偷”，悄无声息地偷走了我们的健康。不过别怕，今天咱们就来聊聊如何成为自己健康的小卫士，把高血压这个“小偷”拒之门外。秘诀就是：按时测血压，遵医嘱服降压药！

为什么按时测血压那么重要？

如果你是一位勇敢的骑士，那么血压计就是你的“魔法盾牌”。它能告诉你，你的身体是不是正面临着高压的挑战。按时测血压，就像是定期检查你的“盾牌”是否完好无损，这样你就能及时发现问题，做好准备。

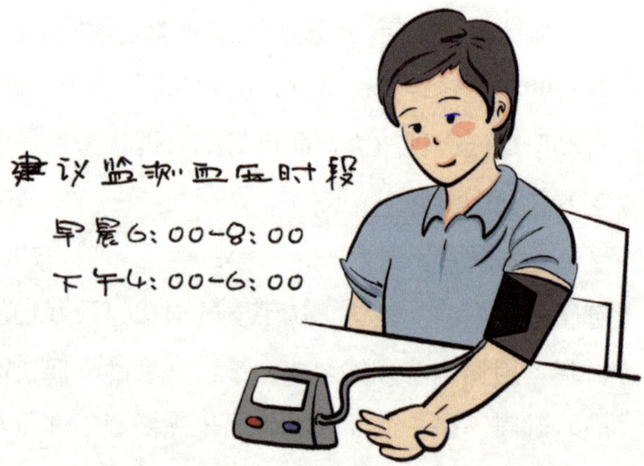

高血压可不是闹着玩的，它就像是身体里的一场无声的风暴，悄悄损害着你的血管和心脏。通过定期测量，你可以了解自己的血压状况，一旦发现异常，就能及时采取措施，避免更大的健康危机。

遵医嘱服降压药，为何是关键?

降压药，就像是专门为高血压患者定制的“魔法药水”。医牛根据你的具体情况，为你量身定制这份“药水”，帮助你的血压保持稳定。但是，这“药水”可不是随便喝的，得遵医嘱！

有的朋友可能会想：“我感觉挺好的，今天就不吃药了吧。”哎呀，这可不行！高血压是个顽固的家伙，它不会因为你感觉不错就放过你。只有按时服药，才能持续有效地控制它。

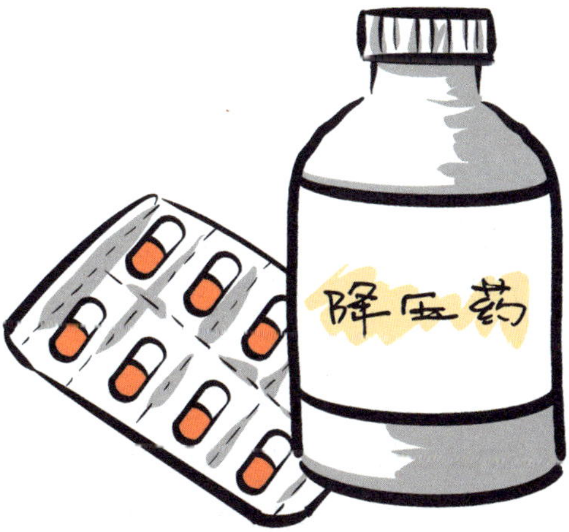

如果你是一位园丁，降压药就是你手中的“神奇肥料”。只有按时施肥，你的“健康之花”才能茁壮成长，绽放出美丽的光彩。

小贴士：让健康成为习惯

定时测量：把测血压变成每天的习惯，就像刷牙一样自然。

记录数据：每次测量后，记得把数据记录下来，这样医生就能更准确地了解你的状况。

按时服药：把降压药放在显眼的地方，每天提醒自己按时服用。

健康生活：除了服药，别忘了健康饮食、适量运动和放松心情，这些都是你的“健康助手”。

高血压并不可怕，只要我们按时测血压，遵医嘱服降压药，就能把它控制在可控范围内。让我们一起努力，成为自己健康的小卫士，守护好我们的“健康城堡”吧！

八、早起不能做的3件事

在现代社会，随着生活节奏的加快和饮食习惯的改变，高血压这一“隐形杀手”正悄然影响着越来越多人的健康。对于高血压患者而言，日常生活中的每一个细节都至关重要，尤其是在清晨这一血压波动较大的时段。今天，我们就来聊聊高血压患者早起时应该避免的三件事，帮助大家更好地管理血压，守护健康。

（一）不要急于起床

清晨，当第一缕阳光透过窗帘，唤醒沉睡中的我们时，身体各系统也开始逐渐苏醒。然而，对于高血压患者而言，这个时段的血压往往处于一天中的高峰。人体在睡眠时，血液循环相对缓慢，血液浓稠度较高，而清晨醒来后，身体需要迅速调整以适应日常活动，此时血压会迅速上升。如果急于起床，动作过猛，很容易导致血压急剧波动，增加心脑血管意外的风险。

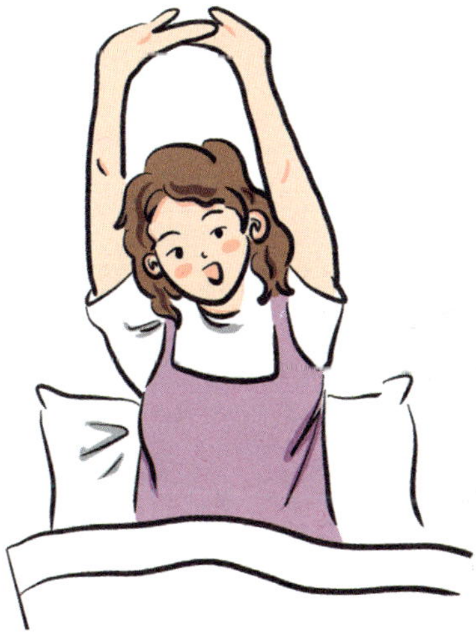

那我们应该如何做呢？

适当赖床：醒来后，不妨先在床上静躺几分钟，让身体逐渐适应从睡眠到清醒的状态。可以做一些简单的伸展运动，如缓慢转动头部、伸展四肢等，帮助身体放松。

慢慢起身：起床时动作要轻柔缓慢，避免突然站立。可以先侧身，用手支撑身体缓缓坐起，然后再下床活动。

定时监测：养成每天早起测量血压的习惯，及时了解自己的血压状况，并根据测量结果调整生活方式或就医咨询。

（二）不要空腹运动

很多高血压患者习惯早起后进行晨练，认为这样有助于降低血压、增强体质。然而，空腹运动对于高血压患者来说却并非明智之举。空腹状态下，人体血糖水平较低，此时进行运动容易引发低血糖反应，导致头晕、乏力、出汗等症状。同时，运动还会使心率加快、血液循环加速，进一步加重心脏负担，导致血压升高。

空腹运动不仅可能诱发低血糖反应，还可能因血压波动过大而增加心脑血管意外的风险。长期如此，还可能对身体的代谢功能造成不良影响，导致体重增加、血脂异常等问题。

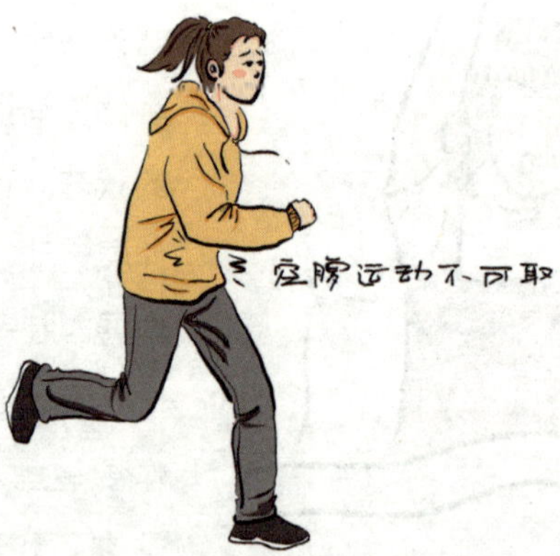

那我们应该如何应对呢？

合理安排运动时间：尽量避免空腹运动，可以在早餐后半小时至一小时再进行适量的运动。此时身体已经补充了能量，可以更好地适应运动的需求。

选择适宜的运动方式：高血压患者应选择低强度、有节奏的有氧运动，如散步、慢跑、太极拳等。避免进行高强度的剧烈运动，以免引发意外。

注意补充水分：运动前后要注意补充水分，保持身体的水电解质平衡。同时，避免在运动后立即饮用冷饮或含咖啡因的饮料，以免刺激血管导致血压升高。

（三）不要立即抽烟或喝咖啡

清晨醒来后，很多人有抽烟或喝咖啡提神的习惯。然而，对于高血压患者而言，这两个习惯却可能带来严重的健康隐患。烟草中的尼古丁等有害物质会使神经兴奋，导致血管收缩、血压升高；而咖啡中的咖啡因同样具有兴奋神经的作用，也会使血压升高。在清晨这个血压高峰时段抽烟或喝咖啡，不仅会导致血压急剧升高，还可能诱发心律失常、心绞痛等心血管事件。长期如此，还会加速动脉硬化的进程，增加心血管疾病的风险。此外，烟草中的有害物质还会损害肺部、肝脏等多个器官的健康。

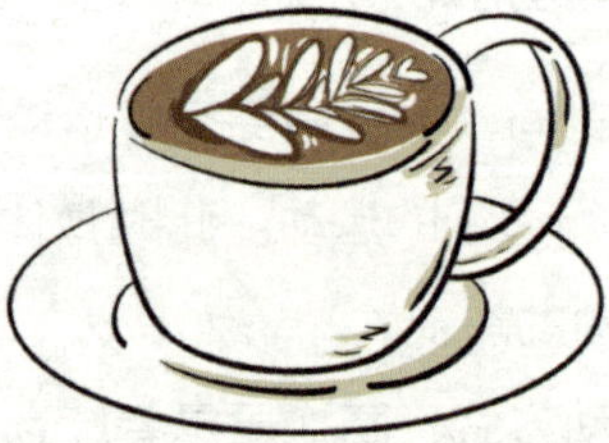

那我们应该如何做呢？

戒烟限酒：高血压患者应坚决戒烟，并限制酒精的摄入。如果实在难以戒烟，可以尝试逐步减少吸烟量或使用戒烟辅助工具。同时，避免在清晨或其他任何时段饮酒或喝咖啡。

培养健康习惯：用更健康的方式来提神醒脑，如深呼吸、听轻音乐、做简单的伸展运动等。这些方法不仅有助于缓解疲劳、提高注意力，还不会对血压造成不良影响。

保持平和心态：清晨醒来后，不妨先躺在床上放松几分钟，让心情逐渐平静下来。避免因为急于起床或忙于日常事务而产生焦虑、紧张等负面情绪。这些情绪同样会导致血压升高，对身体健康不利。

高血压作为一种常见的慢性疾病，需要患者在日常生活中进行长期的管理和控制。早起作为一天中血压波动较大的时段，更是需要高血压患者格外注意。通过避免急于起床、空腹运动以及立即抽烟或喝咖啡等不良习惯，我们可以有效地降低血压波动的风险，保护心脑血管的健康。同时，养成良好的生活习惯、保持平和的心态、定期监测血压并遵医嘱服药也是控制高血压的重要措施。

九、高血压患者，这 5 类早餐要少吃！

早餐，作为一天中最重要的一餐，对每个人的健康都至关重要。但对于高血压患者来说，早餐的选择更是关乎全天的血压控制和身体健康。有些早餐食物，虽然美味，但可能并不适合高血压患者。今天，我们就来聊聊高血压患者应该尽量少吃的 5 类早餐食物，帮助大家更好地管理血压，享受健康生活。

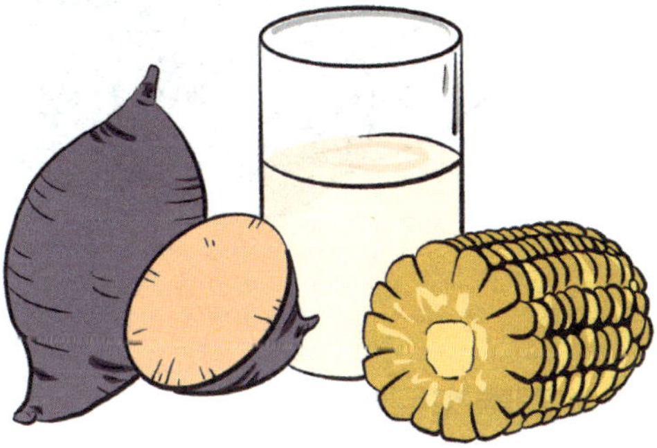

（一）高盐类早餐

为何要少吃：盐是高血压患者的“隐形敌人”。摄入过多的盐会导致体内的钠离子增多，进而引起水钠潴留，增加血容量，使血压升高。而早餐中的一些食物，如咸菜、咸肉、咸鸭蛋等，都是含盐量较高的“重灾区”。

潜在影响：长期摄入高盐早餐，不仅会导致血压升高，还可能加重肾脏负担，引发肾脏疾病。同时，高盐饮食还可能加速动脉硬化进程，增加心血管疾病的风险。

替代选择：高血压患者可以选择低盐或无盐的早餐食物，如新鲜蔬菜、水果、全谷类食物等。如果口味偏重，可以尝试使用香草、柠檬汁等天然调味品来增添风味。

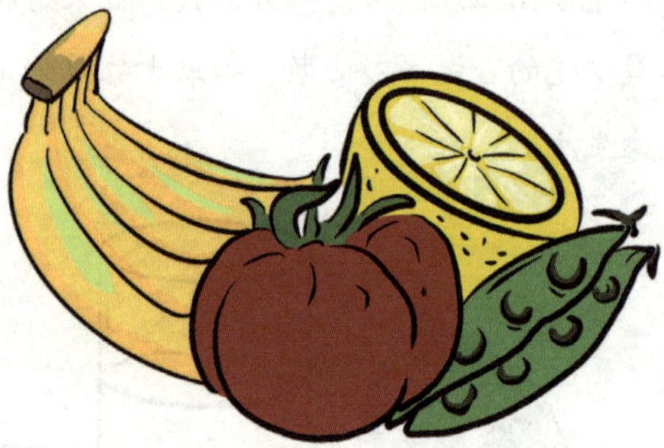

（二）高脂类早餐

为何要少吃：高脂肪的早餐食物，如油条、油饼、炸鸡等，不仅热量高，而且富含饱和脂肪酸和反式脂肪酸。这些脂肪酸摄入过多，会增加血液中的胆固醇含量，促进动脉硬化的形成，从而加重高血压病情。

潜在影响：高脂早餐不仅可能导致体重增加，还可能引发血脂异常，进一步损害心血管健康。长期摄入还可能增加糖尿病、脂肪肝等代谢性疾病的风险。

替代选择：高血压患者应选择低脂、高纤维的早餐食物，如燕麦、全麦面包、豆制品等。这些食物有助于降低胆固醇，保护心血管健康。

（三）高糖类早餐

为何要少吃：高糖早餐，如甜面包、甜饼干、糖果等，虽然能迅速提供能量，但也会导致血糖急剧升高。血糖的波动会影响血管的收缩和舒张功能，进而对血压产生不良影响。

潜在影响：长期摄入高糖早餐可能导致体重增加、血糖升高，甚至引发糖尿病。而糖尿病和高血压常常是"姊妹病"，相互恶化，对心血管系统造成双重打击。

替代选择：高血压患者应选择低糖或无糖的早餐食物，如粗粮、新鲜水果等。这些食物既能提供足够的能量，又能避免血糖的急剧升高。

（四）加工肉类早餐

为何要少吃：加工肉类，如香肠、火腿、培根等，通常含有较高的盐分、脂肪和添加剂。这些成分不仅可能导致血压升高，还可能增加心血管疾病和癌症的风险。

潜在影响：加工肉类中的亚硝酸盐等添加剂可能在体内转化为致癌物质，长期摄入对健康不利。同时，高盐和高脂的特性也使其成为高血压患者的“禁忌”。

替代选择：高血压患者可以选择新鲜的肉类作为早餐的一部分，如煮鸡蛋、蒸鸡胸肉等。这些食物富含蛋白质，且相对健康。

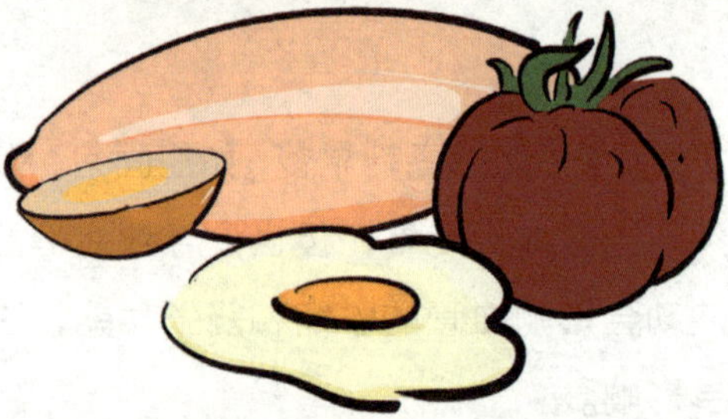

（五）刺激性饮品早餐

为何要少吃：一些刺激性饮品，如浓茶、咖啡、可乐等，含有咖啡因或其他刺激性成分。这些成分可能使心跳加速、血管收缩，从而导致血压升高。

潜在影响：长期大量摄入刺激性饮品可能导致失眠、焦虑、心悸等不适症状。对于高血压患者来说，还可能加重病情，增加心血管事件的风险。

替代选择：高血压患者可以选择温和的饮品作为早餐的一部分，如豆浆、牛奶、果蔬汁等。这些食物既能提供营养，又不会对血压造成不良影响。

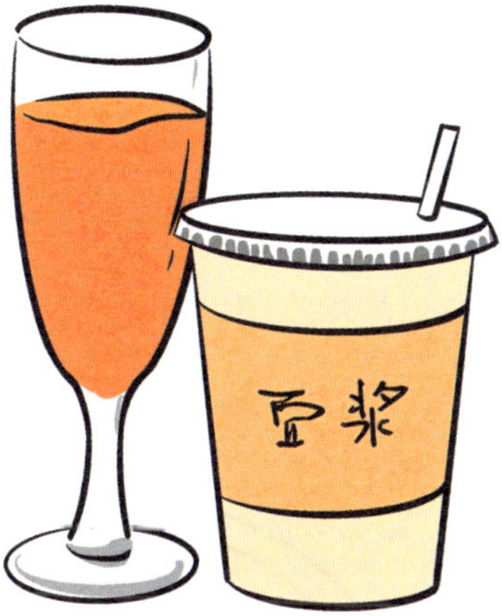

对于高血压患者来说，早餐的选择至关重要。通过避免高盐、高脂、高糖、加工肉类和刺激性饮品这 5 类早餐食物，我们可以更好地控制血压，保护心血管健康。

十、一周稳定血压早餐食谱推荐

高血压，这个看似无声无息却潜藏着巨大健康风险的“隐形杀手”，正困扰着越来越多的现代人。为了有效地控制血压，除了必要的医疗干预，生活习惯和饮食习惯的调整同样重要。今天，就让我们一起探索一份为期一周的稳定血压早餐食谱，让每一天都有一个健康的开始。

这份食谱的设计兼顾了主食、蛋白质、蔬菜和水果等营养成分，确保每一餐都营养均衡，既满足味蕾的需求，又照顾到血压的稳定。

周一：燕麦粥 + 煮鸡蛋 + 菠菜 + 香蕉

主食：燕麦片 50 克，加水煮成粥状。燕麦富含 β-葡聚糖，有助于降低血压。

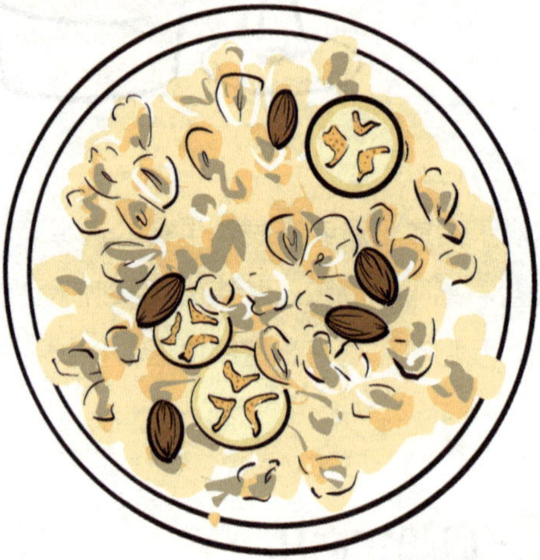

蛋白质：一个中等大小的煮鸡蛋，约 50 克，提供优质蛋白质和必需氨基酸。

蔬菜：新鲜菠菜 100 克，可加入燕麦粥中一同煮熟，菠菜富含钾元素，有助于调节血压。

水果：一根中等大小的香蕉，约 100 克，富含钾和维生素 C，对心血管健康有益。

周二：全麦面包 + 煎鸡胸肉 + 番茄 + 苹果

主食：两片全麦面包，约 100 克，富含膳食纤维和复合碳水化合物。

蛋白质：煎鸡胸肉 100 克，低脂高蛋白，是高血压患者的理想选择。

蔬菜：新鲜番茄一个，约 150 克，切片食用，富含抗氧化物质和钾元素。

水果：一个中等大小的苹果，约 150 克，富含膳食纤维和维生素 C。

周三：糙米粥 + 蒸豆腐 + 黄瓜 + 橙子

主食：糙米 50 克，加水煮成粥状。糙米富含膳食纤维和矿物质，有助于控制血压。

蛋白质：蒸豆腐 100 克，低脂高蛋白，富含大豆异黄酮，对心血管有益。

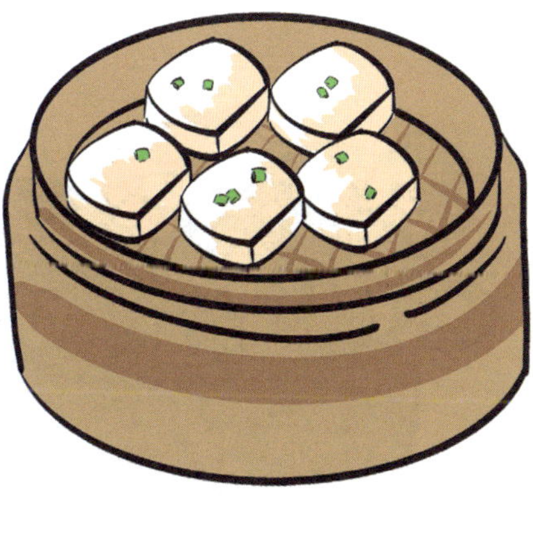

蔬菜：新鲜黄瓜半根，约 75 克，切片食用，富含水分和钾元素。

水果：半个中等大小的橙子，约 75 克，富含维生素 C 和钾元素。

周四：玉米 + 煮鸡蛋 + 生菜沙拉 + 蓝莓

主食：一根中等大小的玉米，约 200 克，富含膳食纤维和复合碳水化合物。

蛋白质：一个中等大小的煮鸡蛋，约 50 克。

蔬菜：生菜叶 100 克，可做成生菜沙拉，加入少量橄榄油和醋调味，生菜富含膳食纤维和维生素 K。

水果：一小碗蓝莓，约 50 克，富含抗氧化物质和维生素 C。

周五：全麦面条 + 炒虾仁 + 西兰花 + 猕猴桃

主食：全麦面条 50 克（干重），煮熟后食用。全麦面条富含膳食纤维和复合碳水化合物。

蛋白质：炒虾仁 100 克，低脂高蛋白，富含 Omega-3 脂肪酸，对心血管有益。

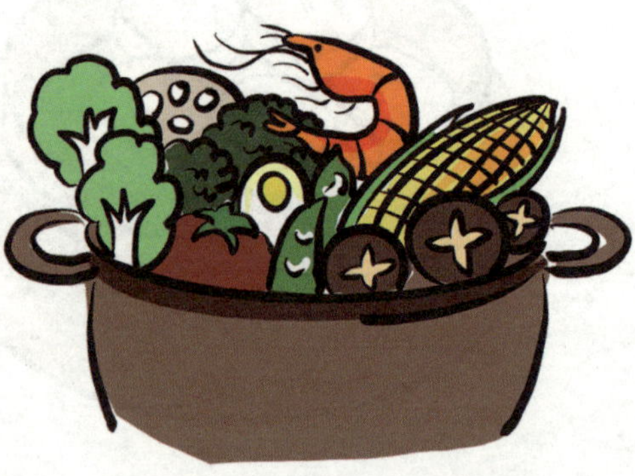

蔬菜：新鲜西兰花 150 克，可炒制或蒸煮，富含膳食纤维和维生素 C。

水果：一个中等大小的猕猴桃，约 100 克，富含维生素 C 和钾元素。

周六：红薯 + 煎鸡蛋 + 胡萝卜丝 + 梨

主食：一个中等大小的红薯，约 200 克，富含膳食纤维和钾元素。

蛋白质：一个中等大小的煎鸡蛋，约 50 克。

蔬菜：新鲜胡萝卜一根，约 100 克，切丝食用，富含膳食纤维和维生素 A。

水果：一个中等大小的梨，约 150 克，富含膳食纤维和维生素 C。

周日：杂粮粥 + 煮鸡蛋或豆腐脑 + 菠菜或小白菜 + 葡萄

主食：杂粮粥一份，由糙米、红豆、燕麦等混合而成，约 200 克（干重），加水煮成粥状。杂粮富含膳食纤维和多种矿物质。

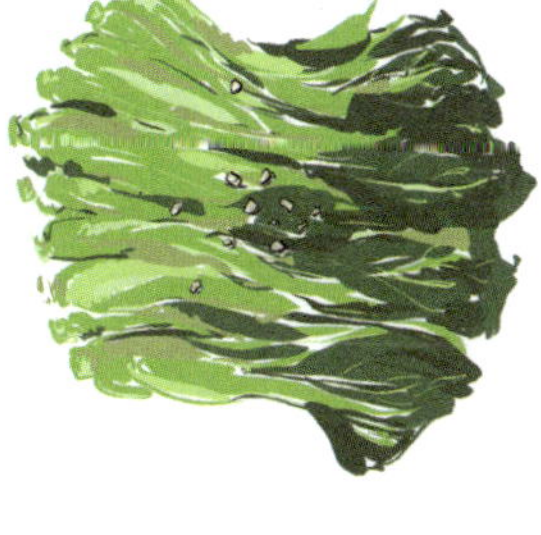

蛋白质：煮鸡蛋一个或豆腐脑 100 克，提供优质蛋白质和必需氨基酸。

蔬菜：新鲜菠菜或小白菜 150 克，可加入杂粮粥中一同煮熟，或单独炒制，富含膳食纤维和维生素 K。

水果：葡萄，约 75 克，富含抗氧化物质和钾元素。

这份一周稳定血压早餐食谱的设计兼顾了营养均衡和口感美味。在选择食材时，我们特别注重了富含钾、镁、钙等矿物质以及膳食纤维和维生素的食物，这些营养素都有助于降低血压或保持血压稳定。同时，我们也控制了食盐的摄入量，避免使用高盐调味品，以降低血压升高的风险。

十一、10:00 ~ 16:00 血压逐渐趋于平稳

在繁忙的日常生活中，我们的身体如同精密的仪器，时刻在进行着各种调节与平衡，其中血压的稳定便是健康的重要标志之一，当时间流转至 10:00 至 16:00 这个时段，许多人的血压会呈现出一个相对平稳的趋势。今天，我们就来一起探索这段“宁静时光”背后的科学原理，以及如何利用这一规律，更好地管理我们的血压健康。

10:00 ~ 16:00 血压会平稳一些，这背后有多重因素在起作用。

（一）生物钟的调节作用

人体的生物钟能够调节多种生理活动，包括血压。在这个时间段，生物钟倾向于维持一种相对稳定的状态，以减少不必要的能量消耗和应激反应。生物钟通过复杂的神经内分泌机制，影响血管的舒缩状态、心脏的泵血功能等，从而有助于血压的平稳控制。

（二）身体活动的规律性

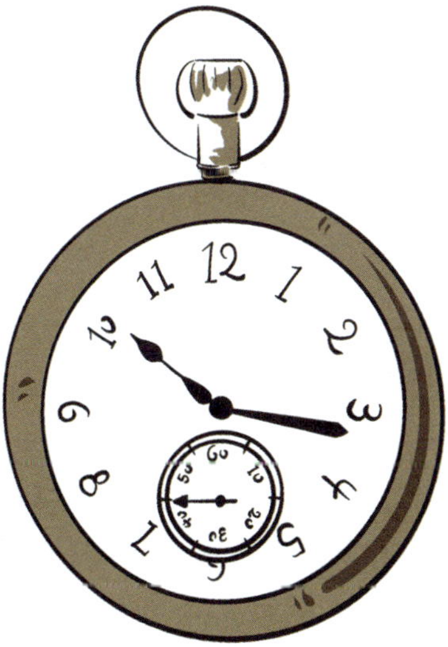

对于大多数人来说，10:00 ~ 16:00 是工作或学习的主要时段。在这段时间内，人们的身体活动相对规律，避免了剧烈运动或长时间静止不动对血压的直接影响。适量的活动可以促进血液循环，有助于血压的稳定。同时，规律的工作或学习节奏也有助于减少情绪波动，进一步维持血压的平稳。

（三）情绪状态的稳定

相比于早晨匆忙起床后的紧张忙碌和傍晚可能面临的家庭琐事或工作压力，10:00 ~ 16:00 这段时间人们的情绪往往较为稳定。稳定的情绪状态有助于减少交感神经的过度兴奋，降低血管的紧张度，从而有助于血压的平稳。

（四）血压的自然波动规律

大样本调查显示，正常人及多数轻中度高血压病人的血压波动表现出一定的可重复性规律。一般来说，清晨血压开始上升，形成一天中的第一个高峰；随后逐渐平稳，进入 10:00 ~ 16:00 的相对平稳期；到了下午或傍晚，血压可能会再次上升，形成第二个高峰。这种自然的波动规律是机体适应外界环境变化的结果，也是血压在这一时间段内相对平稳的原因之一。

（五）药物与饮食的影响

对于高血压患者来说，如果在早晨按时服用了降压药物，并且早餐进食合理（如低盐、低脂、富含膳食纤维的食物），那么这些药物和饮食的调节作用也有助于在 10:00 ~ 16:00 这段时间内保持血压的平稳。

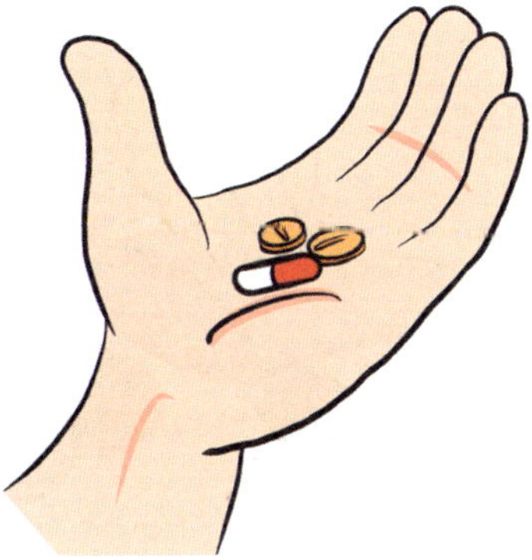

综上所述，10:00 ~ 16:00 血压会平稳一些的原因主要包括生物钟的调节作用、身体活动的规律性、情绪状态的稳定、血压的自然波动规律以及药物与饮食的影响。了解这些因素有助于我们更好地管理血压健康，预防和控制高血压及其并发症的发生。

十二、空闲之余加个餐：高血压患者的智慧选择

在快节奏的生活中，我们总能在忙碌之余找到一丝空闲，或许是在午后的一缕阳光下，或许是在夜晚的宁静时刻，这些时刻成为许多人享受“加餐”的小确幸。然而，对于高血压患者而言，每一次的“加餐”都需要更加谨慎与智慧，因为不合理的饮食选择可能会让血压悄然升高，影响健康。今天，我们就来聊聊高血压患者在空闲之余如何科学、健康地加个餐。

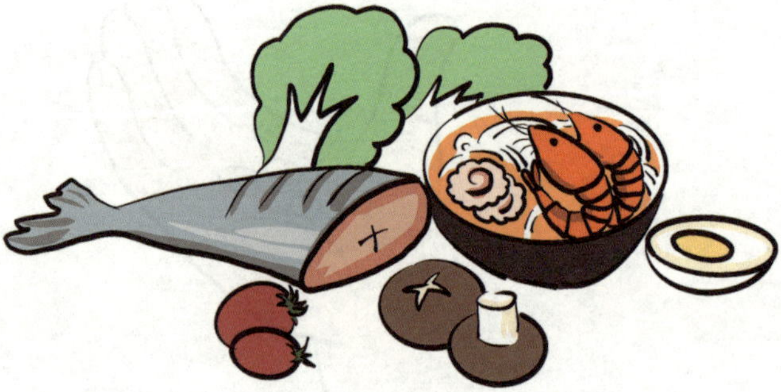

（一）加餐原则：轻量、均衡、少盐

（1）轻量为主，避免过量：加餐并不意味着要大吃大喝，而是要适量、轻盈。高血压患者的胃肠道功能可能相对较弱，过量进食会增加心脏负担，不利于血压控制。建议每次加餐控制在少量，比如一小份水果、几片全麦饼干或是一小碗低糖酸奶，既能满足口腹之欲，又不会给身体带来太大负担。

（2）均衡搭配，营养全面：加餐同样要注重营养均衡，尽量选择富含蛋白质、膳食纤维、维生素和矿物质的食物。比如，可以选择一些坚果（注意控制量，因坚果含油量较高）、低脂奶制品、新鲜果蔬等。这些食物既能提供必要的营养，又能帮助维持饱腹感，减少正餐时的食量。

（3）少盐少糖，清淡为主：高血压患者应严格控制盐分的摄入，因为高盐饮食是导致血压升高的重要因素之一。

在加餐时，尽量选择无盐或低盐食品，避免腌制、熏制及加工食品。同时，也要警惕“隐形盐”的存在，如酱油、酱料、调味包等。此外，减少糖分摄入同样重要，过多的糖分摄入不仅会增加体重，还可能影响血压控制。

（二）适合高血压患者的加餐选择

（1）新鲜水果：水果是加餐的优选，它们富含维生素、矿物质和膳食纤维，有助于促进肠道蠕动，预防便秘。对于高血压患者来说，富含钾元素的水果尤为推荐，如香蕉、橙子、猕猴桃等，因为钾能帮助身体排出多余的钠，从而辅助降低血压。但需注意，水果虽好，也不可过量，特别是含糖量高的水果，应适量食用。

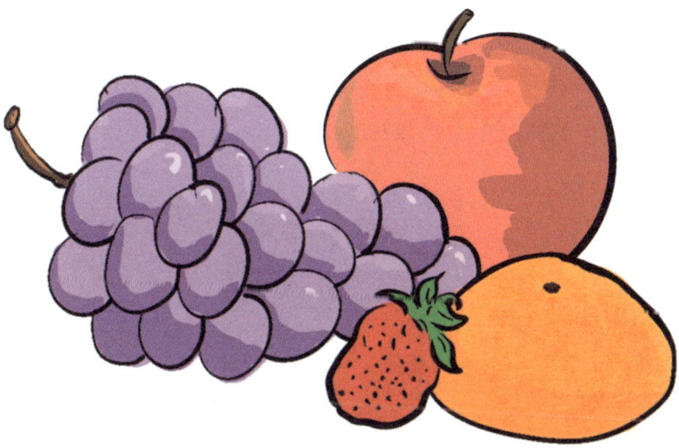

（2）蔬菜沙拉：用生菜、番茄、黄瓜、胡萝卜等新鲜蔬菜制作 的沙拉，不仅色彩诱人，而且营养丰富，是高血压患者理想的加餐选择。沙拉酱的选择也很关键，建议使用橄榄油和醋调制的低脂酱料，避免使用高盐、高糖的商业沙拉酱。

（3）低脂奶制品：低脂牛奶、酸奶等奶制品富含钙质和蛋白质，对骨骼健康有益，同时也不会给血压带来太大负担。特别是酸奶，其中的益生菌有助于改善肠道环境，促进消化。但需注意，部分酸奶可能含有较多的糖分，选择时应仔细查看成分表。

（4）坚果与种子：适量的坚果和种子（如杏仁、核桃、葵花籽等）富含健康脂肪、蛋白质和纤维，对心血管健康有益。然而，由于坚果热量较高，高血压患者每日摄入量应控制在一小把以内，以免热量过剩导致体重增加。

（5）全谷物制品：全麦面包、燕麦片等全谷物制品富含膳食纤维，有助于降低胆固醇，稳定血糖水平，对高血压患者来说也是不错的选择。但需注意，加工过程中添加的糖分和盐分要尽量少。

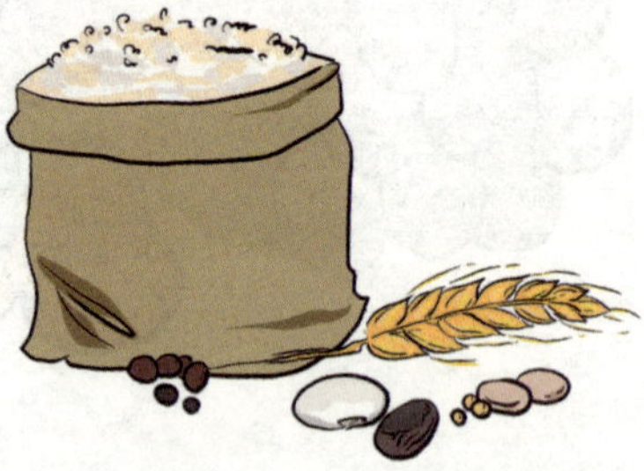

（三）加餐小贴士

（1）定时定量：尽量将加餐时间固定，避免睡前加餐，以免影响睡眠质量。同时，控制每次加餐的分量，避免过量。

多喝水：加餐前后可以适量饮水，促进新陈代谢，但应避免短时间内大量饮水，以免增加心脏负担。

（2）监测血压：定期监测血压变化，了解自身状况，根据血压情况调整饮食和生活习惯。

（3）适度运动：餐后适当进行散步等轻度运动，有助于促进消化，改善血液循环，对控制血压也有积极作用。

在空闲之余加个餐，对于高血压患者来说，既是一种享受，也是一次对健康管理的考验。通过轻量、均衡、少盐的加餐原则，选择适合的食物，我们完全可以在享受美食的同时，有效控制血压，守护自己的健康。记住，每一次的“加餐”，都是对自己身体的一次温柔以待。

十三、老年人、孕妇、孩子都应该怎么加餐

对于特殊人群如老年人、孕妇和孩子，加餐的方式和选择需要更加细致和个性化，以确保他们的营养需求和健康状况得到妥善照顾。

（一）老年人加餐建议

老年人通常早起，早餐与午餐之间间隔时间较长，这段时间内可适量安排一次加餐，选择稀粥、软面条、蒸蛋等易消化且富含营养的食物。午睡醒来后或晚餐前也是理想的加餐时刻，能够补充能量，避免晚餐过量。加餐时应注重膳食纤维的摄入，多吃蔬菜、水果和全谷类食物，同时保持低脂低糖原则，如选择低脂牛奶和无糖酸奶。重要的是，每次加餐应控制在小分量，以免影响正餐食欲。此外，还需注意食物温度适中，避免过凉过热刺激脾胃，特别是针对脾胃功能较弱的老年人。若患有糖尿病、高血压等特殊疾病，加餐内容需严格遵循医生建议进行调整。

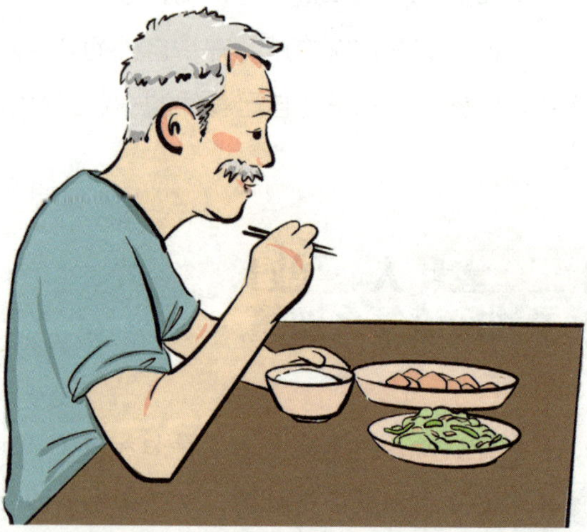

（二）孕妇加餐建议

孕妇由于孕期代谢加快，容易感到饥饿，建议在两餐之间如上午 10 点和下午 3 点左右适当加餐，以瘦肉、鱼、蛋、奶等富含蛋白质的食物为主，有助于胎儿健康发育；同时，可摄入红枣、菠菜、动物肝脏等富含铁质的食物，预防贫血；新鲜水果如苹果、香蕉及坚果如核桃也是不错的选择，它们富含维生素和矿物质。加餐时应坚持低糖低脂原则，避免高糖高脂肪食物，以防体重过快增长。此外，务必保持食物的新鲜卫生，避免食用未煮熟或过期食品，并控制加餐量，以防过量引起消化不良或体重超标。晚餐后如有需要可适量加餐，但应避免过晚进食，以免影响睡眠质量。

（三）孩子加餐建议

孩子因活泼好动而能量消耗迅速，建议在早餐与午餐之间，以及午餐与晚餐之间各安排一次加餐。加餐应注重营养均衡，包含蛋白质、碳水化合物、脂肪及多种维生素、矿物质，如牛奶、鸡蛋、新鲜水果及小块面包等易消化食物。同时，应避免高糖高盐食品，如糖果、甜饮料和油炸食品，以防不良饮食习惯的养成。家长需确保食物安全卫生，预防孩子因食用不洁食物而引发腹

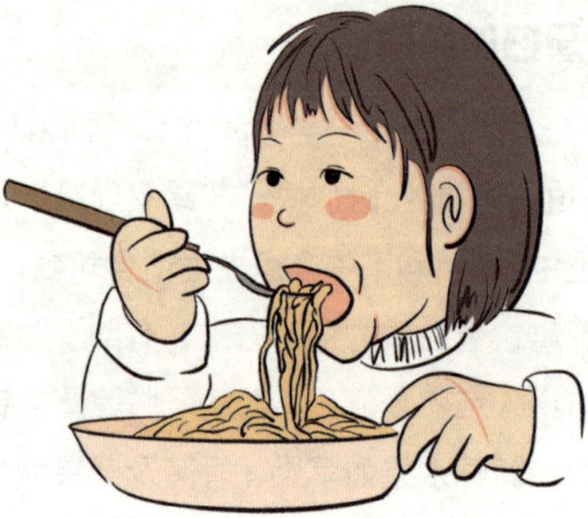

泻等问题。此外，应培养孩子定时定量进餐的好习惯，避免暴饮暴食，并鼓励孩子多喝水，以维持身体的水分平衡，促进健康成长。晚餐后则不宜再加餐，以免影响孩子的睡眠质量和牙齿健康。

十四、抽时间做做有效运动

对于许多高血压患者而言，除了按时服药、调整饮食外，运动成为他们管理血压、提升生活质量的重要手段。但现实往往让人无奈，工作繁忙、家庭琐事、天气变化……各种因素似乎都在阻碍着我们迈出运动的步伐。然而，只要我们愿意，总能找到适合自己的方式，在忙碌的生活中抽空做做有效运动。本文将高血压患者如何在日常生活中融入运动，让健康成为生活的常态。

（一）抽时间做做有效运动：健康投资的日常

首先，我们要明确一个观念：运动不是一项额外的负担，而是对健康的必要投资。对于高血压患者来说，适量的运动能够改善血液循环，增强心脏功能，降低血压，同时还能调节情绪，缓解压力。那么，如何在繁忙的日程中抽出时间进行运动呢？

利用碎片时间：不必刻意安排大块的时间去健身房，我们可以利用日常生活中的碎片时间进行简单的运动。比如，早上起床后做几分钟的伸展操，午餐后散步半小时，晚上看电视时做一些简单的家庭健身操。这些看似微不足道的运动，积少成多，就能产生显著的健康效益。

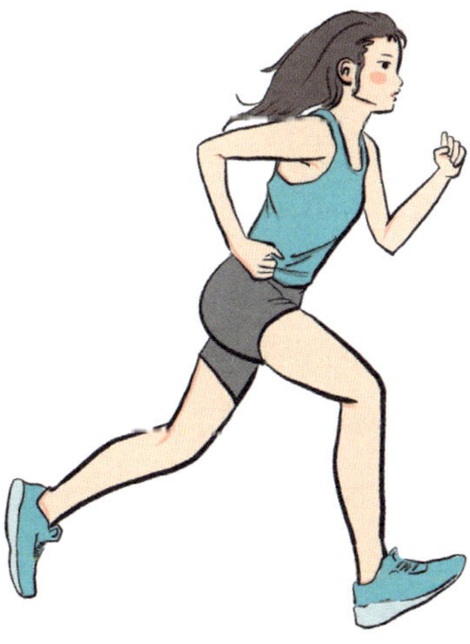

设定小目标：给自己设定一些容易达成的小目标，比如每天走一万步、每周至少三次30分钟的有氧运动等。这些小目标既不会让人感到压力山大，又能激励自己持续运动。

找到兴趣所在：选择自己感兴趣的运动方式，比如跳舞、游泳、骑自行车等。只有真正喜欢，才能坚持下去，享受运动带来的乐趣。

（二）上班族每隔1小时活动一下：办公室里的健康小妙招

对于许多上班族来说，长时间坐在电脑前工作，缺乏运动，是导致高血压等慢性病的重要因素之一。因此，即使在工作间隙，我们也可以做一些简单的活动来缓解身体的疲劳和僵硬。

定时起身走动：利用手机或电脑设置提醒，每隔一小时起身走动几分钟。可以去倒杯水、上个洗手间，或者走到窗边眺望远方，让眼睛和身体都得到放松。

办公室微运动：在座位上也可以进行一些简单的微运动，比如颈部旋转、肩部提拉、手腕转动等，这些动作可以缓解长时间保持同一姿势造成的肌肉紧张。

站立办公：如果条件允许，可以尝试使用站立式办公桌或升降桌，交替进行坐站办公，这样既能提高工作效率，又能促进血液循环。

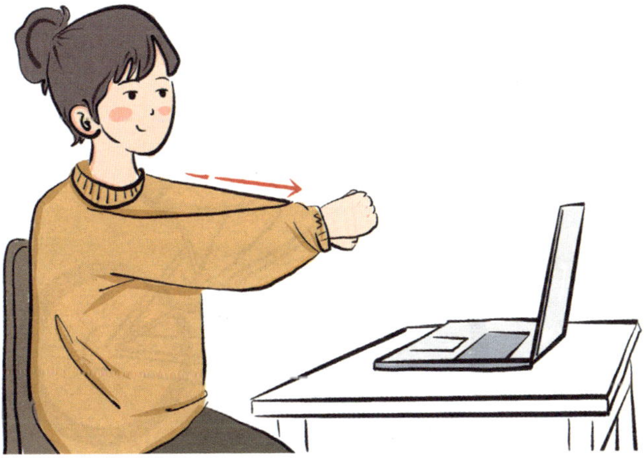

（三）居家的患者天气好到户外做做有氧运动

对于居家的高血压患者来说，户外有氧运动是提升身体素质、改善心情的绝佳选择。阳光、新鲜空气、自然风光，都能让人的心情变得更加愉悦，从而有助于降低血压。

散步或慢跑：选择一个风景优美的公园或河边步道，进行散步或慢跑。这些低强度的有氧运动不仅能够锻炼心肺功能，还能让人心情愉悦。

骑自行车：如果家附近有适合骑行的道路，不妨骑上自行车，享受风驰电掣的快感。骑自行车不仅能锻炼下肢肌肉，还能提高身体的协调性。

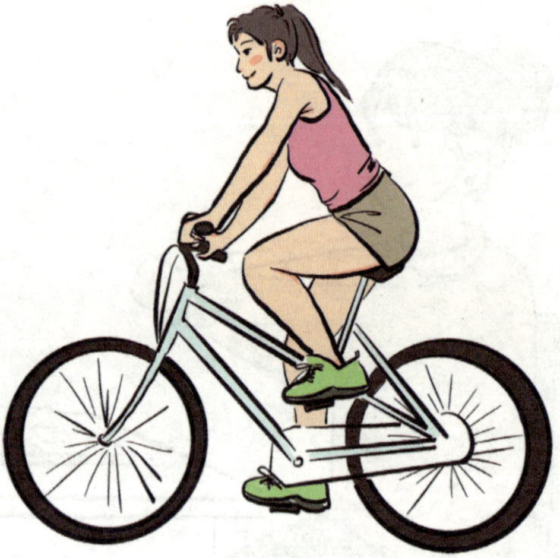

团体运动：加入一些户外团体运动，如广场舞、太极拳、瑜伽等。这些运动不仅能锻炼身体，还能结交新朋友，增加社交互动。

（四）天气不好或不便外出时，那就做做室内运动

当然，并不是每天都能享受到阳光明媚的好天气，遇到阴雨连绵或寒冷冬季时，我们同样可以在室内进行运动。

家庭健身操：现在网上有很多家庭健身操的视频教程，可以选择适合自己的课程进行练习。这些操课通常包括有氧、力量、柔韧等多个方面的训练，能够全面提升身体素质。

跳绳或原地跑：跳绳和原地跑是两种简单而有效的有氧运动方式，它们不需要太大的空间，只需一根跳绳或一块空地即可。这些运动能够快速提升心率，达到锻炼效果。

健身器械：如果家里条件允许，可以购买一些简单的健身器械，如哑铃、弹力带等。这些器械能够帮助我们进行更全面的力量训练或有氧运动。

（五）做做家务也是一种运动

不要小看做家务这项日常活动，它其实也是一种很好的运动方式。对于高血压患者来说，适当的家务劳动不仅能够保持家居环境的整洁，还能起到锻炼身体的作用。

打扫卫生：扫地、拖地、擦桌子等家务活动可以活动身体各个部位的肌肉群，尤其是手臂、腰部和腿部。

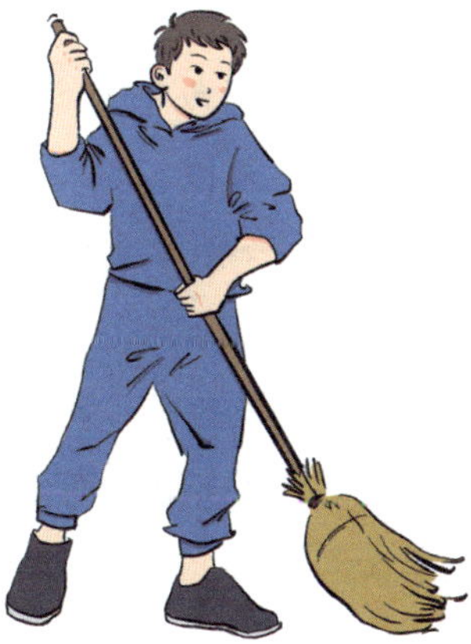

烹饪美食：在厨房里忙碌时，我们需要不断地走动、弯腰、伸手等动作，这些都能起到锻炼身体的效果。而且，烹饪美食还能让我们享受美食带来的快乐。

园艺活动：如果家里有阳台或花园，不妨种种花草、修剪枝叶。园艺活动不仅能够美化环境，还能让我们在劳动中感受到大自然的美好和宁静。

总之，高血压患者抽空做做有效运动是维护健康的重要途径之一。通过合理安排时间、选择适合自己的运动方式、建立运动习惯以及关注身体信号等措施，我们可以将运动融入日常生活中，让健康成为我们生活的常态。

十五、高血压患者的午餐：美味与健康并重

午餐往往成为我们匆匆应付的一餐，但对于高血压患者而言，午餐的选择与摄入方式却至关重要。高血压，这个“沉默的杀手”，如果不加以控制，可能引发心脏病、中风等严重健康问题。因此，了解如何为自己准备一顿既美味又健康的午餐，成为每位高血压患者及其家人的必修课。今天，我们就从老百姓的角度出发，聊聊高血压患者的午餐应该怎么吃。

（一）按时吃午餐，规律生活第一步

首先，我们要强调的是“按时吃饭”。对于高血压患者来说，保持规律的饮食时间尤为重要。不规律的饮食习惯会扰乱身体的生物钟，影响血压的稳定。尽量将午餐时间固定在每天的同一时段，比如中午 12 点到 1 点之间，这有助于调节身体的代谢节奏，减少血压波动。

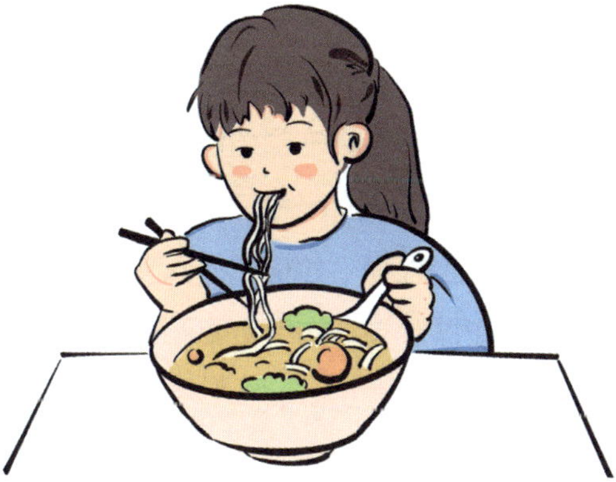

（二）营养均衡搭配好，身体倍儿棒

午餐作为一天中能量和营养的重要补充站，其搭配需讲究营养均衡。高血压患者应遵循“低盐、低脂、高纤维、适量蛋白质”的原则。

低盐：减少盐分摄入是控制血压的关键。尽量选择新鲜食材，少用或不用含盐高的调味品，如酱油、味精等。烹饪方式以蒸、煮、炖、凉拌为主，减少油炸和腌制食品的摄入。

低脂：控制脂肪，尤其是饱和脂肪酸和反式脂肪酸的摄入，对高血压患者尤为重要。这些脂肪主要来源于动物内脏、肥肉、油炸食品以及部分加工食品（如饼干、蛋糕中的奶油）。午餐时，可以选择瘦肉（如鸡胸肉、鱼肉）、豆制品（如豆腐、豆浆）等低脂高蛋白食物，同时搭配大量蔬菜，增加饱腹感又减少脂肪摄入。

高纤维：膳食纤维有助于降低胆固醇，改善肠道功能，对高血压患者有益。午餐中应包含足够的蔬菜，特别是深绿色蔬菜（如菠菜、西兰花）、根茎类蔬菜（如胡萝卜、土豆）以及全谷物（如糙米、燕麦）。这些食物不仅富含纤维，还能提供丰富的维生素和矿物质。

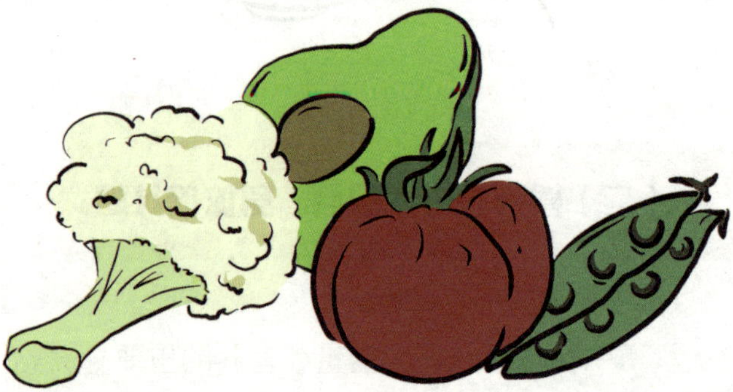

适量蛋白质：优质蛋白质对维持身体机能至关重要。除了前面提到的瘦肉和豆制品，鸡蛋、牛奶也是优质蛋白质的良好来源。但需注意，即使是优质蛋白质，摄入量也应适量，避免过量增加肾脏负担。

（三）主食要适量，粗细搭配更健康

主食是午餐不可或缺的一部分，但高血压患者应控制主食的摄入量，尤其是精细加工的米面制品。过量摄入主食会导致血糖快速上升，进而影响血压。建议午餐时主食以粗粮或粗细搭配为主，如糙米饭、燕麦粥、全麦面包等。这些食物富含膳食纤维，有助于稳定血糖，减缓餐后血压波动。

（四）午餐慢点吃，享受食物的美味

吃饭的速度也会影响血压。快速进食容易导致吃得过多，增加消化系统的负担，同时可能引发短暂的血压升高。因此，高血压患者午餐时应尽量放慢进食速度，细嚼慢咽，享受食物的原汁原味，这样不仅能更好地感知饱腹感，避免过量进食，还能促进消化吸收，减轻身体负担。

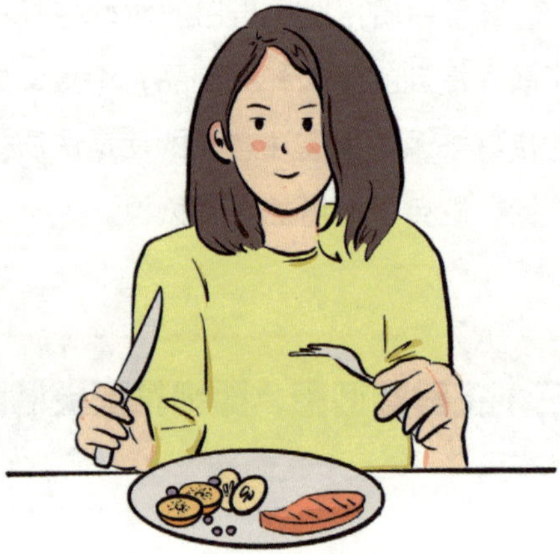

（五）吃七成饱，健康不超标

“七分饱”是健康饮食的黄金法则，对于高血压患者来说更是如此。午餐吃到七成饱，既能满足身体对能量和营养的需求，又不会给身体带来过大的负担。判断七分饱的方法很简单：当你感觉还可以再吃一些，但放下筷子时也不会立刻感到饥饿，这就是七分饱的状态。

（六）四类午餐要少吃，健康警钟常敲响

高盐食物：如前所述，减少盐分摄入是控制血压的关键。因此，午餐时要尽量避免咸菜、腌制品等高盐食物。

高脂食物：油炸食品、肥肉、奶油制品等高脂食物应少吃或不吃，以减少脂肪尤其是饱和脂肪和反式脂肪酸的摄入。

辛辣刺激性食物：辣椒、胡椒等辛辣食物可能刺激血管，导致血压升高，高血压患者午餐时应尽量避免或少量食用。

含糖饮料及甜品：含糖饮料和甜品不仅热量高，还可能导致血糖波动，进而影响血压。高血压患者最好选择清水、淡茶或无糖饮料作为饮品。

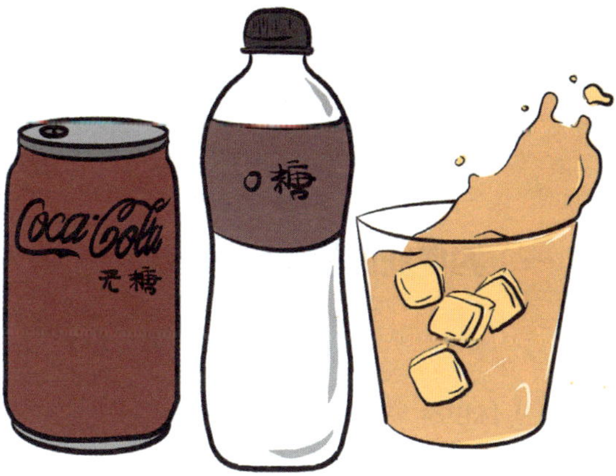

总之，高血压患者的午餐应以低盐、低脂、高纤维、适量蛋白质为原则，注重主食的粗细搭配，放慢进食速度，控制食量，避免高盐、高脂、辛辣及含糖食物的摄入。通过科学合理的午餐安排，我们不仅能享受美食的乐趣，更能为身体健康保驾护航。

十六、16:00 ~ 20:00 血压再次升高时怎么稳定血压

在忙碌的生活节奏中，许多朋友可能会发现，每当夕阳西下，从 16:00 ~ 20:00 这段时间，血压似乎悄悄地“爬”了上来，让人感到不适甚至担忧。这一现象，医学上称之为“傍晚高血压”或“夜间高血压前期”，它不仅影响着我们的生活质量，还可能是心血管疾病的一个潜在风险信号。那么，作为普通大众，我们该如何在这个时间段内有效稳定血压，守护自己的健康呢？本文将为您详细解答。

（一）为何此时血压易升高？

人体的生物钟在傍晚时分随着日光的减弱而调整，促使体内如肾上腺素、去甲肾上腺素等升压激素的分泌增加，进而导致血压升高。与此同时，这个时间段也是人们结束工作、准备晚餐及进行休闲活动的集中期，身体活动量相对减少，但精神压力可能因晚餐安排、家庭琐事等而持续或加剧，共同作用于血压的上升。此外，晚餐的丰盛程度、高盐高脂的饮食习惯，以及晚餐时间的推迟，都会通过增加体内钠离子、引起水钠潴留等方式影响血压。更需注意

的是，部分降压药物在傍晚时药效减弱，也是导致傍晚血压升高的一个重要因素。因此，了解并应对这些影响因素，对于稳定傍晚血压至关重要。

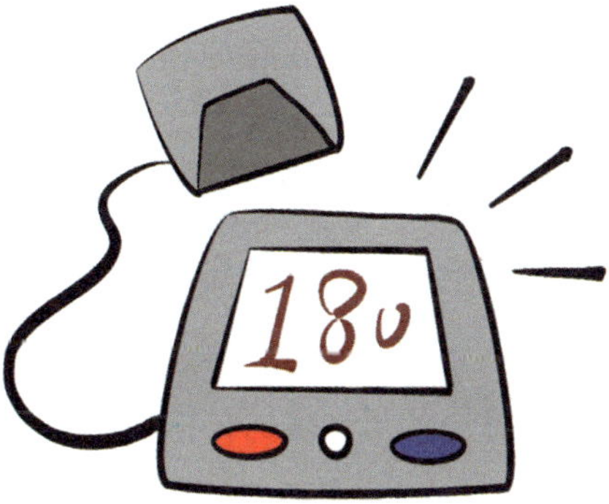

（二）稳定傍晚血压的五大策略

为了有效稳定傍晚的血压，我们可以采取以下策略。首先，调整饮食，每日避免高盐食物，增加蔬菜、水果、全谷物和优质蛋白质的摄入，晚餐宜轻量且不宜过晚。其次，适量进行有氧运动并放松心情，通过冥想、深呼吸等活动缓解日常压力，但需注意避免睡前剧烈运动。第三，合理用药是关键，遵循医嘱按时服药，并在血压持续偏高时及时咨询医生调整治疗方案。第四，保证充足的睡眠和规律的作息，创造良好的睡眠环境，避免熬夜，以维护生物钟的稳定。最后，定期监测血压并接受全面的体检，及时发现并处理血压异常，全面评估心血管健康状况，为健康保驾护航。

（三）误区澄清：关于傍晚高血压的常见误解

误区一：只有老年人才会得傍晚高血压。事实上，任何年龄段的人都可能出现傍晚血压升高的现象，尤其是生活压力大、作息不规律的人群。

误区二：只要白天血压正常，傍晚高点没关系。长期傍晚高血压同样会增加心血管疾病的风险，必须引起足够重视。

误区三：降压药可以随时停服或减量。降压药物的使用必须严格遵循医嘱，不可自行调整剂量或停药，否则可能导致血压反弹，加重病情。

傍晚高血压虽是一个常见的健康问题，但通过合理的饮食调整、适量的运动、规律的作息、科学的用药以及定期的监测与体检，我们完全有能力将其控制在安全范围内。

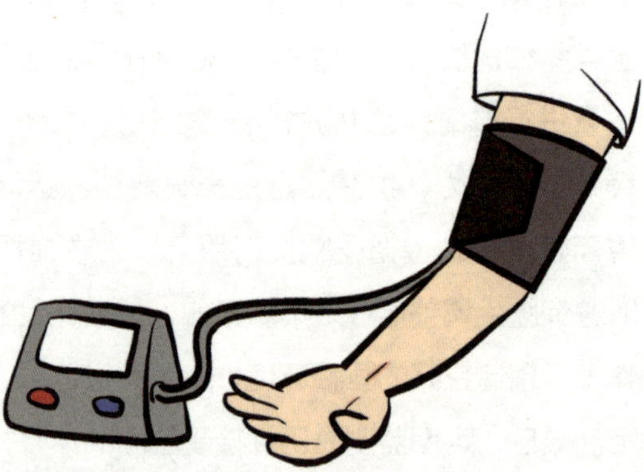

十七、20:00 ~ 23:00 血压逐渐降低时要怎么做

在忙碌一天的尾声，当夜幕降临，许多人在享受家庭时光或准备进入梦乡时，身体也在经历着微妙的变化。其中，血压作为反映心血管健康的重要指标之一，在一天的不同时段会有所波动。特别是在晚上 20:00 ~ 23:00 这段时间，不少人会发现自己的血压逐渐降低。是因为人体内部的生物钟系统随着褪黑素的分泌增加，引导我们进入休息状态，心率减缓，血管舒张；同时，晚上的活动量减少，身体对能量的需求降低，血液循环放缓；加之夜晚环境相对温暖，促进了血管的进一步舒张；此外，清淡适量的晚餐以及可能服用的降压药物也共同作用于血压，使其在夜间呈现下降趋势。

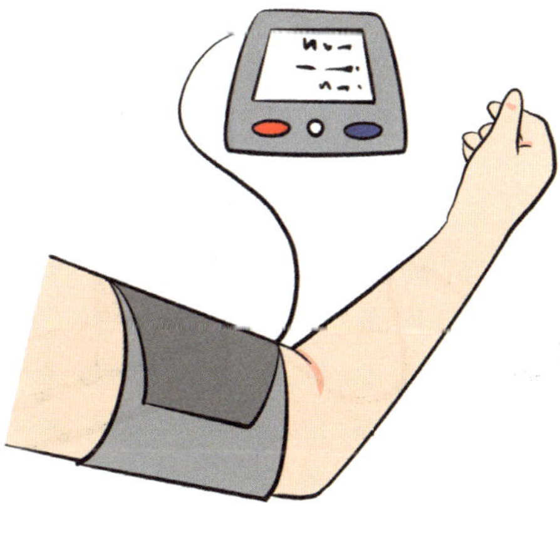

尽管血压在夜晚的自然下降是健康生理现象，但过度地降低或突发性的变化却可能引发一系列不良影响。这些影响包括大脑供血不足导致的头晕目眩、眼花甚至晕倒，心脏因血压过低而出现的胸闷心悸等不适感，以及睡眠质量因血压过度降低而受到的干扰。更为严重的是，长期夜间血压不稳定，特别是过低，还可能显著增加心肌梗死、脑卒中等心脑血管疾病的风险。

当突然遭遇血压过低的症状，首要之务是立即采取平卧姿势以防止晕倒或意外发生。在确保无糖尿病等禁忌的前提下，适量补充淡盐水或糖水能有效增加血容量，提升血压水平，这对于由脱水或长时间未进食引起的低血压尤为奏效。若症状持续未缓解或有所加剧，务必及时就医，以便通过专业检查明确低血压的根源，并接受针对性的治疗建议。

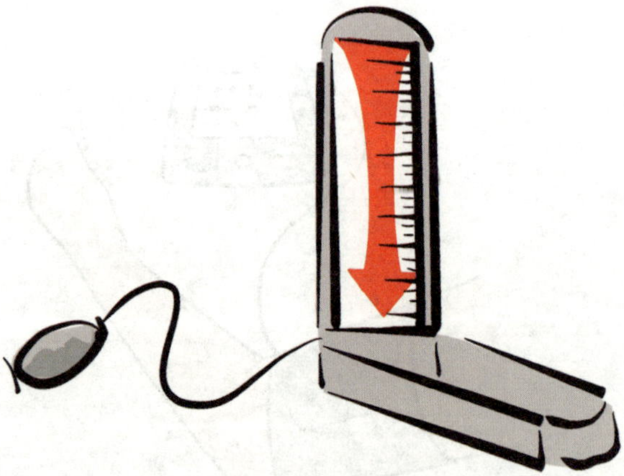

在进行任何针对血压过低的调理措施之前，强烈建议先咨询医生的意见，以确保所采取的方法既安全又有效。切勿自行随意服用药物或尝试未经医学证实的偏方，以免产生不良后果。同时，日常生活中应密切关注自身身体状况的变化，一旦出现头晕、心悸等低血压相关的不适症状，应立即就医接受专业检查和治疗。只有全面关注并采取有效的措施，才能有效缓解低血压症状并预防可能的并发症。

十八、23:00 ~ 次日 6:00 血压进入低谷期，重点防血栓

在日常生活的繁忙与琐碎中，我们往往忽略了身体内部那些微妙而重要的生理变化。尤其是当夜幕降临，万籁俱寂之时，我们的身体也在悄然进行着一场场无声的“夜间修复”。其中，23:00 ~ 次日 6:00 这段时间，对于许多朋友来说，可能是深度睡眠的黄金时段，但它同时也是血压进入低谷期的关键时刻。了解并重视这一时期的生理特性，对于预防血栓等心血管疾病至关重要。今天，我们就来聊聊这段“神秘”时间的秘密，以及如何在血压低谷期有效防血栓。

（一）血压的昼夜节律：低谷期的奥秘

在夜间休息时，特别是 23:00 以后至次日清晨，血压会逐渐下降，进入“低谷期”。这一生理现象是身体为了适应日间活动与夜间休息的需要而自然调节的结果。在低谷期，心脏负担减轻，血液循环速度相对减缓，为身体各部位提供了宝贵的休息与恢复时间。然而，也正是这种血流速度的减缓，为血栓的形成提供了潜在的风险。

（二）血栓：沉默的杀手

血栓就是血液中的某些成分（如血小板、纤维蛋白等）在血管内部异常凝结，形成的一种固体质块。它可以阻塞血管，影响血液的正常流通，严重时甚至会导致心肌梗死、脑卒中等致命后果。由于血栓的形成往往悄无声息，且初期症状不明显，因此被称为“沉默的杀手”。

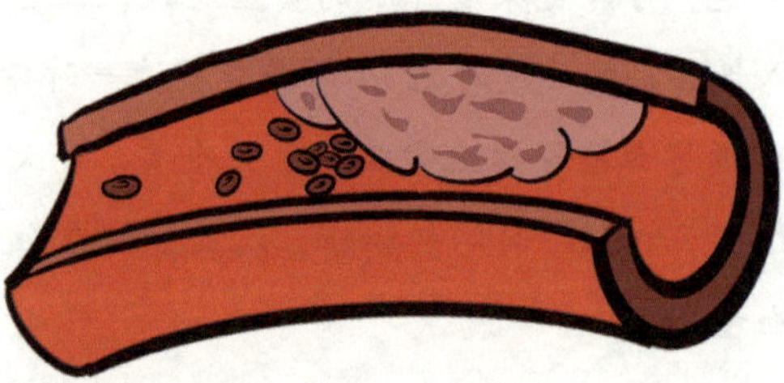

在血压低谷期，由于血流速度减慢，加之夜间人体水分蒸发、血液相对浓缩，使得血液黏稠度增加，进一步增加了血栓形成的可能性。尤其是对于老年人、高血压、糖尿病、高脂血症等心血管疾病高风险人群来说，这一时期更是需要格外警惕。

（三）防血栓，从夜间开始

既然夜间是血栓形成的“高危时段”，那么我们该如何在日常生活中采取有效措施，守护好这段时间的健康呢？以下几点建议，希望能为您的健康保驾护航。

（1）规律作息，保证充足睡眠：良好的睡眠是身体自我修复的重要过程。尽量保持每天 7 ~ 9 小时的睡眠时间，并尽量在 23:00 前入睡，让身体有足够的时间进入深度睡眠状态，从而有利于血压的稳定和血液的正常循环。

（2）适量饮水，保持血液稀释：夜间虽然身体活动减少，但水分的蒸发仍在继续。因此，建议在睡前适量饮水（约 200ml），以补充夜间身体所需的水分，保持血液的相对稀释状态，降低血液黏稠度，减少血栓形成的风险。但需注意，睡前不宜大量饮水，以免影响睡眠质量。

（3）合理饮食，控制血脂血糖：长期的高脂、高糖饮食是心血管疾病的重要诱因。因此，在日常生活中应注意饮食均衡，减少油腻、甜食的摄入，多吃富含膳食纤维的蔬菜、水果和粗粮，有助于控制血脂、血糖水平，减少血栓形成的风险。

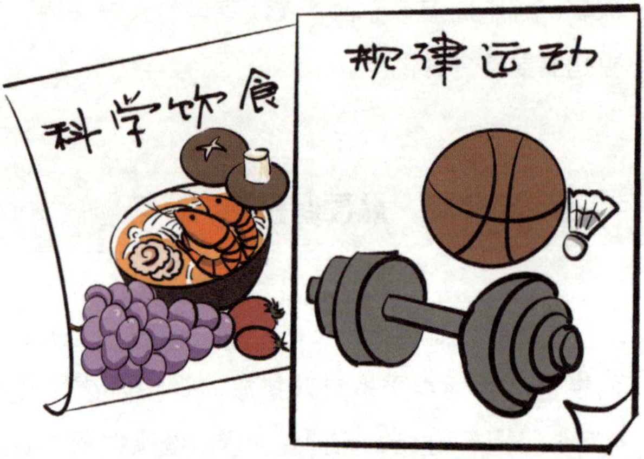

（4）适量运动，促进血液循环：适量的运动能够增强心肺功能，促进血液循环，提高血管弹性，是预防血栓的有效手段。虽然夜间不宜进行剧烈运动，但可以在晚餐后适当散步，或进行一些轻松的家务劳动，以活动身体，促进血液流通。

（5）定期体检，及时发现隐患：对于心血管疾病高风险人群来说，定期体检尤为重要。通过血压、血脂、血糖等指标的检测，可以及时发现并干预潜在的健康问题，减少血栓等心血管疾病的发生风险。

（6）遵医嘱用药，科学管理疾病：对于已经患有高血压、糖尿病等慢性疾病的患者来说，按时按量服药，是控制病情、预防并发症的关键。切勿随意停药或更改药物剂量，以免加重病情或引发不良后果。

23:00 ~次日 6:00，这看似平静的夜晚，实则暗藏着血压低谷期与血栓风险的微妙关系。通过了解这一生理规律，并采取有效的预防措施，我们完全可以在享受甜美梦乡的同时，守护好自己的心血管健康。

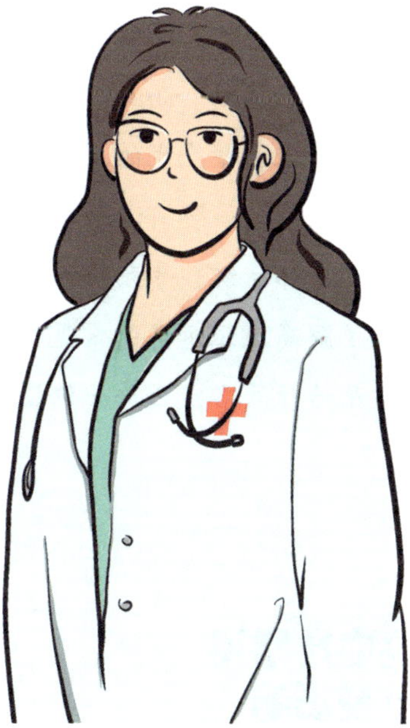

第十章 高血压患者并发症预防

在当今社会，高血压已成为一种广泛存在的慢性疾病，它不仅影响着中老年人的健康，还逐渐年轻化，威胁着越来越多人的生活质量。高血压，顾名思义，就是血液在血管中流动时对血管壁产生的压力持续高于正常水平。这种持续的高压状态，如同河流长期冲刷河岸，会逐渐侵蚀并破坏我们的身体系统，导致一系列严重的并发症。本文将带您深入了解高血压患者的常见并发症，探讨其原因、影响、预防及治疗策略，让每一位读者都能成为自己健康的管理者。

一、高血压常见并发症及影响

1. 心血管疾病

冠心病：冠心病是高血压最为“亲密”的伙伴之一。长期的高血压状态，如同持续断的“磨刀石”，不断磨损着冠状动脉的内皮细胞。这种磨损促进了动脉粥样硬化的形成，即血液中的脂质物质在动脉壁上沉积，形成斑块。随着时间的推移，这些斑块逐渐增大，如同河流中的巨石，阻碍了冠状动脉的血流，导致心肌供血不足。此时，患者可能会出现心绞痛的症状，表现为胸部压迫感、疼痛或不适。

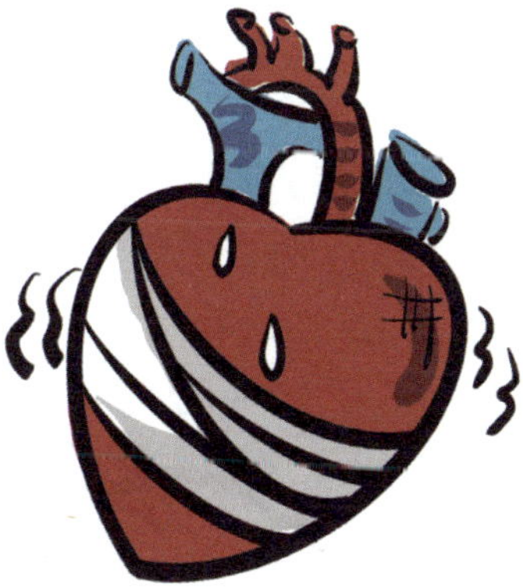

若斑块不幸破裂，其内部的脂质和血小板会迅速凝结成血栓，完全阻塞冠状动脉，导致心肌梗死。心肌梗死是冠心病中最严重的类型，可迅速导致心脏功能衰竭，甚至危及生命。

心力衰竭：高血压如同一座无形的“山”，长期压在心脏之上。为了克服这种压力，心脏不得不加倍努力泵血，导致心肌逐渐肥厚，心室腔也相应扩大。然而，这种代偿性的改变并不能持久，随着时间的推移，心肌细胞会逐渐丧失功能，心脏收缩力减弱，无法再有效泵血。此时，心脏便进入了失代偿阶段，即心力衰竭。心力衰竭患者常表现为呼吸困难、水肿、乏力等症状，生活质量严重下降。若不及时治疗，心力衰竭将逐渐恶化，最终可能导致死亡。

2. 脑血管疾病

脑卒中：包括脑梗死和脑出血。高血压导致的脑血管内膜损伤和动脉粥样硬化，会使脑血管变窄甚至闭塞，阻断血流，导致脑组织缺血坏死（脑梗死）。而持续的高压还可能使脆弱的脑血管破裂，引发脑出血。脑卒中起病急骤，病情凶险，是导致高血压患者致残和致死的主要原因。

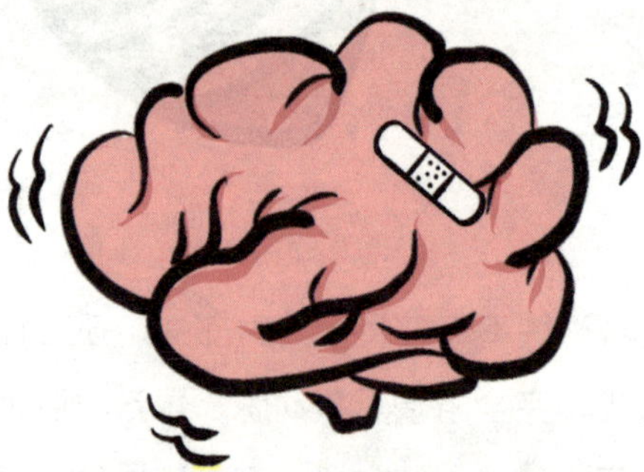

短暂性脑缺血发作（TIA）：又称为“小中风”或“短暂性脑卒中”，是一种由于局部脑或视网膜缺血引起的短暂性神经功能缺损症状。其特点在于症状突发且短暂，通常持续数分钟到数小时不等，最长不超过 24 小时，并且症状可完全恢复，不遗留任何神经功能缺损。然而，TIA

作为脑梗死的重要前兆，其发生预示着患者未来发生严重脑卒中的风险显著增加。

认知功能障碍：长期高血压会导致大脑结构和功能受损，表现为记忆力减退、注意力不集中、思考能力下降等，严重时可能发展为痴呆。

3. 肾脏疾病

高血压肾病：高血压性肾病是高血压导致的最常见肾脏并发症。长期的高血压会对肾脏造成持续性的损害，主要表现为肾小球硬化、蛋白尿、肾功能逐渐下降、肾性贫血和水盐代谢紊乱。高血压会导致肾脏中的微小血管（肾小球）逐渐硬化和狭窄，就像给一根细水管持续高压输水，时间长了管壁会变硬变厚，硬化的肾小球无法有效过滤血液，导致肾功能下降。由于肾小球受损，本不应该通过肾脏过滤的蛋白质会从尿液中流失，表现为尿液有泡沫且不易消散。

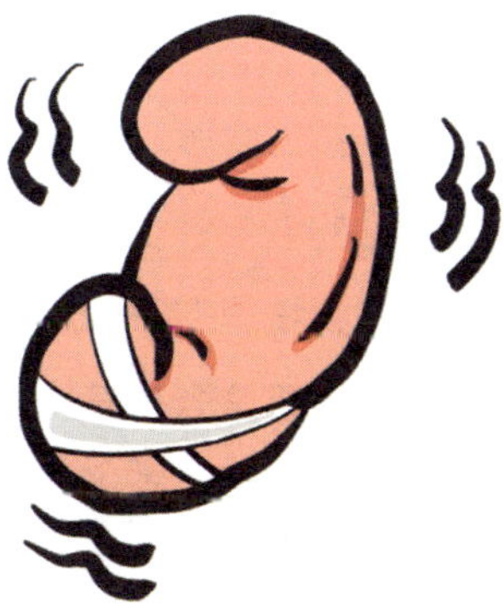

随着病情进展，肾脏的过滤和排毒功能会逐渐减弱，早期可能没有明显症状，但通过验血可以发现肌酐和尿素氮等指标升高。此外，肾脏产生促红细胞生成素的能力下降，导致红细胞生成减少，引起贫血。最后，肾脏调节体内水分和电解质平衡的能力下降，可能导致水肿、高钾血症等问题。

肾功能衰竭：是高血压性肾病的最终阶段，表现为多个系统的严重症状。患者通常会出现尿毒症症状，如恶心、呕吐、食欲下降和皮肤瘙痒等。由于肾脏无法有效排出多余的水分，会导致身体浮肿，特别是在下肢和眼睑部位明显。贫血症状会进一步加重，可能需要输血或使用促红细胞生成素进行治疗。此外，骨矿物质代谢紊乱可能引发骨质疏松和关节疼痛等问题。值得注意的是，肾功能衰竭患者常常伴有心血管并发症，如心力衰竭和冠心病等，这进一步增加了疾病的复杂性和严重性。这些症状和并发症综合起来，严重影响患者的生活质量和预后。

4. 眼部并发症

高血压性视网膜病变：高血压可能导致严重的视力问题，其中最常见的眼部并发症是高血压性视网膜病变。想象一下，我们的眼睛里有一张精密的“画布”，就是视网膜。高血压就像是给这张画布施加了持续的压力。长期下去，会导致一系列问题：首先，眼睛里的小血管会变得又细又硬。就像老旧的水管一样，不仅输送血液变困难，还可能随时破裂。

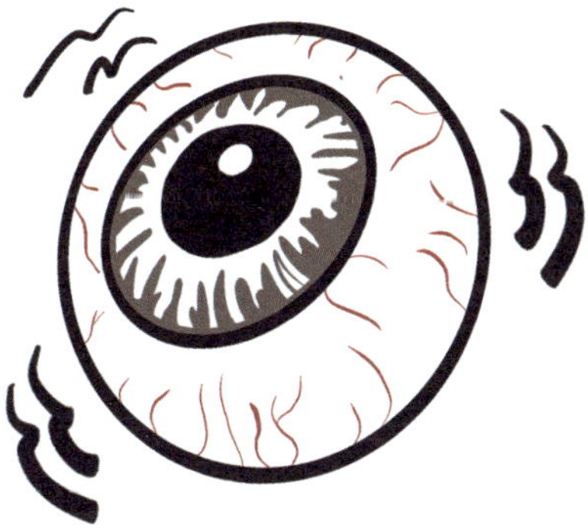

其次，你可能在眼底检查时听医生说“动静脉交叉征”。简单来说，就是血管交叉的地方出现了“塞车”现象，动脉压迫静脉，影响血液流通。

再者，如果情况继续恶化，可能会出现出血。这就像是画布上突然出现了红色的墨点或条纹。同时，一些液体可能会渗出来，在视网膜上形成黄白色或棉花般的斑点。

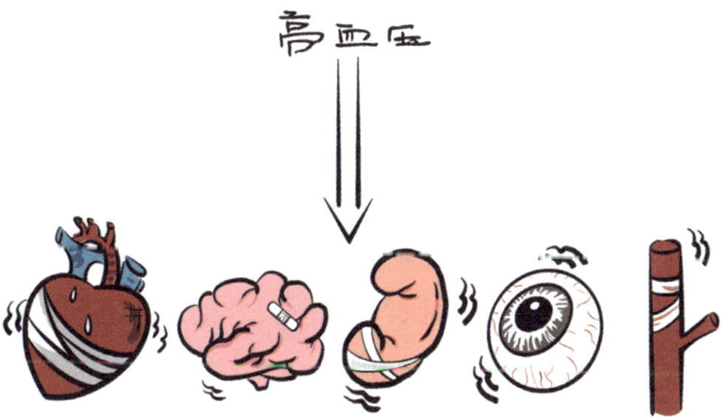

在严重情况下，眼睛里负责传递视觉信息的“神经中枢”（视盘）可能会肿胀，就像被水泡胀了一样。最后，视网膜中负责精细视力的区域（黄斑）可能会肿胀，这会直接影响我们看东西的清晰度。所有这些变化加在一起，就构成了所谓的“高血压性视网膜病变”。简单说，就是高血压伤害了眼睛里的“画布”，导致我们看东西变得模糊、不清晰，严重时甚至可能影响日常生活。

5. 其他并发症

高血压不仅会引发常见的心脑血管并发症，还可能导致一系列其他健康问题，其中睡眠障碍尤为突出。长期高血压患者常见失眠、睡眠质量差等问题，这又可能加重高血压，形成恶性循环。具体表现包括入睡困难、睡眠浅、睡眠 呼吸暂停风险增加和夜间频繁排尿。除此之外，高血压还可能影响多个系统，如增加胃溃疡和消化不良风险、影响甲状腺功能、加重糖尿病、降低身体抵抗力，甚至可能导致记忆力下降和认知障碍。因此，高血压患者需要全面关注身体各系统的变化，不仅要注重心脑血管健康。保持良好的生活习惯，如规律作息、适度运动、健康饮食等，对预防和控制这些并发症至关重要。同时，定期体检和遵医嘱用药也是不可或缺的。只有通过全面管理高血压，才能最大限度地降低并发症风险，提高生活质量。

二、糖尿病与高血压

糖尿病和高血压就像一对形影不离的“损友”，它们有许多共同的风险因素，比如肥胖、不健康的饮食、缺乏运动、压力大和年龄增长。这两种疾病之间还存在着一种"恶性循环"的关系。糖尿病会损害血管壁，影响肾脏功能，刺激神经系统，从而导致血压升高。反过来，高血压也会损害血管，影响胰腺功能，加速糖尿病并发症的发展。当这两种疾病同时存在时，会大大增加心血管疾病、肾脏病、视网膜病变和神经损伤的风险。因为它们关系密切，医生在诊断和治疗时常常面临挑战，比如难以确定哪种疾病先出现，需要更严格地控制目标，以及在药物选择上要格外谨慎。总的来说，糖尿病和高血压的关系复杂而紧密，需要我们全面了解，积极预防，并在患病时进行综合管理，以降低健康风险。

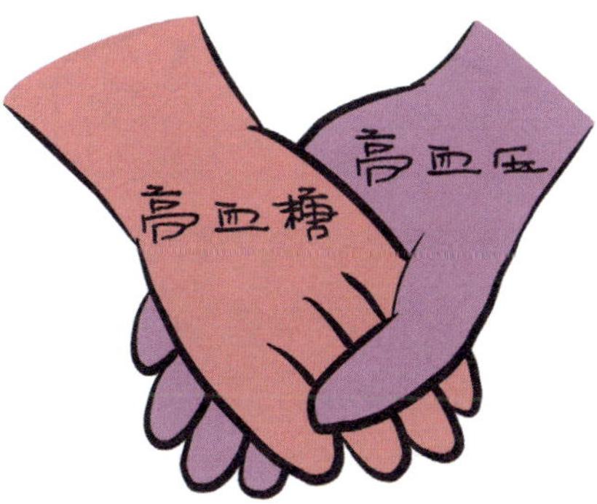

让我们深入了解这两种疾病之间的联系，以及如何应对它们带来的挑战。

糖尿病和高血压这两种常见的慢性疾病经常同时出现，这并非巧合，而是因为它们共享许多相同的风险因素。首先，肥胖是两种疾病的主要风险因素之一。过多的体重不仅会增加胰岛素抵抗的风险，导致糖尿病，还会给心血管系统带来额外压力，引发高血压。更重要的是，脂肪组织会分泌多种激素和化学物质，这些物质会直接影响血糖调节和血压控制，从而同时增加两种疾病的风险。

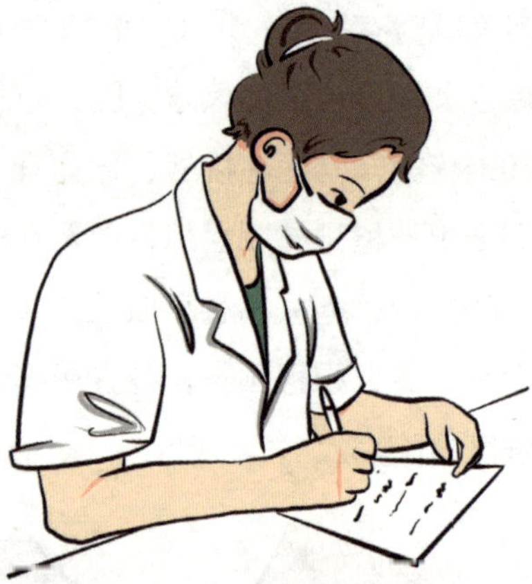

其次，不健康的饮食习惯也是两种疾病的共同诱因。高盐、高糖、高脂肪的饮食方式既可能导致血糖失控，也会升高血压。过多的盐分摄入会直接影响血压，而高糖高脂的饮食则会导致体重增加和胰岛素抵抗，这两者都是糖尿病的重要风险因素。

缺乏运动是另一个重要的共同风险因素。久坐不动的生活方式会影响新陈代谢，增加两种疾病的风险。相反，规律的运动不仅能帮助控制体重，还能提高胰岛素敏感性和改善血压，对预防和控制这两种疾病都有显著效果。

长期的压力也是不容忽视的风险因素。压力会刺激体内释放某些激素，如皮质醇和肾上腺素，这些激素会升高血糖和血压。持续的高压力状态可能会导致血糖水平长期失调和血压持续升高，最终增加患上糖尿病和高血压的风险。

最后，年龄因素也在这两种疾病的发展中扮演着重要角色。随着年龄增长，患上糖尿病和高血压的风险都会显著增加。这可能与年龄相关的生理变化有关，如胰岛素分泌能力下降、血管弹性减弱等。同时，长期不健康生活方式的累积效应也会随着年龄的增长而显现，进一步增加疾病风险。

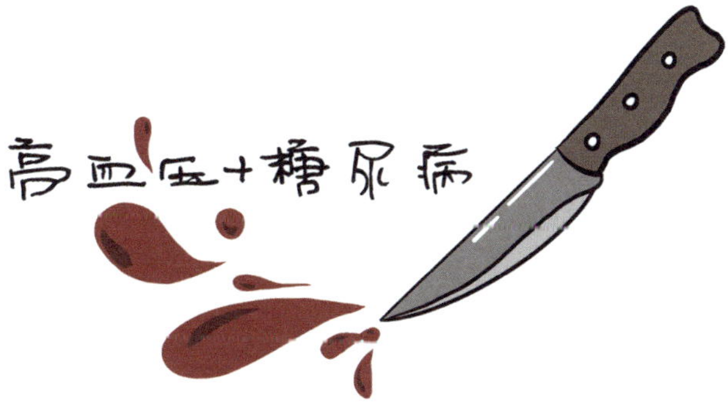

糖尿病和高血压之间存在着一种复杂的"恶性循环"关系，两者相互影响，相互加剧。糖尿病通过多种途径影响血压：首先，持续的高血糖会损害血管壁，使血管变得僵硬和狭窄，直接导致血压升高。其次，糖尿病可能会损害肾脏功能，而肾脏在调节血压中扮演着关键角色，肾功能的减退会进一步加剧高血压。此外，2型糖尿病的特征——胰岛素抵抗，可能会刺激交感神经系统，从而引起血压升高。

反过来，高血压也会对糖尿病产生严重的负面影响：长期的高血压会损害全身血管，包括为胰腺供血的血管，这可能会影响胰岛素的产生和作用，加剧糖尿病的病情。更为严重的是，高血压会加速糖尿病并发症的发展，特别是对肾脏和视网膜的损害。值得注意的是，某些用于治疗高血压的药物，如噻嗪类利尿剂，可能会轻微升高血糖水平，这进一步复杂化了两种疾病的管理。

当这两种疾病同时存在时，会大大增加严重健康问题的风险：

（1）心血管疾病：糖尿病和高血压都是心脏病和中风的主要风险因素。当它们同时存在时，风险会成倍增加。高血糖和高血压会加速动脉粥样硬化的进程，增加心肌梗死和脑卒中的风险。

（2）肾脏疾病：糖尿病和高血压都会损害肾脏。两者结合会加速肾功能衰竭的进程。高血糖会损害肾脏的滤过单位，而高血压则会增加肾脏的负担。

（3）视网膜病变：两种疾病都可能导致视力问题，

共同作用下，失明的风险显著增加。糖尿病会导致视网膜血管异常，而高血压会加重这种损害。

（4）神经损伤：高血压可能加速糖尿病引起的神经病变。糖尿病性神经病便会导致手脚麻木或刺痛，而高血压会进一步损害神经供血。

因为糖尿病和高血压关系密切，医生在诊断和治疗时常常面临一些特殊挑战：

（1）诊断：有时很难确定是哪种疾病先出现。某些糖尿病患者可能在诊断时就已经有高血压，反之亦然。这就需要医生进行全面的健康评估。

（2）治疗目标：对于同时患有两种疾病的人，血糖和血压的控制目标可能需要更严格。医生可能会根据患者的整体健康状况制定个性化的治疗方案。

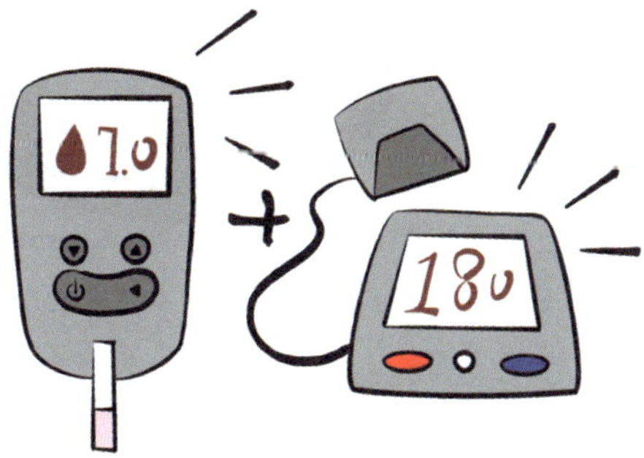

（3）药物选择：某些降血糖药物可能影响血压，而某些降压药可能影响血糖。医生需要仔细权衡用药，以达到最佳的治疗效果。

面对这两种密切相关的疾病，预防和管理变得尤为重要：

（1）保持健康的生活方式：包括健康饮食、定期运动、保持理想体重、戒烟限酒等。这些措施对预防和控制两种疾病都有益。

（2）定期体检：不仅要监测血糖，也要定期检查血压。早期发现问题可以及时干预，防止病情恶化。

（3）严格遵医嘱：如果已经诊断出糖尿病或高血压，要严格按照医生的建议服药和调整生活方式。

（4）心理健康：管理慢性病可能带来心理压力，保持积极乐观的心态很重要。必要时可以寻求心理咨询。

（5）教育和自我管理：了解这两种疾病的知识，学会自我监测和管理，是控制病情的关键。

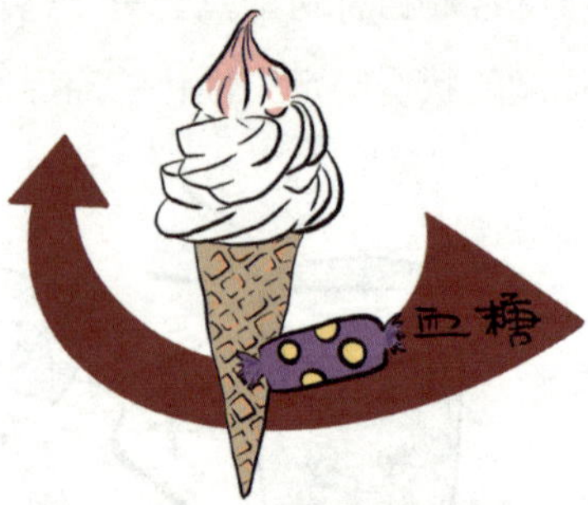

总的来说，糖尿病和高血压的关系复杂而紧密，需要我们全面了解，积极预防，并在患病时进行综合管理，以降低健康风险。虽然面对这两种慢性病可能感到压力，但通过正确的知识、积极的态度和适当的医疗支持，我们完全有能力管理好它们，保持健康的生活质量。记住，健康是我们最宝贵的财富，值得我们付出努力去维护和改善。

三、高脂血症与高血压

亲爱的读者朋友们，今天我们来聊聊两个常见却又容易被忽视的健康问题：高脂血症和高血压。这两个"高"字头的问题就像是藏在我们血管里的定时炸弹，虽然平时可能感觉不到，但一旦爆发，后果可能非常严重。让我们一起来了解它们，看看如何保护我们的血管健康。

1. 什么是高脂血症和高血压?

高脂血症，顾名思义，就是血液中的脂肪太多了。这些脂肪主要包括胆固醇和甘油三酯。想象一下，如果我们的血管是条小溪，高脂血症就像往溪水里倒了太多油，不仅让水变浑浊，还可能堵塞溪流。

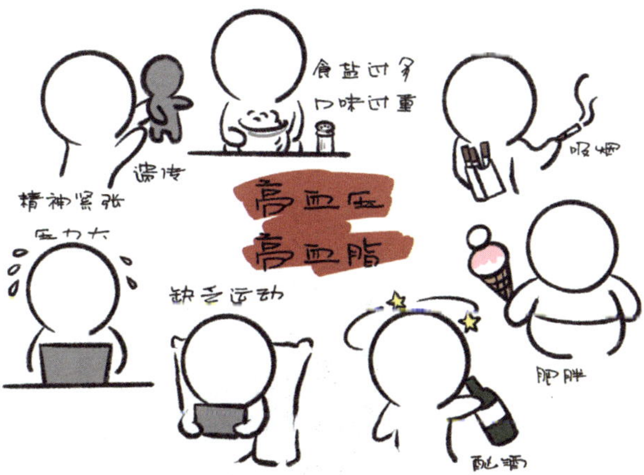

高血压则是血液在血管中流动时压力过大。如果把血管比作水管，高血压就像水管里的水压太高，长期下去可能会损坏管道。

这两个问题经常一起出现，它们之间有什么关系呢？

2. 脂肪与血压的纠缠

不同类型的脂肪对血压的影响各不相同，就像不同的朋友对我们的影响也不一样。

不同类型脂肪对血压的影响：

饱和脂肪：主要存在于动物性食品中，如肥肉、全脂奶制品、椰子油等。长期大量摄入饱和脂肪会增加血液中低密度脂蛋白胆固醇（LDL-C，即“坏”胆固醇）水平，促进动脉粥样硬化，间接导致血压升高。

不饱和脂肪：分为单不饱和脂肪和多不饱和脂肪，主要存在于植物油、坚果和鱼类中。适量摄入这类脂肪有助于降低血液中的“坏”胆固醇水平，提高高密度脂蛋白胆

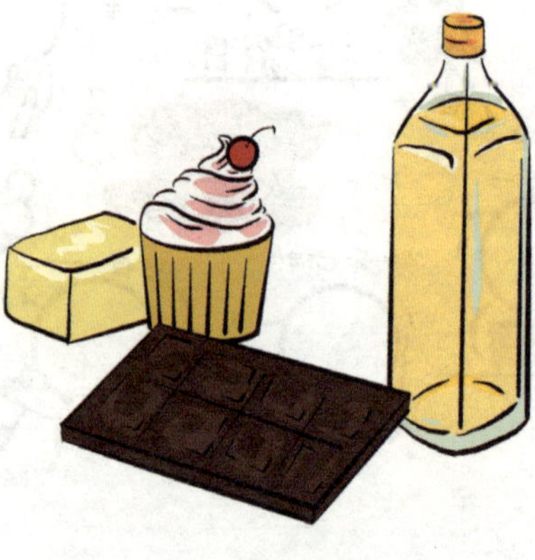

固醇（HDL-C，即“好”胆固醇）水平，对心血管健康有益。然而，过量摄入也可能导致热量过剩，增加体重，间接影响血压。

反式脂肪：这是一种人工合成的脂肪，常见于加工食品、快餐、烘焙食品及部分零食中。反式脂肪不仅会增加“坏”胆固醇水平，降低“好”胆固醇水平，还会增加血液黏稠度，直接加重心脏负担，导致血压升高。

3. 必需脂肪酸：身体不可或缺的营养素

必需脂肪酸是指人体无法自行合成，必须从食物中获取的脂肪酸，主要包括亚油酸和 α- 亚麻酸。它们是构成细胞膜、合成生物活性物质、维持视力、脑发育和行为发育的重要成分。

亚油酸：属于 ω-6 系列多不饱和脂肪酸，广泛存在于植物油中，如花生油、玉米油、大豆油等。适量摄入亚油酸有助于降低血液中的胆固醇水平，但过量摄入可能导致体内炎症水平上升。

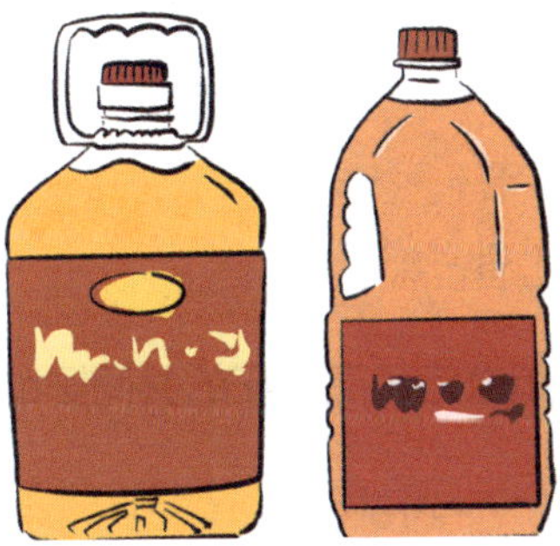

α－亚麻酸：属于 ω－3 系列多不饱和脂肪酸，主要存在于亚麻籽油、核桃油及深海鱼类中。α－亚麻酸在体内可转化为 EPA 和 DHA，对心血管健康尤为重要，能降低血压、减少血栓形成的风险。

4. 反式脂肪酸：健康的隐形敌人

反式脂肪酸是一种非天然存在的不饱和脂肪酸，主要通过工业加工过程（如部分氢化植物油）产生。它以其稳定性好、延长食品保质期等优点被广泛应用于食品加工中，但随之而来的健康风险却不容忽视。

反式脂肪酸对血压的影响：增加血液黏稠度。反式脂肪酸能增加血液中低密度脂蛋白胆固醇水平，同时降低高密度脂蛋白胆固醇水平，导致血液黏稠度增加，血流阻力增大，从而升高血压。

干扰胰岛素敏感性：长期摄入反式脂肪酸会干扰胰岛素的正常功能，导致血糖控制不良，进一步加剧心血管风险，包括高血压。

促进炎症反应：反式脂肪酸还会促进体内的炎症反应，这种慢性低度炎症状态是多种慢性疾病（包括高血压）的重要诱因。

所以，我们在选择食物时，要特别注意避免含有反式脂肪的加工食品。

5. 高脂血症和高血压的共同影响

这两个问题就像是血管健康的"双重打击"：

血管损伤：高脂血症会让血管内壁堆积脂肪斑块，

而高血压会增加血管壁的压力。两者共同作用，加速血管损伤。

心脏负担：高脂血症会让血液变得黏稠，高血压会增加心脏泵血的压力。这无疑会加重心脏的负担。

并发症风险：两者都会增加心脏病、中风等严重疾病的风险。

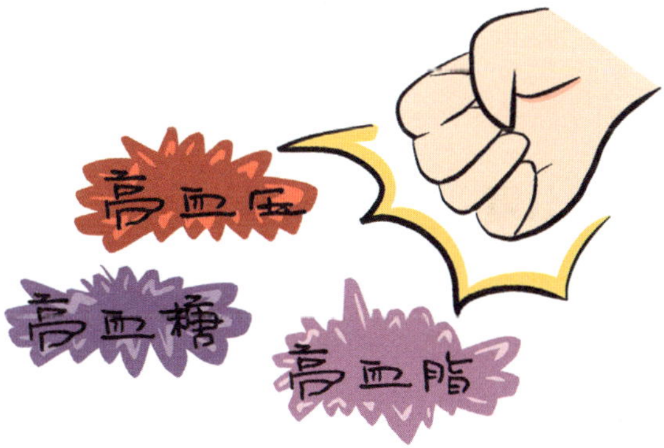

心力衰竭：高血压如同一座无形的“山”，

高脂血症和高血压虽然是常见的健康问题，但通过我们的努力是可以预防和控制的。记住，健康的生活方式是最好的良药。适度的运动、均衡的饮食、积极的心态，这些看似简单的做法，长期坚持就能为我们的血管健康筑起一道坚实的防线。

让我们一起关注自己的血管健康，远离这两个"高"字头的威胁。健康的血管，不仅能让我们的心脏更有力，也能让我们的人生之路走得更远、更精彩！

第十一章 高血压的特殊预防措施

一、特殊人群的预防

（一）儿童

在大多数人的认知里，高血压似乎是成年人的专利，但事实并非如此。随着生活水平的提高和饮食结构的改变，儿童高血压正逐渐成为一个不容忽视的健康问题。据统计，我国儿童肥胖的发生率约为7%，而肥胖正是儿童高血压的一个重要诱因。那么，作为家长，我们该如何有效预防儿童高血压，守护孩子们的健康成长呢？

1. 认识儿童高血压

首先，我们需要明确什么是儿童高血压。高血压，简而言之，就是血液在血管中流动时对血管壁造成的压力持续高于正常水平。儿童高血压的症状往往不明显，常于体检时偶然发现，但长期不加以控制，可能引发严重的健康问题，如心脏、肾脏和脑血管的损伤。

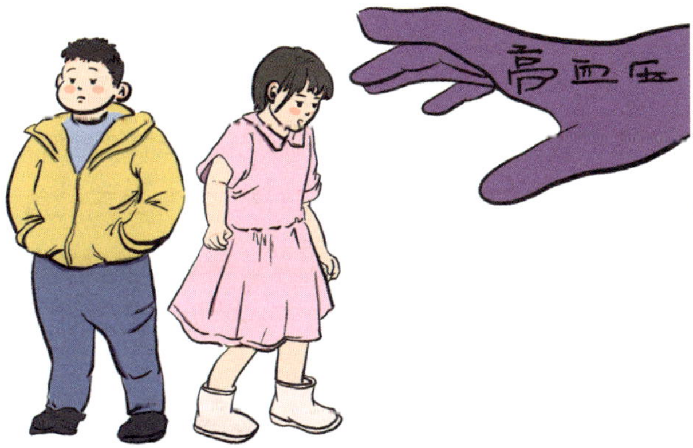

2. 儿童高血压的成因

儿童高血压的成因主要分为两大类：原发性和继发性。

原发性高血压：多与遗传因素和不良生活方式有关。如果家族中有高血压病史，孩子患病的风险会增加。此外，高盐饮食、缺乏运动、肥胖等因素也是导致儿童原发性高血压的重要原因。

继发性高血压：这类高血压通常是由其他疾病引起的，如肾脏疾病、心脏疾病或内分泌疾病等。治疗这类高血压，关键在于治疗原发病。

3. 预防儿童高血压的策略

（1）合理饮食，控制体重

1）低盐饮食：减少咸菜、咸肉等腌制品的摄入，每日食盐量不宜过多，因为高盐饮食是高血压的重要风险因素。

2）均衡营养：鼓励孩子多吃富含膳食纤维的食物，如蔬菜、水果、全谷类食品，以及富含优质蛋白的食物，如鸡蛋、瘦肉、鱼肉等。同时，限制高热量、高脂肪食物的摄入，特别是含饱和脂肪酸的动物脂肪。

3）控制体重：肥胖是儿童高血压的重要诱因，因此保持健康的体重至关重要。家长应监督孩子的饮食，避免过量摄入，同时鼓励孩子多参加户外活动，增加体力活动。

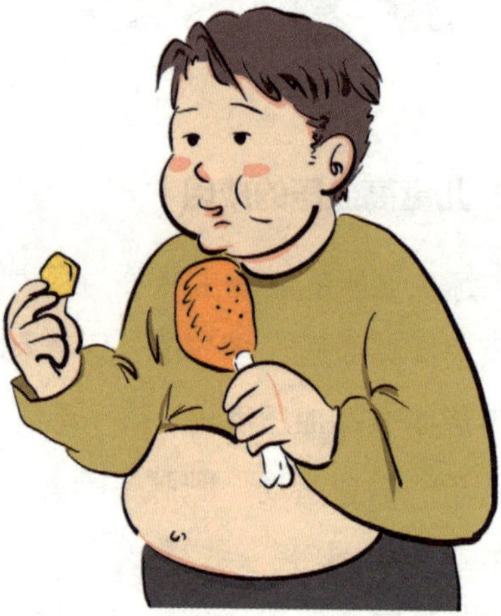

（2）增加运动量：运动是预防儿童高血压的有效途径。适当的运动有助于消耗多余热量，控制体重，提高心肺功能，促进血液循环。家长可以鼓励孩子多参加户外活动，如跑步、游泳、骑自行车等，每天至少保证 1 小时的中等强度运动。

（3）定期监测血压：早期发现、早期干预是控制儿童高血压的关键。家长应定期带孩子进行血压监测，尤其是对有高血压家族史、肥胖或患有肾脏疾病的孩子更应密切关注。一旦发现血压异常，应及时就医，遵医嘱进行治疗。

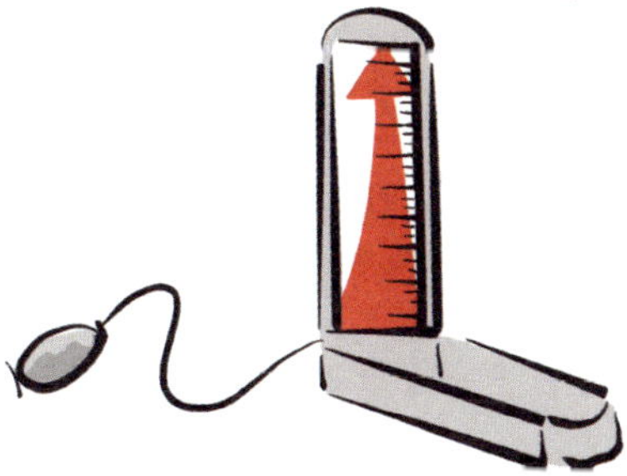

（4）保持良好的生活习惯：

1）充足睡眠：保证孩子每天有足够的睡眠时间，有助于身体的恢复和生长发育。

2）减少压力：避免孩子长期处于紧张、焦虑的状态，可以通过兴趣爱好、亲子活动等方式缓解压力。

3）戒烟限酒：虽然儿童不涉及饮酒和吸烟问题，但家长应以身作则，为孩子树立健康的生活榜样。

（5）健康教育：加强对儿童及其家长的健康教育，让他们了解高血压的危害和预防知识，提高自我保健意识。家长应引导孩子养成健康的生活方式，共同维护家庭健康环境。

儿童高血压虽然不常见，但其潜在的健康风险不容忽视。作为家长，我们应该从日常生活的点滴做起，通过合理饮食、增加运动、定期监测血压等措施，有效预防儿童高血压的发生。同时，也要关注孩子的心理健康，为他们营造一个温馨、和谐的家庭氛围，让他们健康快乐地成长。

（二）孕妇

孕妇高血压，即妊娠期高血压，是孕期的一种严重并发症，不仅威胁孕妇的生命安全，还可能对胎儿造成不可逆的伤害。因此，预防妊娠期高血压对孕妇和胎儿都至关重要。

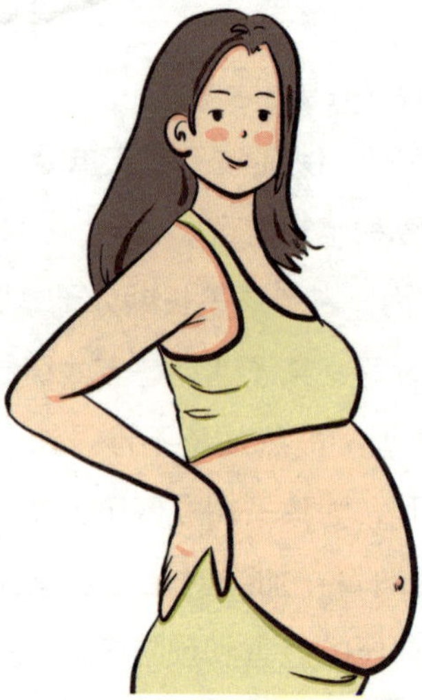

1. 定期体检，规律产检

孕妇应定期进行产前检查，特别是血压和体重的测量。通过规律产检，可以及时发现血压异常和体重增长过快等风险因素，从而采取相应措施进行干预。医生会根据孕妇的具体情况，调整产检频率和检查项目，确保母婴安全。

2. 合理饮食，营养均衡

孕妇在饮食上应做到营养均衡，适量摄入富含蛋白质、维生素、矿物质和膳食纤维的食物。具体来说，应多吃蔬菜、水果、全谷物和低脂奶制品，减少高脂肪、高糖和高盐食物的摄入。此外，适当补充钙剂和维生素 D 也有助于预防妊娠期高血压。

3. 适度运动，控制体重

孕妇应根据自身情况选择适合的运动方式，如散步、孕妇瑜伽等，保持适度的运动量。运动不仅有助于控制体重增长，还能促进血液循环，提高心肺功能，降低妊娠期高血压的风险。同时，孕妇应避免久坐不动或长时间卧床，保持适当的活动量。

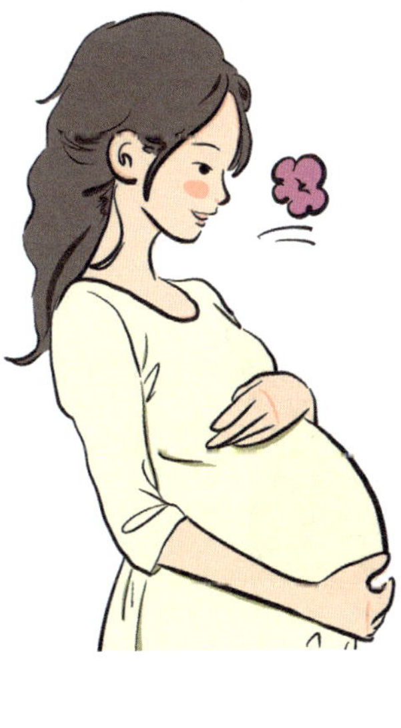

4. 保持良好心态，避免压力

孕妇在孕期应保持良好的心态，避免过度紧张和焦虑。情绪波动和精神压力会导致体内激素水平变化，从而增加妊娠期高血压的风险。因此，孕妇应学会调节情绪，保持愉悦的心情，可以通过听音乐、阅读、与亲友交流等方式来放松心情。

5. 遵医嘱用药，及时干预

对于有高血压家族史或孕期出现高血压症状的孕妇，医生可能会建议服用小剂量的阿司匹林或其他降压药物来预防或控制高血压。孕妇应遵医嘱用药，不可自行停药或更改剂量。同时孕妇应定期监测血压变化，如有异常应及时就医。

（三）老年

随着年龄的增长，许多老年人都会面临高血压这一健康挑战。高血压，也被称为“无声的杀手”，如果不加以控制，可能会引发心脏病、中风、肾脏疾病等严重后果。因此，了解并有效预防老年人高血压显得尤为重要。本文将从大众易于理解的角度出发，系统而详尽地介绍老年人高血压的预防方法。

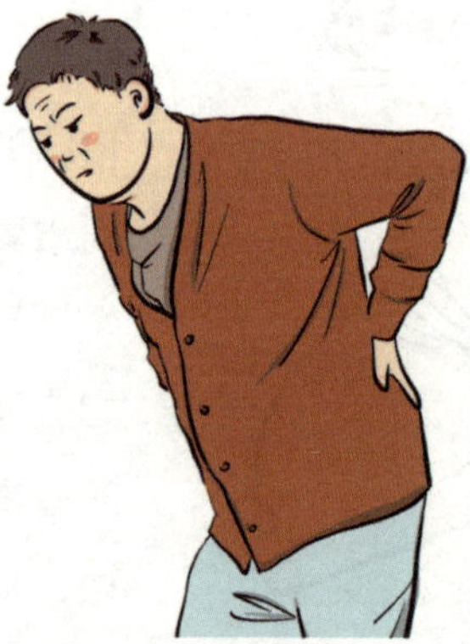

1. 老年人高血压的常见原因

老年人高血压的原因多种多样，主要包括以下几个方面：

生理变化：随着年龄的增长，血管壁会逐渐硬化，弹性降低，导致血压升高。

不良生活习惯：如高盐饮食、缺乏运动、吸烟饮酒等，都是高血压的重要诱因。

遗传因素：家族中有高血压病史的人，患高血压的风险相对较高。

慢性疾病：如糖尿病、肾脏疾病等，也会增加高血压的风险。

药物影响：某些药物如非甾体抗炎药、抗抑郁药等，可能引起血压升高。

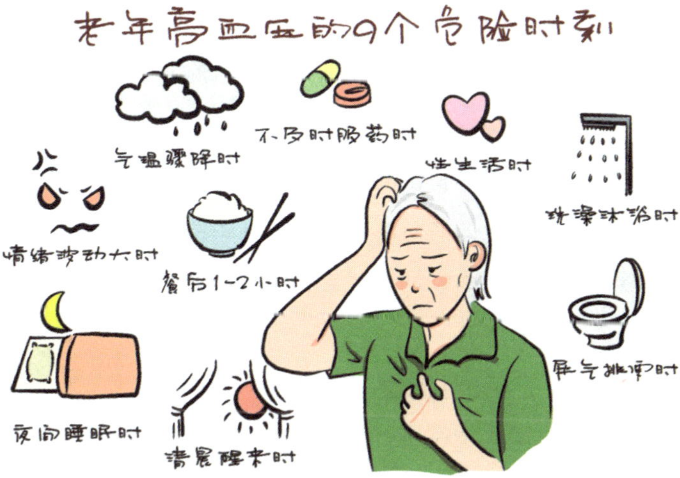
老年高血压的9个危险时刻
气温骤降时
不按时服药时
性生活时
洗澡沐浴时
情绪波动大时
餐后1~2小时
屏气排便时
夜间睡眠时
清晨醒来时

2. 预防老年人高血压的策略

针对上述原因，我们可以从以下几个方面入手，有效预防老年人高血压。

合理膳食：饮食应以清淡为主，少盐少油，每日盐摄入量不超过 6 克，油摄入量不超过 50 克。多吃新鲜蔬菜和水果，补充维生素和矿物质，有助于保护血管健康。

戒烟限酒：吸烟和过量饮酒都是高血压的危险因素，应尽早戒烟，限制饮酒量。

适量运动：根据自身情况选择合适的运动方式，如散步、慢跑、太极拳、八段锦等，有助于促进血液循环，增强血管弹性。但需注意，运动不宜过量，以免适得其反。

定期监测血压

老年人应定期测量血压，了解自己的血压状况。如果发现血压偏高，应及时就医，遵循医生指导进行治疗。

注意细节

选择宽松舒适的衣物，避免过紧的裤带、领带等，以免对血压造成不良影响。

注意直立性低血压的问题，从平卧位转为直立位时要缓慢进行，避免突然站起导致头晕、眩晕等症状。

综合治疗

对于已经患有高血压的老年人，除了上述预防措施外，还需要在医生指导下合理服用降压药物，定期监测血压变化，及时调整治疗方案。

老年人高血压的预防是一个系统工程，需要从生活习惯、情绪管理、定期监测等多个方面入手。通过科学合理的预防措施，我们可以有效降低老年人高血压的发病率和并发症风险，保障老年人的身体健康和生活质量。希望每一位老年朋友都能重视高血压的预防工作，让健康伴您左右。

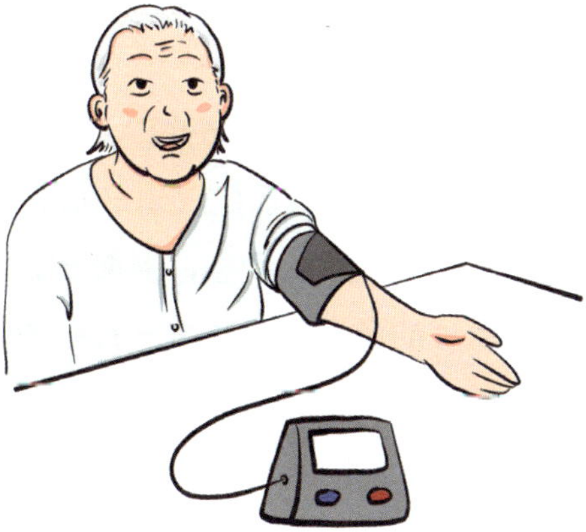

（四）有高血压家族史的人群

首先，我们需要明确高血压与家族史的紧密关系。高血压具有明显的家族聚集性，这意味着如果你的家族中有人患有高血压，你患病的风险就会大大增加。研究表明，如果父母双方均患有高血压，子女发病的概率可高达 46%；而约 60% 的高血压患者可以追溯到家族中有高血压病史。因此，了解并重视这一因素，是预防高血

压的第一步。接下来我们一起学习有高血压家族史人群的高血压预防策略:

1. 定期体检，密切关注血压变化

定期体检是预防高血压的重要手段之一。有高血压家族史的人应更加重视血压的监测，建议每年至少进行一次全面的身体检查，包括血压的测量。如果条件允许，可以购买家用血压计进行日常监测，以便及时发现血压异常并就医。

2. 合理饮食，控制盐分摄入

饮食是预防高血压的关键环节。有高血压家族史的人应特别注意饮食的调整，遵循低盐、低脂、高纤维的原则。盐分的摄入是导致血压升高的重要因素之一，因此应尽量减少食盐的使用量，避免食用腌制食品、咸菜等高盐食物。同时，多吃新鲜蔬菜和水果，增加膳食纤维的摄入，有助于降低血压水平。

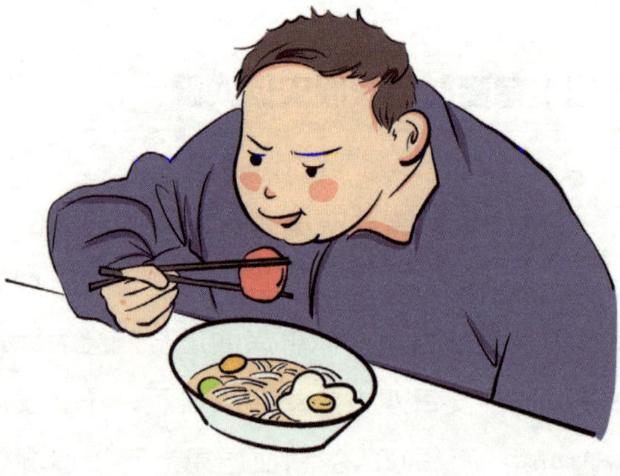

3. 适量运动，控制体重

运动是预防高血压的有效途径之一。适量的运动可以促进血液循环，增强心肺功能，有助于降低血压。有高血压家族史的人应根据自身情况选择合适的运动方式，如散步、慢跑、游泳、瑜伽等。运动强度和时间应循序渐进，避免过度劳累。此外，控制体重也是预防高血压的重要措施之一。过重或肥胖会提高心脏负担和血压水平，因此应保持适当的体重范围。

4. 戒烟限酒，避免不良嗜好

吸烟和过量饮酒都是高血压的危险因素。吸烟会导致血管收缩、血压升高；而过量饮酒则会导致心脏负担加重、血压升高。因此，有高血压家族史的人应坚决戒烟，限制酒精的摄入量。如果无法完全戒酒，也应控制在安全范围内，男性每日酒精摄入量不超过 25 克，女性不超过 15 克。

5. 减轻压力，保持心情愉悦

心理压力也是导致血压升高的重要因素之一。长期

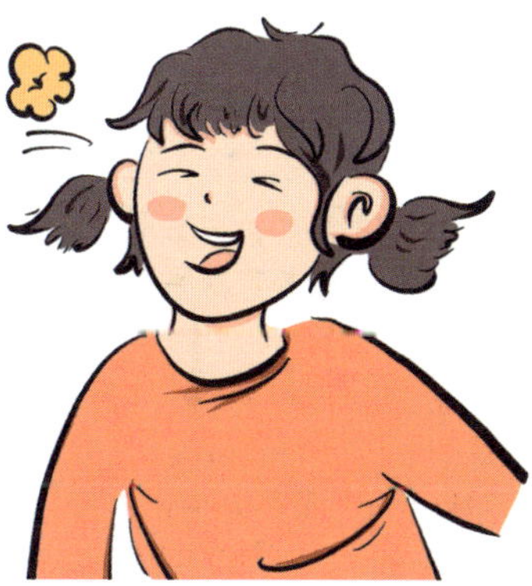

的精神紧张、焦虑、抑郁等负面情绪会导致体内激素水平变化，从而增加高血压的风险。因此，有高血压家族史的人应学会调节情绪，保持平和的心态。可以通过参加兴趣爱好、进行冥想、瑜伽等放松训练来减轻压力。同时，保持充足的睡眠和良好的睡眠质量也有助于降低血压水平。

6. 遵循医嘱，合理用药

对于已经确诊高血压的患者或处于高血压前期的人群（即血压偏高但尚未达到高血压诊断标准），应遵循医嘱合理用药。降压药物是治疗高血压的重要手段之一，但需要在医生的指导下使用。患者应按时服药、定期复诊，并根据医生的指导调整药物剂量和种类。同时，应注意避免自行购买和使用降压药物，以免出现药物副作用或误用导致病情恶化。

7. 关注家族病史，加强健康管理

有高血压家族史的人应更加关注家族病史的收集和整

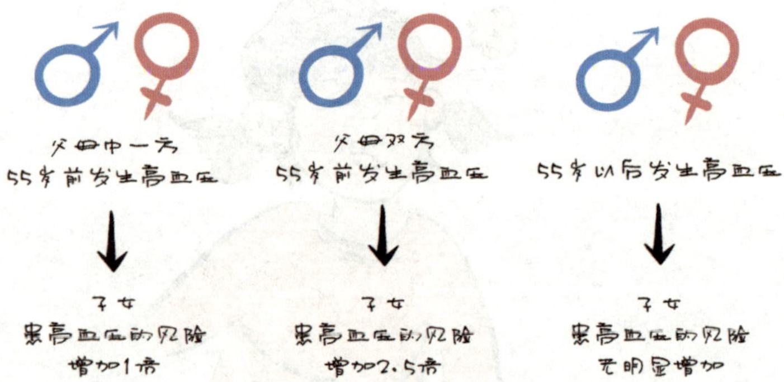

理。了解家族中高血压的发病情况、治疗经历以及预后情况等信息有助于更好地评估自己的患病风险并采取相应的预防措施。此外，加强健康管理也是预防高血压的重要措施之一。包括保持良好的生活习惯、定期体检、及时就医等方面都需要引起足够的重视。

高血压虽然是一种严重的慢性疾病，但通过科学的预防和管理措施我们可以有效地控制其发生和发展。对于有高血压家族史的人群来说更是如此。通过定期体检、合理饮食、适量运动、戒烟限酒、减轻压力以及遵循医嘱合理用药等措施我们可以显著降低患病风险保护自己和家人的健康。

（五）慢性病患者

高血压之所以被称为“隐形杀手”，是因为它在初期往往没有明显的症状，但长期的高血压状态会对人体的多个器官造成损害。它可能导致心脏病、中风、肾衰竭等严重后果，严重影响患者的生活质量甚至危及生命。因此，慢性病患者应充分认识到高血压的危害性，增强预防意识，积极采取措施控制血压水平。

对于已经患有慢性病的患者而言，控制原发病是预防高血压的重要措施之一。患者应遵循医嘱合理用药，按时服药、定期复诊。通过控制原发病的病情发展，可以降低高血压的发生风险。同时，对于已经确诊高血压的慢性病患者而言，还应在医生的指导下使用降压药物进行治疗。降压药物的选择和使用应遵循个体化原则，根据患者的具体情况进行调整和优化。

慢性病患者还应保持良好的生活习惯。包括保证充足的睡眠时间、避免熬夜和过度劳累；保持规律的作息时间、避免生物钟紊乱；注意个人卫生和环境卫生、预防感染和疾病传播等。这些良好的生活习惯有助于增强身体免疫力、提高身体抵抗力、降低高血压的发生风险。

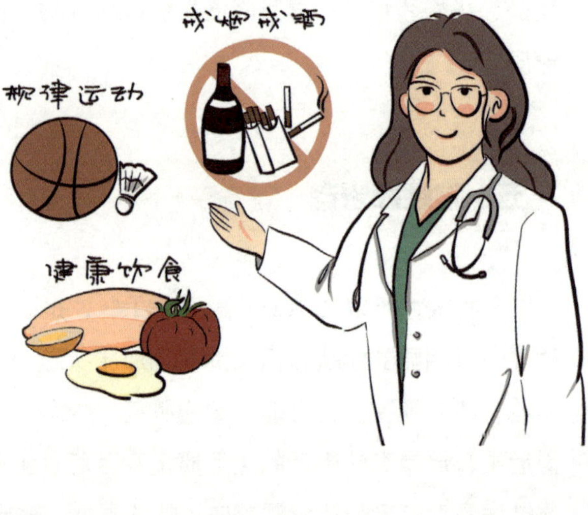

慢性病患者预防高血压是一个系统工程，需要从多个方面入手进行综合干预。通过定期体检、合理饮食、适量运动、戒烟限酒、减轻压力以及遵医嘱用药等措施的综合运用，我们可以有效地降低高血压的发生风险或控制其进展。

（六）肥胖人群高血压

肥胖已成为一个全球性的健康问题，它不仅影响着人们的外观自信，更在悄然间成为高血压等慢性疾病的重要推手。高血压，这一“无声的杀手”，往往与肥胖如影随形，共同威胁着人们的健康。那么，我们该如何正视肥胖问题，并有效预防由此引发的高血压呢？

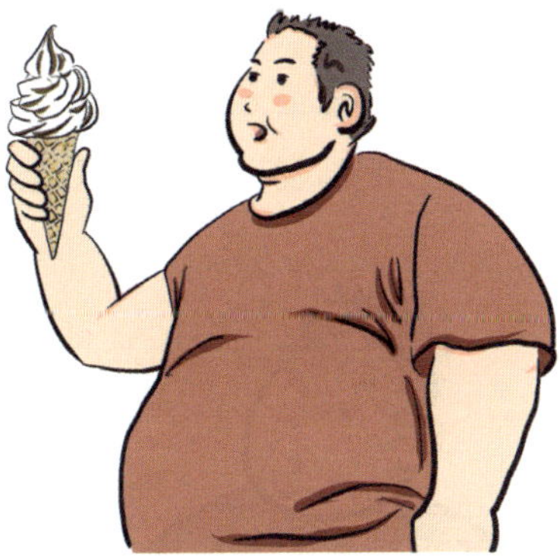

1. 肥胖：高血压的温床

肥胖之所以与高血压紧密相连，原因在于体内过多的脂肪堆积不仅增加了身体的重量，还加重了心脏的负担，使得心脏需要更加努力地泵血以维持身体的正常运作。这种长期的超负荷工作，会导致心脏结构和功能的改变，进而引发血压升高。此外，肥胖还会引起体内多种激素和代谢产物的异常，如胰岛素抵抗、炎症因子增多等，这些因素都会直接或间接地促进高血压的发生和发展。

2. 饮食调整：从源头控制肥胖

均衡膳食：减少高热量、高脂肪、高糖食物的摄入，增加蔬菜、水果、全谷物等富含膳食纤维的食物比例。这些食物不仅有助于控制体重，还能提供身体所需的多种营养素。

限制食量：避免暴饮暴食，控制每餐的食量，特别是晚餐不宜过饱。可以采用分餐制或细嚼慢咽的方式，让大脑有足够的时间接收到饱腹信号。

少油少盐：减少烹饪用油和食盐的使用量，选择清蒸、煮、炖等健康的烹饪方式。这有助于降低食物中的热量和钠含量，减少肥胖和高血压的风险。

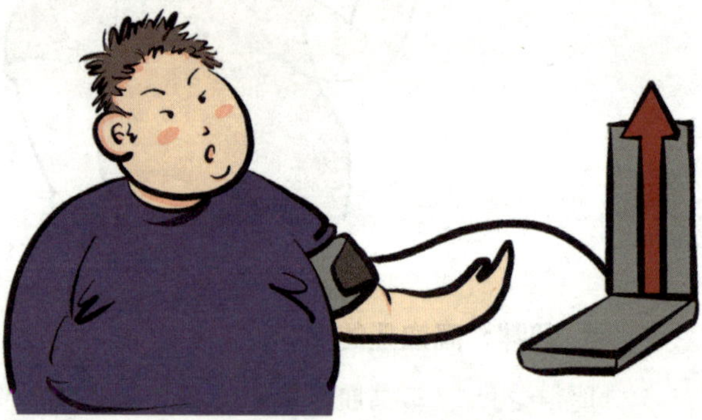

3. 加强运动：燃烧脂肪，远离肥胖

有氧运动：定期进行快走、慢跑、游泳等有氧运动，可以有效燃烧体内脂肪，减轻体重。建议每周至少进行150分钟的中等强度有氧运动，或75分钟的高强度有氧运动。

力量训练：结合适当的力量训练，可以增强肌肉力量，提高基础代谢率，有助于长期控制体重。但需注意避免过度运动导致损伤。

日常活动：增加日常活动量，如步行上下班、爬楼梯代替乘电梯等，这些都能在一定程度上帮助消耗热量，预防肥胖。

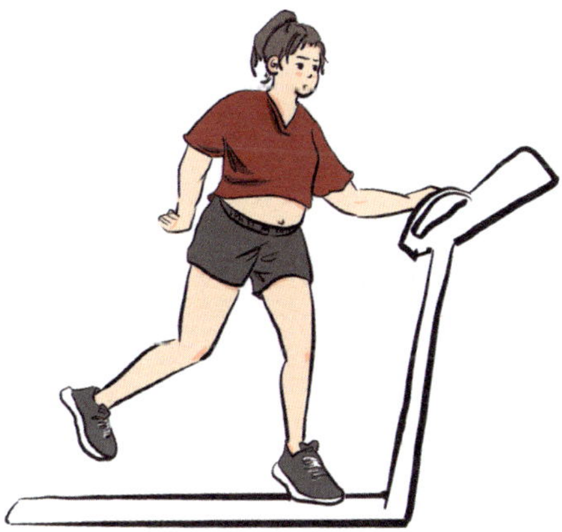

4. 改善生活习惯：细节决定成败

充足睡眠：保证每晚 7 ～ 9 小时的高质量睡眠，避免熬夜和过度劳累。良好的睡眠有助于调节体内激素平衡，减少肥胖和高血压的风险。

戒烟限酒：吸烟和过量饮酒都会增加肥胖和高血压的风险。因此，应尽早戒烟并限制酒精的摄入量。

心理调适：学会调节情绪，保持积极乐观的心态。长期的精神紧张和焦虑会促进体内激素的异常分泌，增加肥胖和高血压的风险。

5. 定期体检与监测

肥胖人群应定期进行体重、血压、血脂、血糖等健康指标的检测，以便及时发现并干预肥胖和高血压等潜在的健康问题。同时，也可以使用家用体重秤和血压计进行日常监测，随时掌握自己的身体状况。

总之，肥胖是高血压的重要危险因素之一。通过调整饮食结构、加强运动锻炼、改善生活习惯以及定期体检与监测等措施，我们可以有效地控制体重增长，预防肥胖及其引发的高血压等慢性疾病。

（七）更年期高血压

在人生的旅途中，每个人都会经历不同的阶段，而更年期作为女性生命中的一个重要转折点，往往伴随着一系列身体和心理的变化。其中，更年期高血压作为一种常见的健康问题，不仅影响着女性的生活质量，还可能对心、

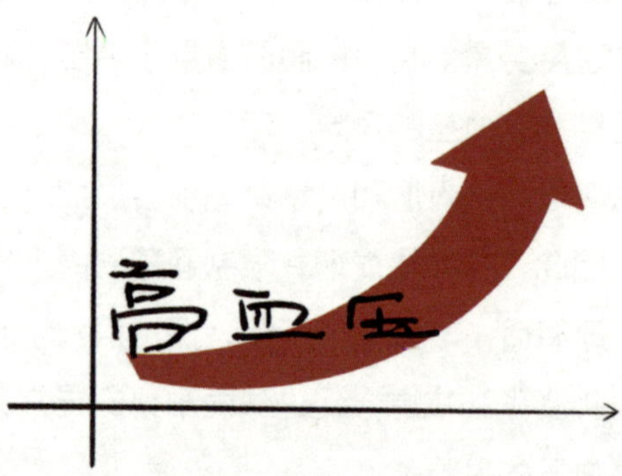

脑、肾等重要器官造成损害。作为科普作家，今天我们就来聊聊如何有效预防更年期高血压，让每一位女性都能平稳度过这一特殊时期。

1. 了解更年期高血压

更年期高血压，顾名思义，是指在女性进入更年期后，由于卵巢功能衰退、雌激素分泌减少，导致内分泌失调、自主神经功能紊乱，进而引发血压波动的一种现象。这种高血压往往表现为血压不稳定，波动明显，同时伴有眩晕、头痛、耳鸣、失眠多梦等症状。值得注意的是，更年期高血压不仅与激素水平变化有关，还与情绪波动、不良生活习惯等因素密切相关。

2. 生活方式干预：预防的基石

（1）合理饮食，控制热量：饮食是预防高血压的第一道防线。更年期女性应控制总热量的摄入，减少高脂肪、高胆固醇食物的摄入，如肥肉、动物内脏等。同时，增加富含纤维素的食物，如蔬菜、水果、全谷物等，这些食物有助于降低胆固醇，保持肠道健康。此外，还应控制食盐的摄入量，每人每天不超过 6 克，减少咸菜、腐乳等高钠食品的摄入。

（2）适量运动，增强体质：运动是预防高血压的有效手段之一。更年期女性应坚持适量的有氧运动，如散步、慢跑、游泳、瑜伽等，这些运动不仅可以帮助控制体重，还能增强心肺功能，改善血液循环，从而降低血压。建议每周至少进行 150 分钟的中等强度运动，并持之以恒。

（3）保持心理平衡，调节情绪：更年期女性由于激素水平的变化，容易出现情绪波动、烦躁易怒等现象。这些不良情绪不仅会影响生活质量，还会引发血压升高。因此，保持因此，保持心理平衡、调节情绪至关重要。可以通过冥想、深呼吸、听音乐、与朋友交流等方式来缓解压力，保持心情愉悦。

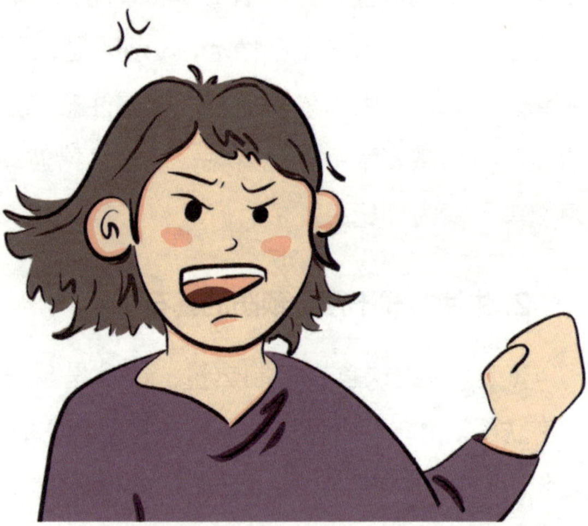

（4）戒烟限酒，健康生活：吸烟和过量饮酒都是高血压的危险因素。更年期女性应坚决戒烟，限制酒精的摄入量。如果实在无法完全戒酒，也应控制在每天不超过一两白酒或一瓶啤酒的范围内。

（5）定期体检，及时就医：更年期女性应定期进行健康体检，包括血压、血脂、血糖等项目的检测。一旦发现血压异常升高，应及时就医，接受专业医生的诊断和治疗。医生会根据患者的具体情况制定个性化的治疗方案，包括药物治疗、生活方式调整等。

（6）药物治疗。必要时的选择：对于通过生活方式干预仍无法有效控制血压的患者，医生可能会建议服用降压药物。降压药物种类繁多，患者应遵循医嘱，按时按量服药，不可随意停药或更改剂量。同时，注意观察药物的不良反应，如有不适应及时向医生反馈。

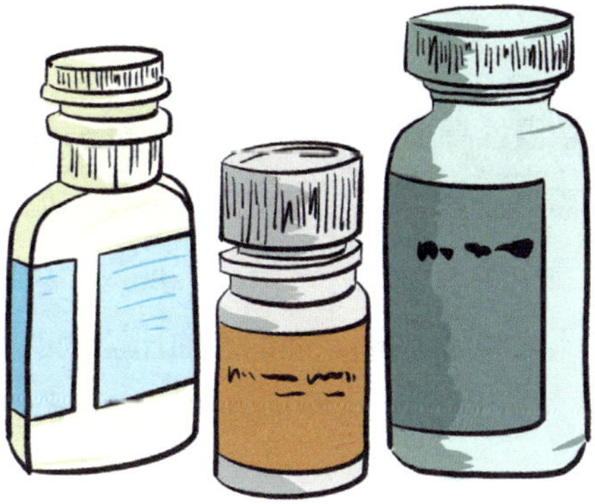

更年期高血压虽然是一种常见的健康问题，但只要我们采取合理的预防措施，就能有效降低其发生风险。通过合理饮食、适量运动、保持心理平衡、戒烟限酒以及定期体检等方式，我们可以守护好自己的健康，平稳度过更年期这一特殊时期。让我们携手努力，共同迎接更加美好的生活！

二、隐匿性高血压

在众多高血压类型中，隐匿性高血压，因其独特的隐蔽性，往往被大众忽视，却同样具备不可忽视的危害性。本文将带您深入了解隐匿性高血压，揭示其真面目，并提供科学有效的防治策略。

（一）什么是隐匿性高血压？

隐匿性高血压，顾名思义，是一种在常规诊室测量时血压看似正常，但在诊室外的环境（如家庭自测或动态血压监测）中血压却异常升高的现象。具体来说，当诊室血压低于 140/90mmHg，而动态血压监测或家庭自测血压显示白昼平均血压≥135/85mmHg 时，即可诊断为隐匿性高血压。

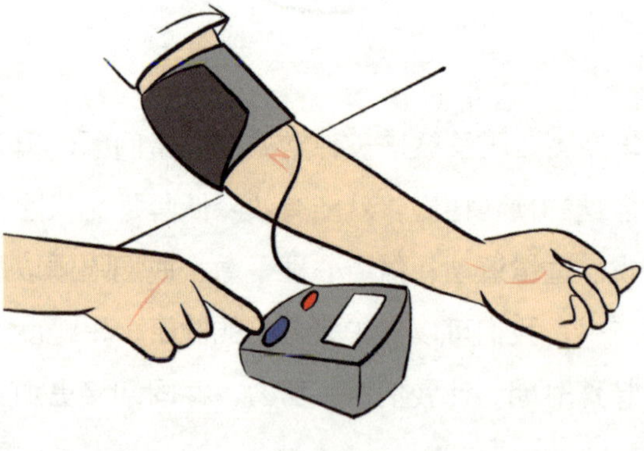

（二）隐匿性高血压的危害

隐匿性高血压之所以不容忽视，是因为其长期存在会对人体多个重要器官造成损害，包括心脏、血管、大脑和肾脏等。研究表明，隐匿性高血压患者的心血管疾病发生危险性比正常者或血压控制良好的患者高出 1.5 ~ 3.0 倍，其危险性几乎与持续性高血压相当。隐匿性高血压还可能引发心脏病、脑卒中、肾功能衰竭等一系列严重并发症，严重威胁患者的生命质量和寿命。

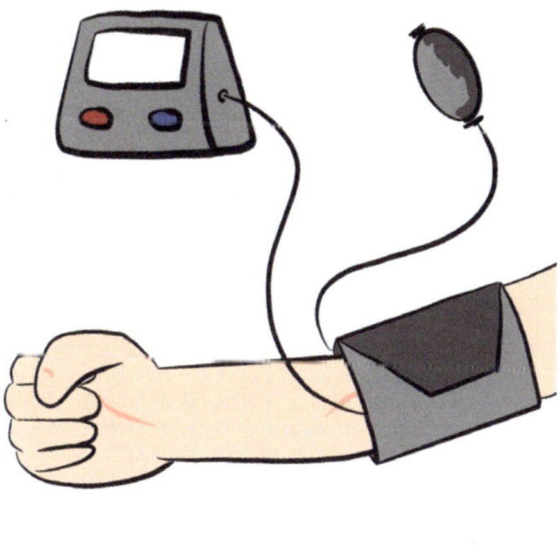

（三）隐匿性高血压的成因

隐匿性高血压的形成是多因素共同作用的结果，主要包括以下几个方面：

不良生活习惯：高盐饮食、缺乏运动、过量饮酒、吸烟等，都是推动高血压发生的“幕后推手”。特别是吸烟和酒精摄入，不仅直接影响血压水平，还可能导致血压波动增大。

精神压力：长期的精神紧张和压力也是隐匿性高血压的重要诱因。现代社会竞争激烈，工作生活压力大，很多人长期处于紧张状态，导致交感神经兴奋，进而引发血压升高。

遗传因素：高血压具有明显的家族聚集性，遗传因素在隐匿性高血压的发病中也扮演着重要角色。

其他因素：肥胖、焦虑、人际关系紧张、工作压力等也是导致隐匿性高血压发生的重要因素。

（四）如何发现隐匿性高血压?

由于隐匿性高血压在常规诊室测量时难以发现，因此需要通过家庭自测血压或动态血压监测来确诊。建议有高血压家族史、不良生活习惯、精神压力大等高危因素的人群，定期进行家庭自测血压，并考虑进行动态血压监测。

具体来说，如果连续 7 天家庭自测血压的平均值 ≥ 135/85mmHg，或在动态血压监测中，白天血压均值超过 135/85mmHg，夜间血压均值超过 120/70mmHg，24 小时平均动脉压超过 130/80mmHg，即可诊断为隐匿性高血压。

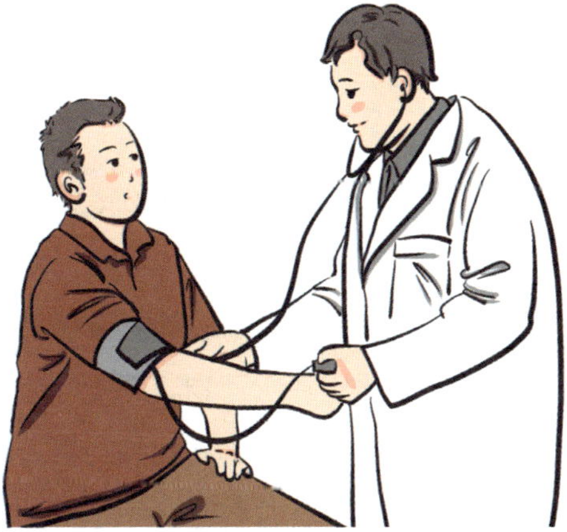

（五）隐匿性高血压的防治策略

面对隐匿性高血压的威胁，我们需要采取综合措施进行防治：

定期测量血压：建议每年至少测量一次血压，并在身体不适或生活应激时增加监测频率。对于高危人群，应定期进行家庭自测血压和动态血压监测。

健康饮食：保持低盐、低脂、高纤维的饮食习惯，多摄入富含钾、镁等矿物质的蔬菜水果，限制腌制食品、冷冻、罐装食品及辛辣刺激、油炸食品的摄入。每日食盐摄入量应控制在 5 克以内，避免过量饮酒和吸烟。

适量运动：坚持每周至少 150 分钟的中等强度有氧运动，如快走、慢跑、游泳等。运动有助于促进血液循环，控制体重，从而降低血压。

压力管理：学会放松心情，避免长期紧张焦虑。可以通过冥想、瑜伽、听音乐等方式缓解压力，保持良好的心理状态。

规律作息：保持良好的睡眠质量，避免熬夜及过度劳累。充足的睡眠有助于调节身体机能，维持血压稳定。

药物治疗：对于已经确诊的隐匿性高血压患者，应在医生指导下规范服用降压药物。药物治疗应个体化，根据患者的具体情况选择合适的药物和剂量。同时，患者应遵医嘱定期复诊，以便及时调整治疗方案。

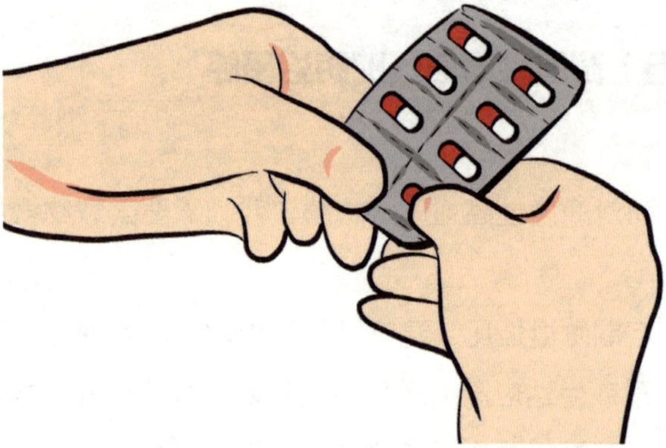

早期干预：对于高危人群和已发现隐匿性高血压的患者，应及早进行干预治疗。通过改善生活方式和必要的药物治疗，可以显著降低靶器官损害和心血管事件的发生率。

隐匿性高血压虽然隐蔽，但其危害却不容忽视。通过提高防治意识、定期测量血压、改善生活方式和必要的药物治疗，我们可以有效控制和预防隐匿性高血压的发生和发展。

三、高血压合并直立性低血压

高血压已成为影响许多人健康的“隐形杀手”。然而，当我们谈论高血压时，往往容易忽视一个与之相关的“双胞胎”问题—直立性低血压（也称为体位性低血压）。尤其是当高血压与直立性低血压并存时，更是对健康构成了双重挑战。

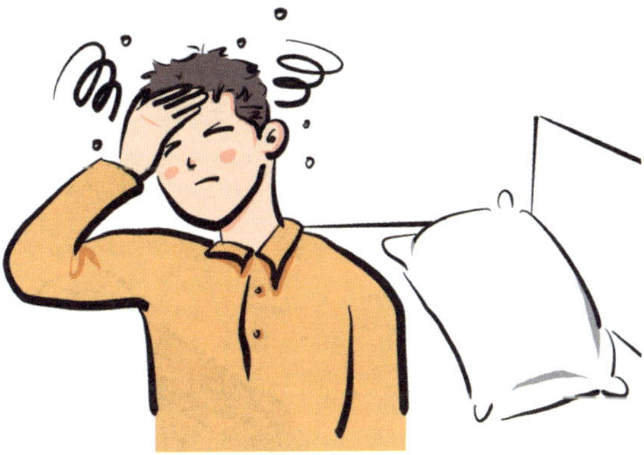

（一）认识高血压与直立性低血压

高血压：简单来说，就是血液在血管内流动时，对血管壁产生的压力持续高于正常水平。这种高压状态容易损伤血管，影响心脏、大脑、肾脏等重要器官的功能，增加心脑血管疾病的风险。

直立性低血压：则是指人体在站立时，由于重力作用，血液流向下肢，导致上半身（尤其是脑部）血液供应减少，进而引起的血压突然下降。常见症状包括头晕、眼前发黑、乏力，甚至可能引发晕厥和跌倒。

（二）高血压为何易合并直立性低血压？

高血压患者由于长期血管壁承受较高压力，血管弹性可能受损，调节血压的能力减弱。当从卧位或坐位迅速转为站立位时，身体未能及时调整血液分布，导致上半身血液供应不足，从而诱发直立性低血压。此外，某些降压药物也可能加剧这一现象。

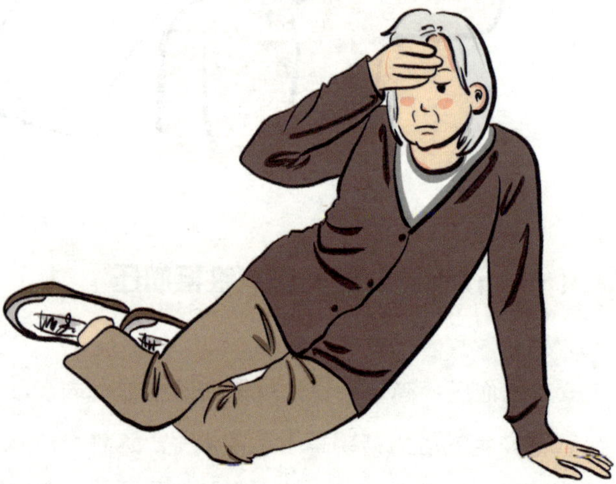

（三）预防策略：双管齐下，守护健康

1. 调整生活习惯

避免长时间站立：长时间站立会增加下肢血液淤积，减少回心血量，进而诱发直立性低血压。因此，高血压患者应避免长时间保持站立姿势，适时坐下或走动以促进血液循环。

控制体位变化速度：从躺卧或坐位站起时，动作要缓慢，给身体足够的时间适应体位的改变，避免血压急剧波动。

合理穿着：选择宽松舒适的衣物，避免紧身衣裤，以减少对血液循环的阻碍。同时，在医生指导下穿戴合适的弹力袜，有助于促进下肢静脉血液回流，预防直立性低血压。

2. 调整饮食结构

清淡饮食：减少盐分摄入，每日食盐量控制在 6 克以内，以降低血管压力，减轻心脏负担。同时，多吃富含钾、镁等矿物质的食物，如香蕉、菠菜等，有助于维持血压稳定。

均衡营养：保证蛋白质、维生素及微量元素的摄入，增强身体免疫力，促进血管健康。

3. 适量运动

有氧运动：如散步、慢跑、游泳等，可以增强心肺功

能，改善血液循环，但需注意避免剧烈运动，以免诱发直立性低血压。

力量训练：适当的力量训练可以增强肌肉力量，帮助提升血压调节能力。但同样要注意强度适中，避免过度劳累。

4. 定期监测血压

高血压患者应定期监测血压变化，记录血压值，及时发现并处理异常情况。特别是在体位变化后，如从卧位转为坐位或站立位时，应特别注意监测血压变化。

5. 合理用药

遵循医嘱，按时按量服用降压药物，不可随意增减剂量或更换药物。同时，告知医生自己是否合并直立性低血压，以便医生调整治疗方案，选用对血压影响较小的药物。

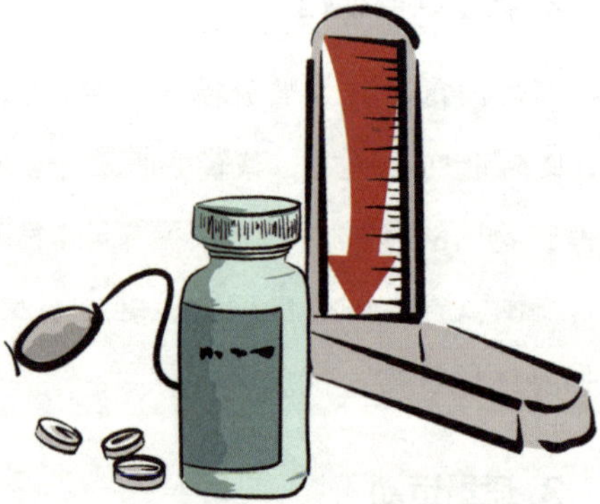

6. 心理调适

保持情绪稳定，避免过度紧张、焦虑等负面情绪。情绪波动也会影响血压的稳定性，增加直立性低血压的风险。

（四）特殊情境下的应对

晨起时：醒来后不要立即起床，应先在床上活动四肢，待身体适应后再缓慢坐起，然后站立。

洗澡时：水温不宜过高，时间不宜过长，以免血管扩张导致血压下降。同时，洗澡时应有人陪同，以防万一。

外出时：随身携带急救药物和联系方式卡片，以便在出现不适时及时求助。

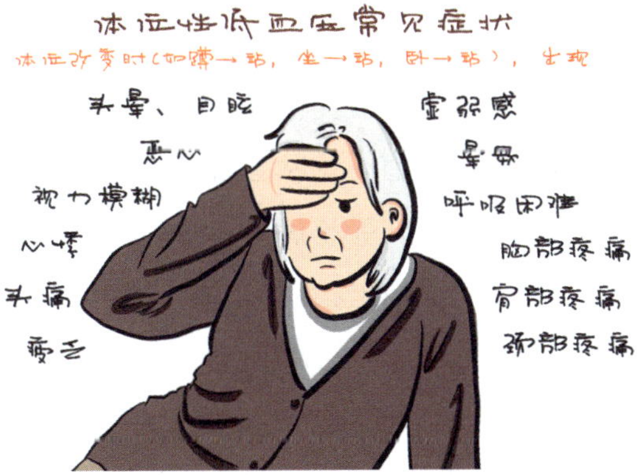
体位性低血压常见症状
体位改变时（如蹲→站，坐→站，卧→站），出现
头晕、目眩
恶心
视力模糊
心悸
头痛
疲乏
虚弱感
晕厥
呼吸困难
胸部疼痛
肩部疼痛
颈部疼痛

高血压合并直立性低血压虽然给患者的日常生活带来了一定困扰，但只要我们采取正确的预防措施，就能有效减少其发生的风险。

四、颈源性高血压

在现代社会，随着电子设备的普及和工作方式的改变，越来越多的人长时间低头工作、学习或娱乐，导致颈椎病成为一种常见病。而颈椎病不仅会引起颈部的疼痛和不适，还可能引发一种鲜为人知却日益受到关注的疾病——颈源性高血压。本文将带您深入了解颈源性高血压，并从普通百姓的角度出发，探讨其预防方法，帮助大家守护颈椎，守护健康。

（一）认识颈源性高血压

颈源性高血压，又称颈椎性高血压病，是指由于颈椎病引起的血压升高。这种高血压并非传统意义上的原发性高血压，而是由于颈椎病变导致的一系列生理变化，进而引发的继发性高血压。简单来说，就是颈椎的问题“连累”了血压，使得血压异常升高。

颈源性高血压的主要症状包括头晕、头痛、视物旋转、视物模糊、失眠、心悸、胸闷、呼吸困难、胸痛、恶心、欲呕、乏力等。这些症状的出现，往往与颈椎病变密切相关，且血压的波动与颈椎症状的发展变化有直接关系。

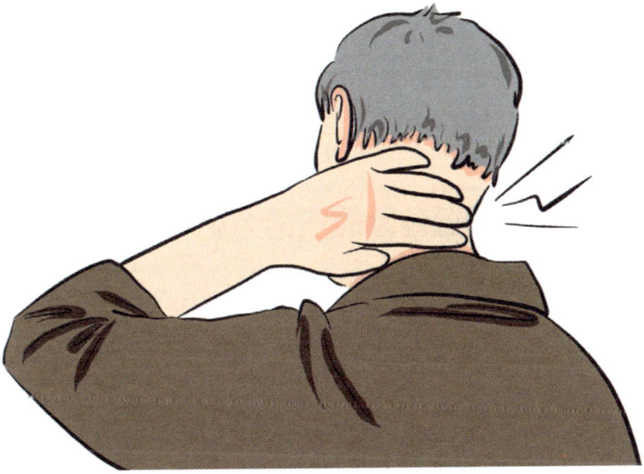

（二）颈源性高血压的成因

颈源性高血压的成因复杂多样，主要包括以下几个方面：

颈椎劳损与退行性变：长期低头工作、学习或不良的生活习惯，导致颈椎肌肉、韧带劳损，颈椎间盘退行性变，进而引发颈椎病。

颈椎间组织失稳及错位：颈椎间组织失稳或错位，可能产生无菌性炎症，直接或间接刺激颈交感神经节或椎动脉，引起血管舒缩功能紊乱，导致血压升高。

颈椎骨质增生与椎间盘突出：随着年龄的增长，颈椎骨质可能发生退行性改变，形成骨质增生或椎间盘突出，压迫血管和神经，引起高血压。

外伤或先天性发育异常：外伤或先天性发育异常可能导致颈椎不稳，使颈椎力学失衡，刺激血管神经，引发高血压。

（三）颈源性高血压的预防

颈源性高血压的预防关键在于保护颈椎，减少颈椎病变的发生。以下是一些实用的预防措施：

1. 保持良好的生活习惯

正确的坐姿与站姿：避免长时间低头工作或学习，每隔一段时间抬头远眺，放松颈部肌肉。站立时保持身体直立，避免长时间弯腰驼背。

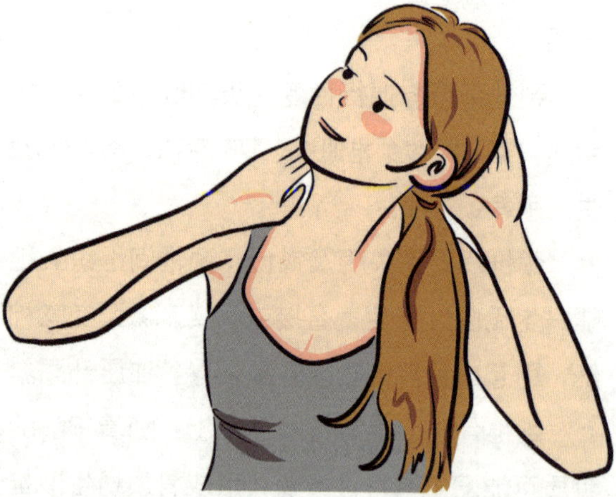

均衡饮食：合理搭配膳食，多吃富含钙质、维生素D和蛋白质的食物，如牛奶、鱼类、豆类等，有助于增强骨骼健康。

充足睡眠：保证每天7～8小时的睡眠时间，有助于身体恢复和颈椎修复。

2. 适度运动，增强颈椎稳定性

颈部运动：定期进行颈部肌肉放松和伸展运动，如左右转头、上下点头等，有助于缓解颈部肌肉紧张，增强颈椎稳定性。

全身运动：选择适合自己的有氧运动，如散步、慢跑、游泳等，有助于增强心肺功能，促进血液循环，减少颈椎病变的风险。

3. 学会放松，减轻心理压力

心理调适：面对生活和工作的压力，学会放松和减压，如通过深呼吸、瑜伽、冥想等方式，缓解紧张情绪，减轻心理压力。

调整心态：保持积极乐观的心态，学会接受和应对生活中的挑战，避免长期处于焦虑、抑郁等负面情绪中。

4. 避免不良生活习惯

戒烟限酒：吸烟和过量饮酒都会损害血管健康，增加高血压的风险。因此，应尽早戒烟，限制酒精摄入。

避免长时间保持同一姿势：无论是工作还是娱乐，都应避免长时间保持同一姿势，尤其是长时间低头。每隔一段时间起身活动一下，缓解颈部压力。

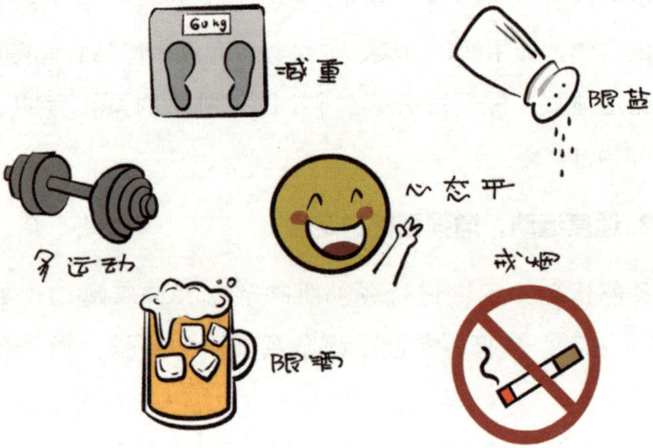

5. 定期检查，及时发现并治疗颈椎病

定期体检：定期进行身体检查，包括颈椎的影像学检查（如 X 光片、CT、MRI 等），有助于及时发现颈椎病变，采取相应的治疗措施。

专业治疗：如果确诊为颈椎病或颈源性高血压，应及时就医在专业医生的指导下进行治疗。治疗方法包括药物治疗、物理治疗、手术治疗等，具体方案需根据病情而定。

颈源性高血压作为一种由颈椎病引发的继发性高血压，其预防关键在于保护颈椎健康。通过保持良好的生活习惯、适度运动、学会放松、避免不良生活习惯以及定期检查等方式，我们可以有效降低颈源性高血压的风险。同时，我们也应提高对颈源性高血压的认识和重视程度，一旦发现相关症状应及时就医，以免延误病情。

五、白大衣高血压

在繁忙的现代生活中，高血压已成为影响人们健康的重要疾病之一。然而，有一种特殊的高血压现象——“白大衣高血压”，常常让许多人感到困惑和不安。

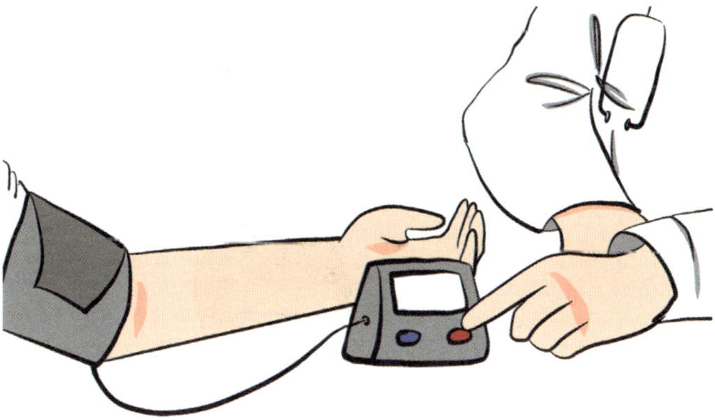

白大衣高血压，顾名思义，是指某些人在医生诊室测量血压时血压升高，但在家中自测或进行 24 小时动态血压监测时血压却处于正常范围。这种现象多发生在患者面对医生或医疗环境时，由于精神紧张、情绪波动，导致血液中儿茶酚胺等应激激素增加，进而引发心跳加快、外周血管收缩，使血压暂时上升。

流行病学调查显示，在高血压患者中，白大衣高血压的比例占 9% ~ 16%，尤其常见于年轻、女性和非吸烟人群。尽管其具体的发病机制尚未完全明确，但普遍认为与患者对应激的过度反应、遗传背景以及医疗环境的特定刺激有关。

尽管白大衣高血压在诊室中表现为血压升高，但其本身并不等同于持续性高血压。然而，这并不意味着我们可以忽视它的存在。长期的白大衣高血压可能导致患者过度接受不必要的药物治疗，甚至因误诊而错过对真正高血压的及时干预。此外，频繁的紧张情绪和应激反应还可能加重心脏负担，增加心血管疾病的风险。因此，正确认识白大衣高血压，区分其与真正高血压的区别，对于避免误诊误治、维护患者健康至关重要。

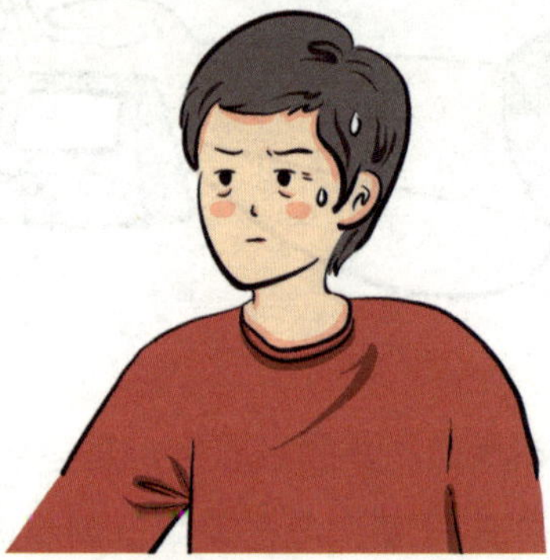

在面对医生或医疗环境时产生的紧张情绪是白大衣高血压的主要诱因之一。因此，在就诊前应做好心理准备，了解就诊流程和注意事项；就诊时保持平和的心态，与医生进行充分的沟通和交流；如有需要，可尝试在就诊前进行放松训练或寻求心理咨询帮助。

六、高血压患者的心率控制

高血压是现代人常见的慢性病，很多人觉得血压高了吃药控制住就行，却忽视了另一个重要指标——心率。实际上，对高血压患者来说，心率控制和血压控制同样重要！

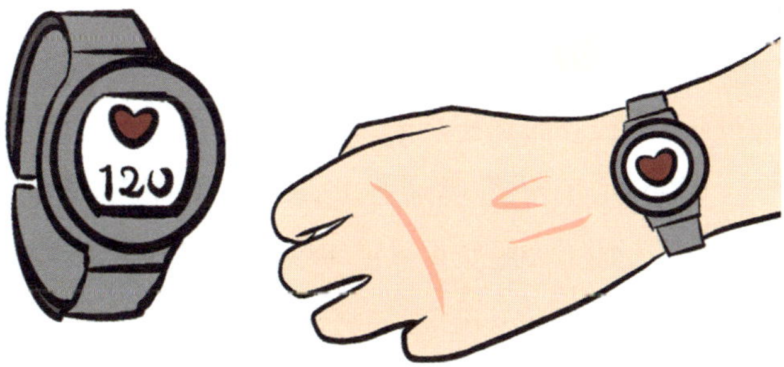

（一）心率快说明啥？交感神经在“兴奋”！

我们的心脏就像一台不知疲倦的机器，日夜不停地跳动着。心率的快慢受很多因素影响，比如运动、情绪激动、压力大等等，都会让心率加速。这是因为我们的身体启动了“战斗或逃跑”的应激反应，交感神经兴奋，释放肾上腺素等激素，导致心率加快，血压升高，为身体提供更多能量应对挑战。

对普通人来说，这种短暂的交感神经兴奋并无大碍，但对高血压患者来说，长期交感神经兴奋可不是好事。就像一台超负荷运转的机器，长期下去，心脏会“不堪重负”，更容易出现心律失常、心力衰竭等问题，增加心血管事件风险。

（二）心率快，危害有多大?

很多高血压患者认为，只要血压控制住了就没事，不在意心率快慢。实际上，心率快对高血压患者的危害非常大:

加重心脏负担：心率快意味着心脏每次跳动需要泵出更多血液，才能满足身体需求。长期下来，会导致心脏肌肉肥厚、僵硬，最终失去弹性，导致心力衰竭。就像一个长期负重的人，最终会不堪重负。

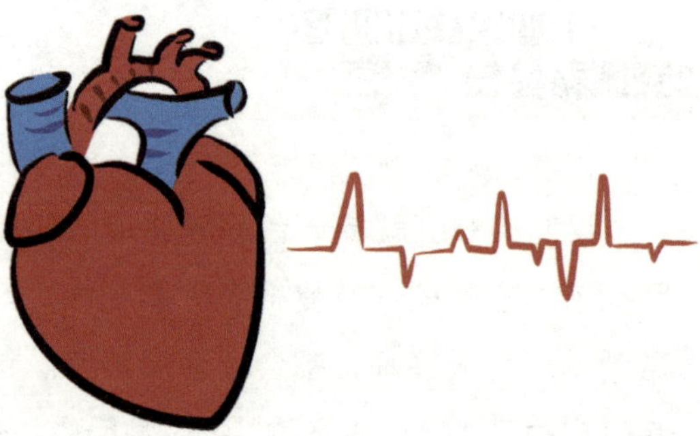

增加心血管事件风险：大量研究表明，高血压患者如果同时伴有心率过快，发生心肌梗死、脑卒中、心衰等心

血管事件的风险会大大增加。这是因为心率快会增加心脏的耗氧量，导致心肌缺血，同时还会损伤血管内皮，加速动脉粥样硬化。

影响降压药效果：有些常用的降压药，比如二氢吡啶类钙通道阻滞剂，本身就有一定的反射性加快心率的作用。如果患者本身心率就快，服用这类药物后，可能会抵消一部分降压效果，甚至加重心率快的程度，不利于血压的控制。

（三）高血压患者，心率多少才合适？

一般来说，正常成年人的心率范围是每分钟 60 ～ 100 次。但对于高血压患者，理想的心率应该控制在每分钟 55 ～ 70 次之间，最好不要超过 80 次。

当然，每个人的情况不同，具体的心率目标还需要咨询医生，根据自身年龄、病情、用药情况等因素综合制定。

（四）如何让心率“慢”下来？

想要控制心率，可以从以下几个方面入手：

1. 生活方式干预

坚持运动：适度运动可以增强心肺功能，改善血管弹性，降低静息心率。建议选择有氧运动，如快走、慢跑、游泳、骑车、太极拳等，每周至少运动 3 ~ 5 次，每次 30 分钟以上，强度以微微出汗为宜。

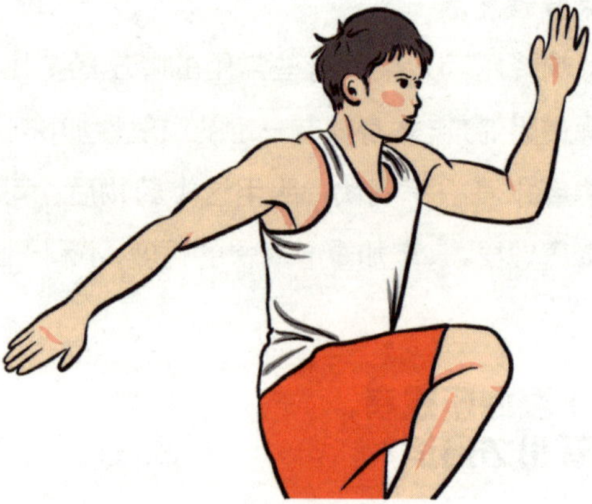

健康饮食：低盐低脂饮食，多吃新鲜蔬菜水果，控制总热量摄入，保持健康体重。戒烟限酒，避免浓茶、咖啡等刺激性饮品。

保持良好心态：学会放松心情，避免焦虑、紧张、愤怒等负面情绪。可以尝试一些放松技巧，如深呼吸、冥想、听音乐、瑜伽等。

保证充足睡眠：睡眠不足会导致交感神经兴奋，心率加快。建议每天保证 7 ~ 8 小时的优质睡眠，营造舒适的睡眠环境。

2. 药物治疗

如果通过生活方式调整无法有效控制心率，或者患者本身存在心率快的高危因素，医生可能会建议使用一些药物来帮助降低心率，比如β受体阻滞剂、非二氢吡啶类钙通道阻滞剂、伊伐布雷定等。需要注意的是，药物的使用一定要遵医嘱，切勿自行服用！

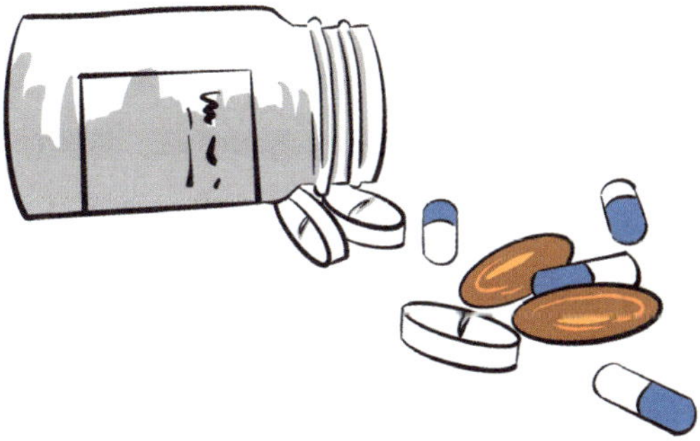

（五）记住！不能随便"降"心率！

有些人看到这里可能会想，既然心率快不好，那是不是想办法让它慢下来就行了？

当然不是！降低心率需要在专业医生的指导下进行，切不可盲目使用药物或采取其他不当措施。

有些人心率本身就比较慢，比如长期从事耐力运动的人，或者患有某些疾病，如果强行降低心率，反而会影响健康，甚至危及生命。

总而言之，高血压患者除了要控制好血压，也要关注心率。保持健康的生活方式，定期监测心率，如有异常及时就医，才能更好地保护心脏健康！

七、急救处理办法

高血压，就像一颗潜伏的“炸弹”，平时可能没什么感觉，一旦爆发，后果不堪设想！如果身边有人突发高血压，出现剧烈头痛、头晕、恶心呕吐，甚至神志不清等症状，我们该怎么办呢？记住，在等待救护车的同时，以下几招可以帮您正确应对！

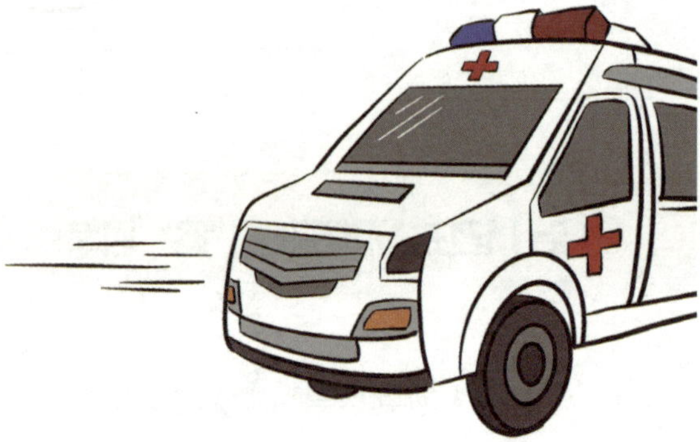

1. 保持镇定，切勿惊慌

面对突发情况，首先要保持冷静，切勿惊慌失措。慌乱只会让患者更加紧张，血压升得更高。

2. 立即停止活动，让患者休息

让患者立即停止一切活动，安静地坐着或躺下，尽量减少体力消耗，避免血压进一步升高。

3. 采取舒适体位

帮助患者采取舒适的体位，解开衣领、腰带等束缚，保持呼吸顺畅。如果患者出现恶心呕吐，应将其头部偏向一侧，防止呕吐物误吸入气管。

4. 监测血压，观察症状

如果有条件，可以使用家用血压计监测患者的血压变化，并密切观察患者的症状，及时向医生反馈。

5. 遵医嘱服药，切勿擅自用药

如果患者正在服用降压药，应在医生的指导下，根据病情需要服用。切勿擅自给患者服用其他药物，以免发生意外。

6. 及时拨打急救电话

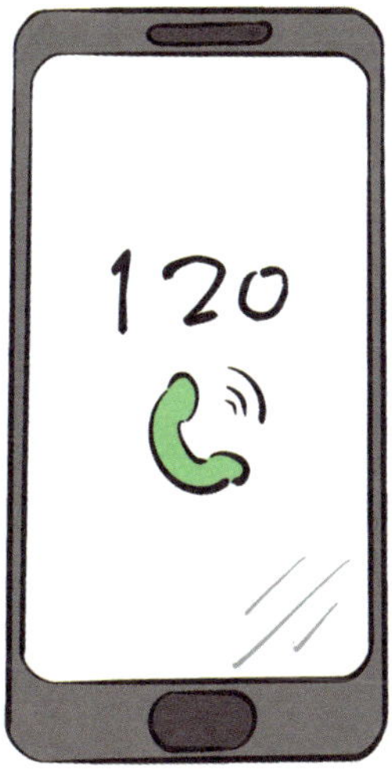

以上措施只能暂时缓解症状，并不能代替正规的医疗救治。因此，在采取上述措施的同时，应立即拨打急救电话，详细说明患者的病情和所处位置，以便医护人员及时赶到进行救治。

高血压急救，刻不容缓！记住这些方法，关键时刻能救命！

（本篇对高血压急救处理办法相关内容不进行详细介绍，具体内容详见本书诊断治疗篇）

第十二章 高血压的季节性保健

一、调整起居饮食顺应四季

（一）春季保健

随着冬日的严寒逐渐退去，温暖的春风轻轻拂过大地，万物复苏，春季悄然而至。然而，对于高血压患者而言，这个季节的转换不仅仅是自然风光的更迭，更是健康管理的关键时刻。春季，气温多变，气候干燥，加之人体经过冬季的蛰伏后，各项生理功能正处于逐步复苏阶段，血压也容易出现波动。因此，掌握高血压的春季保健知识，对于维护血压稳定、预防并发症具有重要意义。本文将介绍高血压患者在春季如何调整起居饮食，顺应季节变化，守护健康。

春季，是一个由寒转暖、万物复苏的季节。气温逐渐回升，但昼夜温差大，气候多变，时而春风和煦，时而春

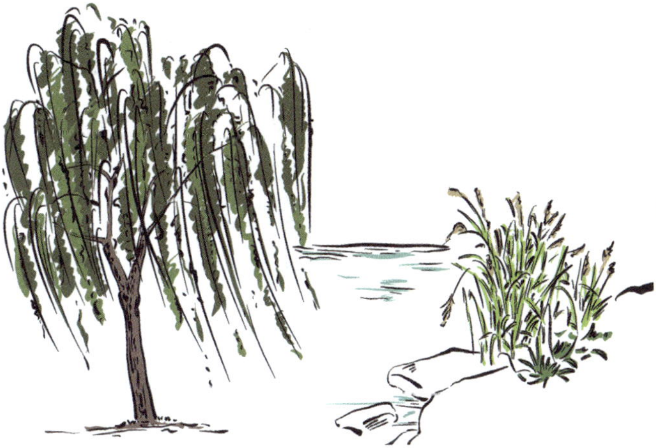

雨绵绵，甚至偶尔还会遭遇“倒春寒”。作为自然界从冬季向夏季过渡的重要时期，其气候展现出独特而多变的特征。这一时期，气温迅速回升却伴随显著的昼夜温差，早晚寒冷却在中午时分温暖宜人，甚至偶有“倒春寒”突袭，这种频繁的气温波动无疑给人体生理机能，尤其是血压调节系统带来了不小的挑战。同时，春季空气干燥且多风，加速了人体水分的流失，使得血液易于浓缩，血流阻力增加，从而对血压产生不良影响。此外，随着花粉的广泛传播，过敏体质的人群易遭受过敏性鼻炎、哮喘等疾病的侵扰，这些疾病间接地加剧了血压的不稳定性。再者，春季肝气生发，人体的情绪也易出现波动，如烦躁、易怒等情绪变化，进一步对血压构成了潜在威胁。因此，高血压患者在春季需格外注意气候变化对身体的影响，采取相应措施以维护血压的稳定。

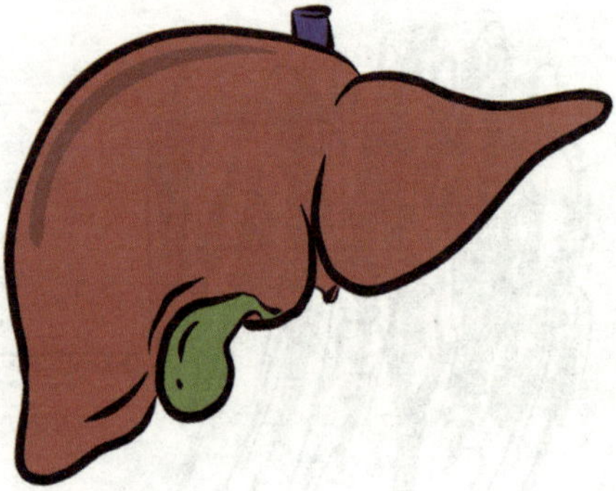

1. 春季气候对高血压的影响

（1）气温变化与血压波动：春季气温的频繁波动是导致血压波动的主要因素之一。当气温骤降时，人体为了维持体温，会收缩外周血管以减少热量散失，这会导致血压升高。相反，当气温升高时，血管会相对扩张，血压会有所下降。然而，由于春季气温变化无常，人体血管需要不断适应这种变化，从而导致血压波动加剧。对于高血压患者来说，这种频繁的血压波动可能增加心脑血管事件的风险。

（2）空气干燥与血液浓缩：春季空气干燥，人体容易失水。如果高血压患者未能及时补充水分，会导致血液浓缩，血流阻力增大，进而使血压升高。此外，干燥的空气还可能刺激呼吸道黏膜，引发咳嗽、气喘等症状，这些症状也可能间接影响血压的稳定。

（3）花粉过敏与血压变化：春季花粉过敏高发，对于过敏体质的高血压患者来说，过敏症状可能加重血压的不稳定。过敏性鼻炎、哮喘等疾病发作时，患者常出现呼吸困难、胸闷等症状，这些症状会导致交感神经兴奋，心率加快，血压升高。

（4）情绪波动与血压调节：春季肝气生发，人体容易出现情绪波动。情绪波动时，交感神经和副交感神经的平衡被打破，导致心率加快、血管收缩等生理变化，进而使血压升高。对于高血压患者来说，保持情绪稳定对于控制血压至关重要。

2. 调整起居，顺应春季变化，守护血压健康

随着春季的到来，大自然万物复苏，人体也迎来了一个新的生理调整期。对于高血压患者而言，这个季节既是挑战也是机遇，通过合理调整起居习惯，可以更有效地控制血压，享受健康的生活。

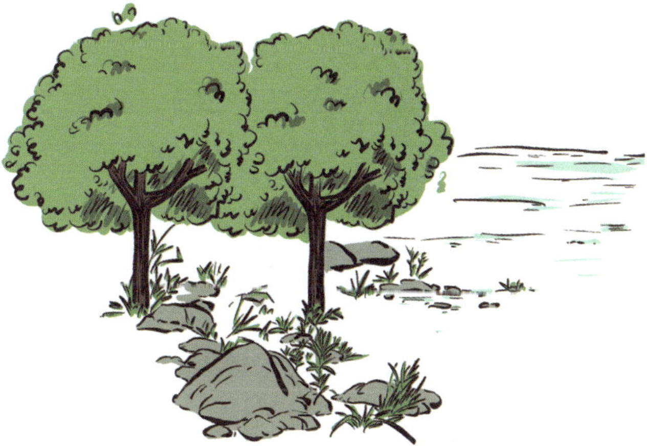

（1）合理作息，保证充足的睡眠：春季，随着白昼的逐渐延长，人体的生物钟也悄然发生变化。高血压患者应敏锐地捕捉到这一自然信号，主动调整自己的作息时间，以顺应春季的节律。充足的睡眠是维持血压稳定的重要基石。研究表明，良好的睡眠能够降低交感神经的兴奋性，减少因紧张、焦虑等情绪引起的血压波动。因此，建议高血压患者每晚保证7～8小时的高质量睡眠，并尽量形成规律的作息习惯。晚上尽量在10点前入睡，让身体有足够的时间进行修复和恢复；早晨则随着日出的节奏自然醒来，避免使用闹钟等外界因素打断睡眠周期。同时，避免熬夜和赖床，保持生物钟的稳定性和规律性。

（2）适度锻炼，增强体质：春季是锻炼身体、增强体质的黄金时期。对于高血压患者来说，适当的运动不仅能够促进血液循环，增强心肺功能，还能够有效降低血压水平。在选择运动方式时，应根据自身的身体状况和兴趣爱好进行合理搭配。散步、慢跑、太极拳、瑜伽等低强度、有氧运动都是不错的选择。这些运动不仅能够达到锻炼效果，还能够放松心情、缓解压力。运动时间方面，建议选在清晨或傍晚时分进行，避开中午阳光强烈、气温较高的时段以减少身体负担。在运动前要做好充分的热身准备活动以避免运动损伤；运动过程中要注意适量补水以维持体内水分平衡；运动后则要进行适当的拉伸放松以促进肌肉恢复。

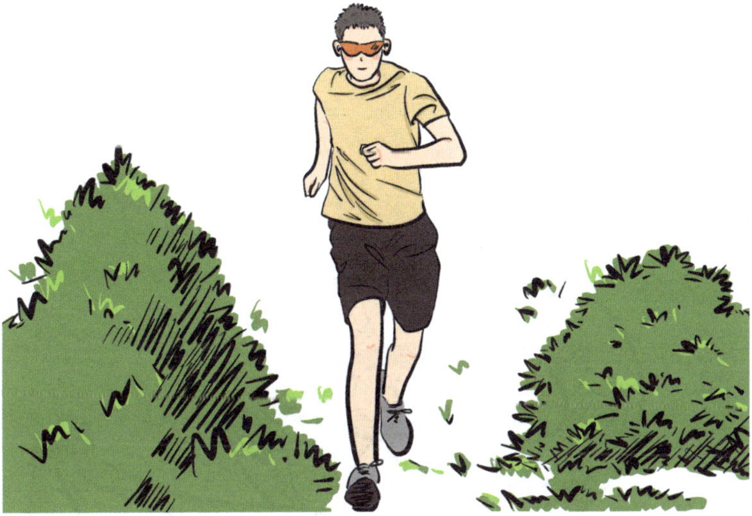

（3）注意保暖，避免“倒春寒”：春季气温多变且不稳定，“倒春寒”现象时有发生。对于高血压患者来说，“倒春寒”不仅会带来身体上的不适还可能引发血压的急剧波动从而增加心脑血管事件的风险。因此在这个季节里高血压患者要特别注意保暖工作。根据天气变化及时增减衣物是关键步骤之一；特别是早晚温差较大时要特别注意头部、颈部、手脚等部位的保暖工作以防止因寒冷刺激导致血管收缩和血压升高。此外在户外活动时也要避免长时间暴露在寒冷环境中以减少对身体的刺激和负担。

除了上述三点之外高血压患者在春季还需要注意保持良好的心态和情绪稳定。春季肝气生发人体容易出现情绪波动如烦躁、易怒等这些情绪变化都可能对血压产生不利影响。因此建议患者通过冥想、听音乐、阅读等方式来放松心情缓解压力保持情绪的稳定和愉悦。同时也要注意合理饮食避免摄入过多油腻、辛辣等刺激性食物以减轻身体负担保护心血管健康。

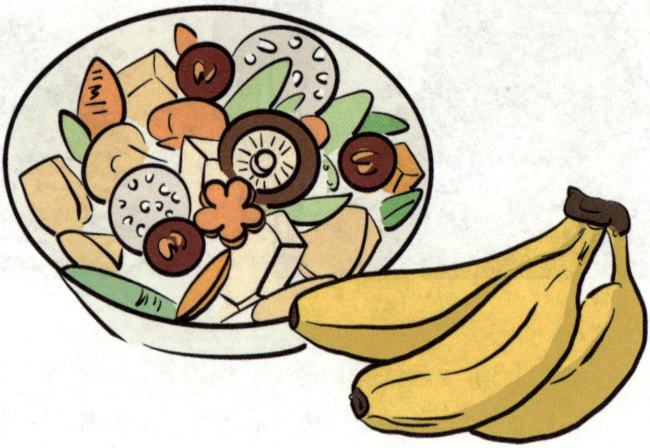

总之春季是高血压患者调整起居习惯、控制血压的重要时期。通过合理作息、适度锻炼、注意保暖以及保持良好的心态和情绪稳定等措施可以有效地降低血压水平减少心脑血管事件的发生风险让患者在享受春天美好时光的同时也能拥有健康的体魄和愉悦的心情。

3. 调整饮食，科学搭配，助力春季血压管理

在春意盎然的季节里，合理的饮食调整对于高血压患者而言，不仅是享受美味佳肴的时刻，更是维护血压稳定、

促进健康的关键。通过科学的饮食搭配，我们可以在享受春天的同时，有效地管理血压，为全年的健康打下坚实的基础。

（1）清淡饮食，少盐多钾，守护血压防线：春季的饮食应以清淡、自然为主，这不仅符合季节变换的养生之道，也契合了高血压患者的饮食原则。油腻、辛辣的食物容易刺激血管，加剧血压波动，因此应尽量减少这类食物的摄入。尤为重要的是，要严格控制食盐的摄入量，因为高盐饮食是导致高血压的重要风险因素。建议高血压患者每日食盐摄入量不超过 5 克，可采用低盐调料、新鲜食材自带的鲜味来调味，让食物回归本真。同时，增加富含钾的食物摄入，如香蕉、土豆、菠菜等，钾元素能有效促进体内钠的排出，从而有助于降低血压，维持血压的稳定。

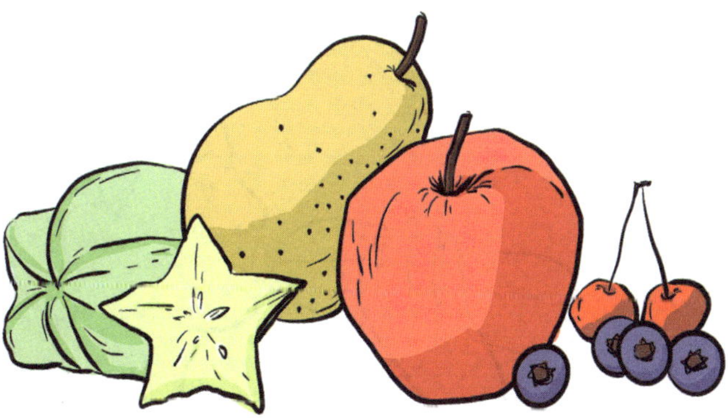

（2）多吃新鲜蔬果，补充维生素与活力：春季是大自然馈赠新鲜蔬果的季节，这些五彩斑斓的食物不仅赏心悦目，更富含人体所需的多种营养素。高血压患者应充分利用这一季节优势，多吃新鲜蔬果，以补充足够的维生素、矿物质和膳食纤维。维生素能够增强免疫力，帮助身体抵御春季常见的感冒等疾病；矿物质如钙、镁等有助于维持神经肌肉的兴奋性，对血压也有一定的调节作用；而膳食纤维则能降低胆固醇水平，保护心血管健康。建议高血压患者每日至少摄入 5 种不同颜色的蔬果，如红色的番茄、橙色的胡萝卜、绿色的菠菜、紫色的甘蓝等，以确保营养的全面均衡。

（3）适量饮水，保持体内水分平衡，促进血流畅通：春季气候干燥，人体容易因出汗、呼吸等途径失去大量水分，导致体内水分不足。缺水状态下，血液会变得浓缩，血流阻力增大，从而升高血压。因此，高血压患者应养成

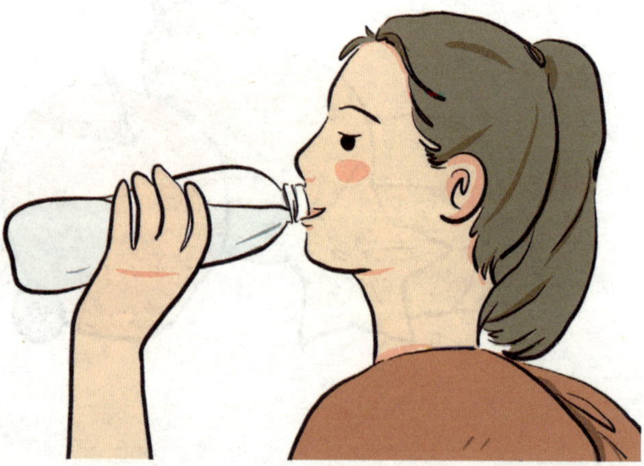

定时饮水的习惯，确保体内水分充足。每日饮水量建议不少于1500毫升，可根据个人活动量、气候等因素适当调整。白开水是最理想的饮品之一，它不含任何添加剂，易于被身体吸收利用。此外，淡茶水也是不错的选择，茶叶中的茶多酚等物质具有一定的抗氧化作用，有助于保护心血管健康。但需要注意的是，应避免过多饮用含糖饮料和酒精类饮品，以免对血压造成不利影响。

调整饮食、科学搭配是高血压患者在春季进行血压管理的重要一环。通过清淡饮食、少盐多钾、多吃新鲜蔬果以及适量饮水等措施，可以有效地降低血压水平、维护血管健康、提升整体生活质量。

4. 关注情绪，保持心情愉悦

春季，肝气生发，自然界的勃勃生机也影响着人的情绪状态。高血压患者更应密切关注自身情绪变化，努力营

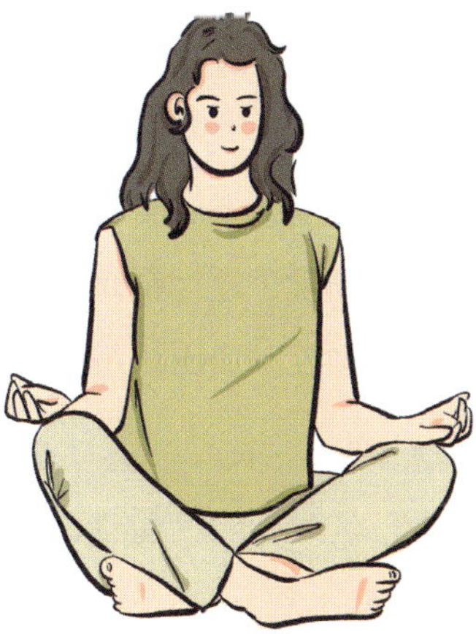

造一个愉悦的心境。音乐与阅读是心灵的慰藉，它们能引领我们走进宁静的世界，忘却烦恼，舒缓紧绷的神经。旅行则是一种心灵的释放，让自然的美景洗净心灵的尘埃，找回内心的平静。同时，加强人际互动，与亲朋好友共话家常，分享生活的点滴，不仅增进情感，也能在交流中释放压力。此外，冥想与深呼吸等简单而有效的放松技巧，更是随身携带的情绪调节器，帮助我们在繁忙与压力中找回自我，让血压在平和的心境中保持稳定。

5. 定期监测，及时调整治疗

高血压是一种需要长期管理的慢性疾病。在春季这个血压容易波动的季节里，高血压患者更应加强自我监测和管理。建议每日至少测量一次血压，并记录下来以便观察变化趋势。如果发现血压持续升高或出现头晕、头痛等不适症状时应及时就医咨询医生调整治疗方案。同时，高血压患者应定期到医院进行全面的身体检查包括心电图、肾功能、眼底检查等以便及时发现并处理可能存在的并发症。

春季是高血压患者健康管理的关键时期。通过调整起居作息、合理膳食、适度锻炼、关注情绪以及定期监测等措施可以有效地控制血压稳定预防并发症的发生。

（二）夏季保健

夏季对高血压的影响并非单一，而是具有“双面性”。一方面，高温可能导致血压暂时下降；另一方面，多种因素又可能促使血压升高，甚至引发并发症。

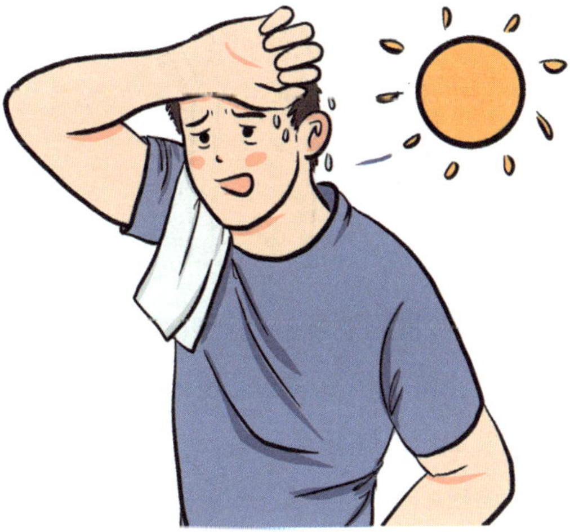

1. 夏季对高血压的影响

（1）血管扩张与血压下降：在炎热的天气里，人体为了散热，皮肤表面的血管会自然扩张，增加血流量，帮助身体散热。这一过程在生理上会导致血压暂时下降，对于部分高血压患者而言，可能是一个“好消息”。然而，这种下降往往是暂时且有限的，且对于正在服用降压药的患者来说，血压的突然下降可能带来低血压的风险，如头晕、乏力甚至晕厥。

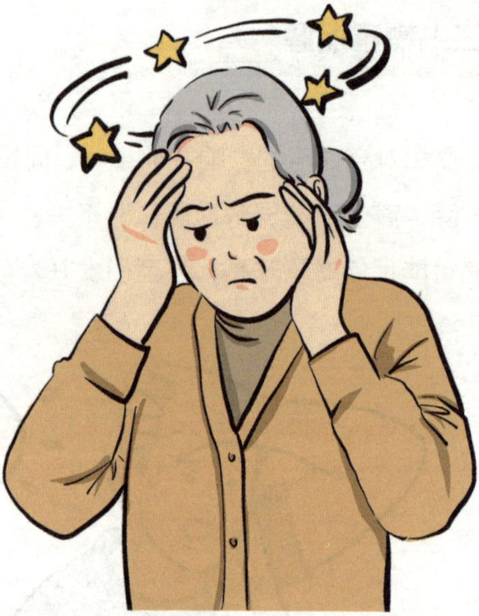

（2）多重因素促使血压升高：尽管高温可能带来血压的短暂下降，但夏季的多种环境因素和生活习惯改变却可能促使血压反弹甚至升高。

活动模式改变：高温天气下，人们往往减少户外活动，运动量减少，这不仅不利于体重控制，还可能影响血液循环，间接导致血压升高。

情绪波动：夏季的闷热天气容易使人烦躁不安，情绪波动大。长期的紧张、焦虑情绪是高血压的重要诱因之一，因为它们会激活交感神经系统，导致心率加快、血管收缩，从而升高血压。

睡眠质量下降：高温会影响睡眠质量，导致睡眠不足或睡眠质量差。长期睡眠不足会干扰人体的生物钟，影响内分泌系统，增加心血管疾病的风险，包括高血压。

脱水与血液浓缩：夏季出汗增多，如果不及时补充水分，容易导致脱水。脱水会使血液浓缩，血液黏稠度增加，进而升高血压。

中暑风险：长时间暴露在高温环境下，特别是老年人和有慢性疾病的人群，容易发生中暑。中暑不仅会导致体温升高，还可能引发一系列健康问题，包括血压急剧升高。

2. 调整起居，顺应四季，以夏为例的深入指南

在四季更迭中，夏季以其独特的炎热与潮湿，对人体健康提出了特别的挑战，尤其是对于高血压患者而言。合理的起居调整，不仅能够帮助我们更好地适应季节变化，还能有效维护血压稳定，促进整体健康。以下是从多个维度深入阐述如何在夏季调整起居，以顺应自然规律，保护心血管健康。

（1）合理安排作息时间，优化睡眠质量：科学规划睡眠周期：夏季日照时间长，容易打乱人们的生物钟。高血压患者更应注重保持规律的作息习惯，建议每晚尽量在

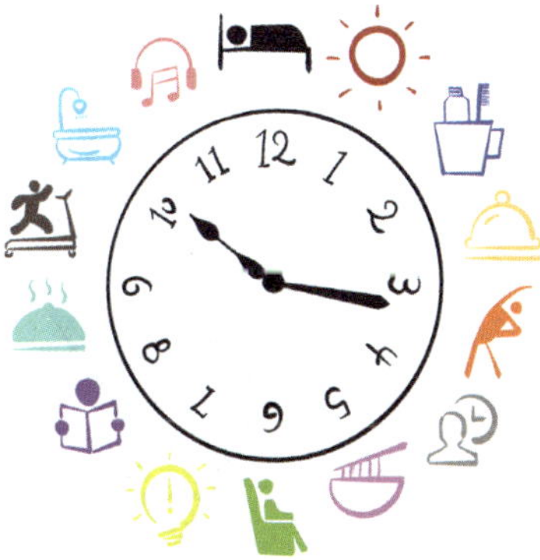

10点前进入睡眠状态，确保获得7～8小时的高质量睡眠。良好的睡眠是身体恢复、血压平稳的重要保障。通过设定固定的起床和就寝时间，逐步调整生物钟，使之与自然界的昼夜变化同步。

营造适宜睡眠环境：卧室应保持凉爽、通风，使用空调或风扇调节至适宜温度（一般建议26℃左右），但避免直吹身体，以防感冒或诱发血管痉挛。此外，选择舒适的床上用品，保持卧室安静、暗淡，有助于放松身心，更快进入深度睡眠状态。

重视午休，但不过度：短暂的午休（20～30分钟）有助于恢复精力，缓解上午的疲劳，但应避免过长的午睡时间，以免影响夜间睡眠质量。同时，午休后应适当活动身体，避免突然起身导致血压急剧变化。

（2）适度运动，科学规划锻炼时间：选择低强度有氧运动：夏季运动应以促进血液循环、增强心肺功能为目

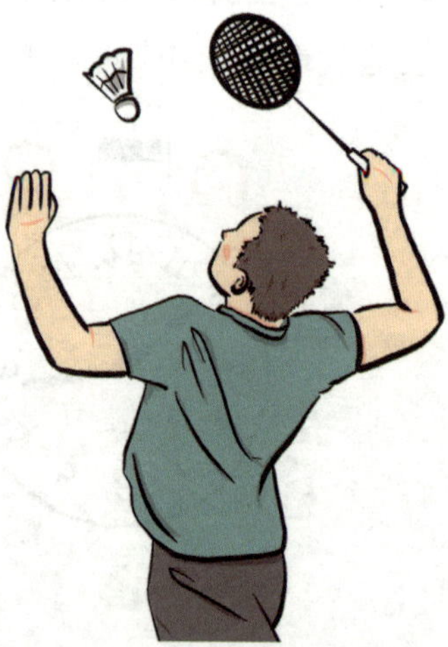

标，选择如散步、慢跑、游泳、瑜伽、太极拳等低强度有氧运动。这些运动方式有助于稳定血压，同时避免剧烈运动引起的血压升高和心脏负担加重。

避开高温时段：夏季中午时分气温最高，紫外线强烈，此时进行户外活动易导致中暑或诱发心脑血管疾病。因此，建议高血压患者将运动时间安排在清晨或傍晚，此时气温相对较低，空气也较为清新。

注意补水与防晒：运动前后应适量补充水分，以防脱水。同时，做好防晒措施，如佩戴遮阳帽、涂抹防晒霜等，减少紫外线对皮肤的伤害。

（3）打造舒适居家环境，促进身心健康：保持室内清洁与通风：定期清洁家居环境，减少尘螨、霉菌等过敏源的滋生，有助于改善呼吸道健康，减少因呼吸不畅引起的血压波动。同时，保持室内良好的通风，有助于降低室内温度和湿度，提升居住舒适度。

合理使用空调与风扇：在夏季高温天气中，适当使用空调或风扇调节室温是必要的。但需注意避免温差过大，以防身体因突然的温度变化而出现不适。建议将空调温度设定在适宜范围内（26℃左右），并定时开窗通风换气。

增加绿植与色彩：在居室内摆放一些绿植或装饰物，增加室内色彩和生机，有助于缓解紧张情绪、放松心情。同时，绿植还能吸收空气中的有害物质，净化室内空气环境。

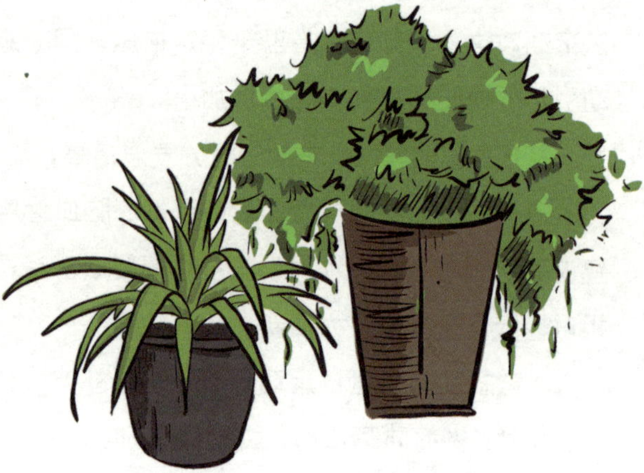

（4）调整饮食习惯：夏季气温高，人体新陈代谢加快，能量消耗增加。高血压患者应适当调整饮食习惯，保证营养均衡。建议多吃新鲜蔬菜和水果，补充足够的维生素和矿物质；适量摄入优质蛋白质，如鱼、禽、蛋、奶等；减少油腻、辛辣、高盐食物的摄入。此外，要注意饮食卫生，避免食物中毒等意外情况发生。

3. 防暑降温，注意水分补充

（1）及时补充水分：夏季出汗多，高血压患者要及时补充水分以防脱水。建议每天至少喝 8 杯水（约 2000 毫升），并根据出汗情况适当调整饮水量。饮水时以小口慢饮为宜，避免短时间内大量饮水加重心脏负担。

（2）合理安排户外活动：在夏季高温时段尽量避免户外活动，以免中暑或诱发心脑血管疾病。如果必须外出，请做好防晒措施（如戴遮阳帽、穿长袖衣服、涂抹防晒霜等）并随身携带水壶和防暑药品（如人丹、十滴水等）。

4. 定期监测血压，及时就医

在夏季高温天气下，高血压患者应更加关注自己的血压变化情况并定期进行监测。一旦发现血压异常升高或伴有头晕、胸闷等不适症状时应及时就医并遵医嘱调整治疗方案。此外还要定期进行体检以了解身体各项指标的变化情况并采取相应的预防和治疗措施。

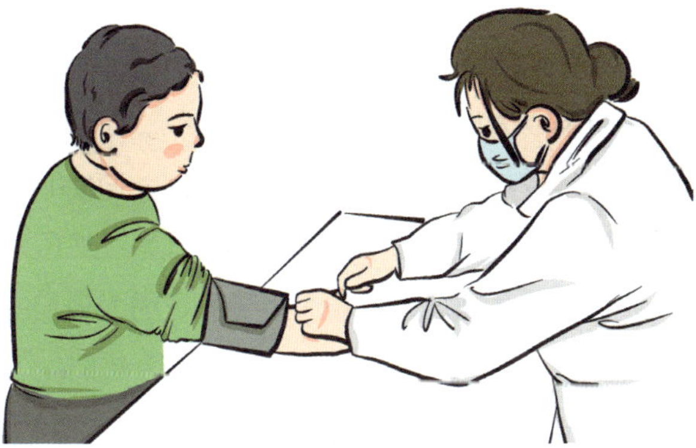

（三）秋季保健

随着秋风渐起，树叶泛黄，我们迎来了一年中的秋季。这个季节，不仅带来了丰收的喜悦和凉爽的天气，也悄然间对许多人的健康提出了新的挑战，尤其是高血压患者。高血压在秋季往往表现得更为活跃。本文将继续与大家探讨秋季对高血压的影响，并提供实用的健康建议。

1. 秋季气候特点与高血压的关系

秋季，作为一年中的过渡季节，其独特的气候特点对高血压患者的健康产生了深远的影响。随着气温的缓缓下降，昼夜之间形成了显著的温差，加之空气逐渐变得干燥，这些变化共同编织了一张对高血压患者血压管理构成挑战的网。

首先，气温的逐渐走低是人体感受到的最直观变化。在低温环境下，为了维持恒定的体温，人体会自动启动一系列防御机制，其中就包括全身血管的收缩。这一过程虽是人体对寒冷环境的自然反应，但对于高血压患者而言，却可能成为血压上升的“催化剂”。血管收缩直接导致血管腔径变小，血液流通的阻力增大，迫使心脏不得不加大收缩力度以维持血液循环，进而推高了血压水平。这一现象在老年高血压患者中尤为显著，因为他们的生理机能相对减退，对环境温度变化的适应能力较弱。

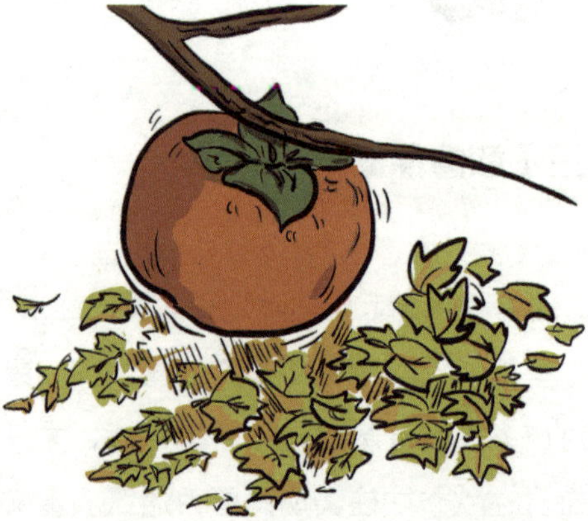

其次，寒冷天气不仅通过物理方式影响血管，还通过心理与生理的双重路径作用于血压。在寒冷刺激下，人体会释放出更多的肾上腺素等应激激素，这些激素如同“加速器”一般，进一步促进血管收缩，加剧血压的攀升。对于本就处于高血压状态的患者而言，这种应激反应可能使血压控制变得更加困难，甚至诱发心脑血管疾病等严重后果。

此外，秋季的干燥气候也是不容忽视的因素。干燥的空气不仅让人感觉不适，还容易导致人体水分流失过快。体内水分的减少会使得血液变得黏稠，如同河流中的泥沙增多一般，增加了血液流动的阻力，进一步推高了血压。更为严重的是，干燥还可能引发便秘等消化系统问题，而用力排便时，血压会急剧上升，大大增加了心脑血管意外的风险。因此，高血压患者在秋季更应注重补水与保湿，以维护身体的健康与血压的稳定。

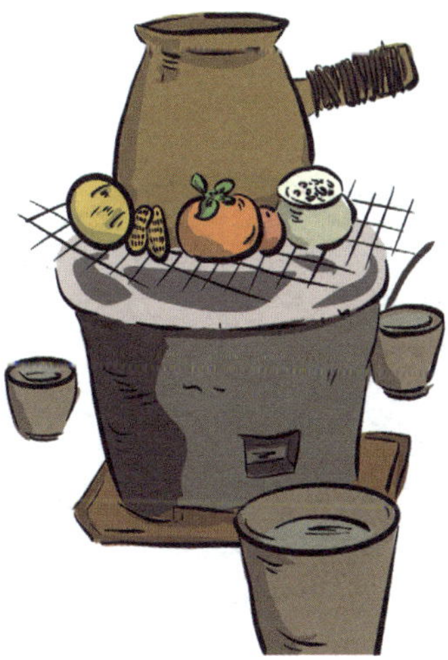

2. 秋季高血压患者的健康管理策略

面对秋季对高血压的种种不利影响，高血压患者应当采取一系列有效的健康管理策略，以维护血压的稳定。

（1）防燥保湿，维护身体水分平衡：秋季空气干燥，人体容易失水，这不仅会导致血液黏稠度增加，还可能引发皮肤干燥、喉咙不适等问题。因此，高血压患者在秋季应特别注重防燥保湿。除了适量增加饮水量外，还可以多吃富含水分的水果和蔬菜，如梨、苹果、西瓜、黄瓜等，它们不仅能为身体补充水分，还能提供丰富的维生素和矿物质。此外，使用保湿护肤品和唇膏，保持室内空气湿润，也是防燥的有效方法。

（2）适当进补，增强体质与免疫力：秋季是进补的好时节，但高血压患者在进补时需谨慎选择食材和烹饪方式。建议以清补为主，多吃具有滋阴润燥、益气养血功效的食物，如银耳、百合、莲子、枸杞、红枣等。这

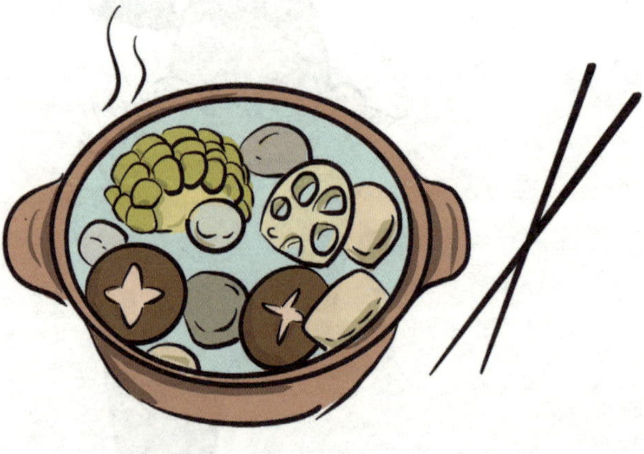

些食物既能满足身体对营养的需求，又不会给身体带来过重的负担。同时，避免过度食用油腻、辛辣、刺激性食物，以免加重身体负担和血压升高。在烹饪方式上，尽量选择蒸、煮、炖等健康方式，减少油炸和烧烤等高脂高盐的做法。

（3）预防出血，关注鼻腔与皮肤健康：秋季干燥的气候还容易导致鼻腔黏膜干燥、破裂出血，以及皮肤干裂出血等问题。对于高血压患者来说，这些出血情况虽然看似轻微，但也可能对身体造成不良影响。因此，预防出血也是秋季健康管理的重要一环。建议高血压患者保持鼻腔湿润，避免用力擤鼻或挖鼻；同时，注意保护皮肤，避免过度清洁和使用刺激性强的护肤品；如果出现鼻腔或皮肤出血情况，应及时就医处理。

（4）注意保暖，避免寒冷刺激：高血压患者在外出时应特别注意保暖，随气温变化及时调整衣物。早晚气温较低时，应增添外套，戴上帽子和手套，以减少寒冷对身体的直接刺激。同时，避免长时间暴露在寒冷环境中，如长时间在户外工作或晨练等。

（5）合理膳食，补充水分：秋季干燥，高血压患者应更加注重饮食调节，保持清淡少盐，多吃富含钾离子的食物，如绿叶蔬菜、海带、胡萝卜、西红柿等。这些食物有助于抗钠离子对血压升高的作用。此外，应适量增加水分的摄入，保持体内水分平衡，降低血液黏稠度。同时，要注意饮食的均衡搭配，避免过多摄入高脂肪、高胆固醇的食物，以免加重血管负担。

（6）适量运动，增强体质：秋季是锻炼身体的好时节。适度的运动有助于降低血压，改善心肺功能。但高血压患者在选择运动时应避免剧烈运动，如跑步、登山等，以免血压骤然升高。建议选择散步、慢跑、打太极等温和的运动方式，并根据自身情况合理安排运动时间和强度。运动时间最好在饭后 2 小时进行，避免空腹运动导致低血糖。

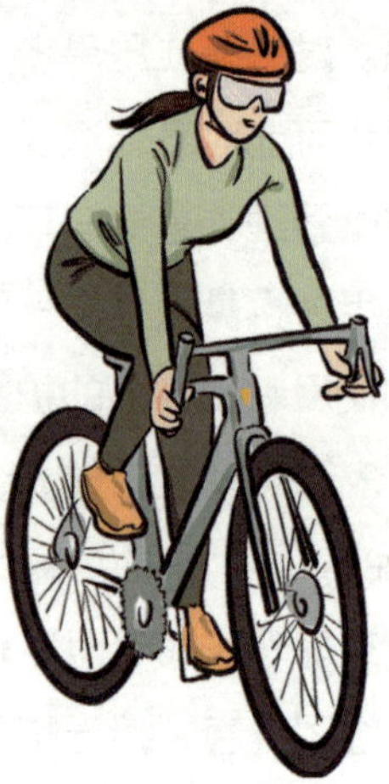

（7）监测血压，及时调整药物：秋季血压波动较大，高血压患者应密切关注自己的血压变化。建议每天早晚各测一次血压，当血压出现明显波动时，应增加测量频率并及时就医。在医生指导下调整降压药物的剂量和种类，确保血压控制在合理范围内。同时，要按时服药，避免漏服或随意停药。

（8）调节情绪，保持心情愉悦：情绪波动也是影响血压的重要因素之一。高血压患者应学会调节和控制自己的情绪，保持心情愉悦和心态平和。避免过度焦虑、紧张或愤怒等负面情绪的刺激，以免引发血压波动。可以通过参加社交活动、听音乐、阅读等方式来缓解压力，保持心理健康。

（9）改变生活习惯，注重睡眠质量：良好的生活习惯对血压控制至关重要。高血压患者应保证充足的睡眠时间和良好的睡眠质量。建议每晚保持 7 ~ 8 小时的睡眠时间，并尽量在固定时间入睡和起床。同时，要注意保持适宜的室内温度和湿度，以创造舒适的睡眠环境。此外，还应避免长时间熬夜或过度劳累等不良生活习惯。

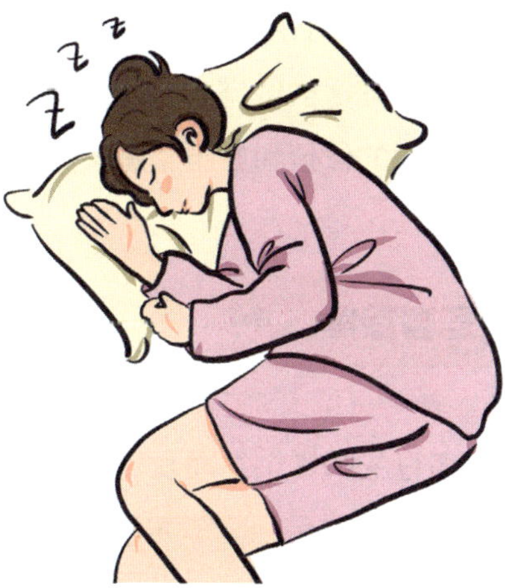

3. 高血压患者还需要采取以下措施

秋季是高血压并发症的高发期之一。为了预防这些并发症的发生，高血压患者还需要采取以下措施。

（1）预防呼吸道感染：秋季气候干燥且温差大，容易引发呼吸道感染等疾病。这些疾病不仅会加重高血压患者的病情，还可能引发心脑血管并发症。因此，高血压患者应注意保暖防寒，避免着凉感冒；同时保持室内空气流通和湿润；勤洗手、戴口罩等预防措施也不容忽视。

（2）避免用力过猛：高血压患者应避免用力过猛或突然用力的情况，如用力排便、提重物等。这些行为会导致血压骤然升高，增加心脑血管意外的风险。因此，在日常生活中要注意避免这些危险因素的存在。

（3）定期体检：定期体检是预防高血压并发症的重要手段之一。通过体检可以及时发现并处理高血压及其相关疾病的问题；同时了解自身的健康状况和血压控制情况；为调整治疗方案提供依据。因此建议高血压患者每年至少进行一次全面的体检和血压监测。

（四）冬季保健

随着冬日的脚步悄然而至，寒风凛冽，气温骤降，不仅让我们的身体感受到阵阵寒意，也悄然间给我们的健康带来了挑战，尤其是对于那些患有高血压的朋友来说，冬季更是一个需要格外注意的时期。

高血压，这个“无声的杀手”，在冬季似乎更加活跃，影响着我们的生活质量乃至生命安全。那么，冬季为何会对高血压产生特殊影响？我们又该如何做好保暖防寒，科

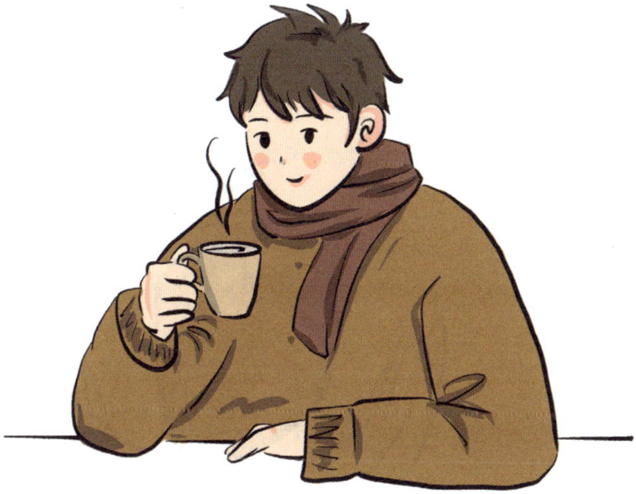

学降压呢？让我们一起走进这个话题，用通俗易懂的语言，揭开冬季与高血压之间的秘密。

1. 冬季高血压的“隐形推手”

在深入探讨冬季高血压的预防措施时，我们不得不关注几个关键的环境与行为因素，它们如何在冬季这一特定季节里对高血压患者的健康构成挑战。

首先，寒冷刺激与血管收缩是一个不容忽视的现象。随着冬季气温的骤降，人体为了维持核心体温，会自动调节生理机能，其中就包括皮肤血管的收缩。这一机制虽然有效减少了热量的散失，但对于高血压患者而言，却可能带来不利影响。血管收缩直接增加了血管的阻力，使得心脏在泵血时需要更大的力量来克服这种阻力，从而导致血压升高。尤其对于那些已经存在动脉硬化或血管弹性减弱的患者，这种影响更为显著，可能加剧高血压的病情，甚至引发心脑血管事件。

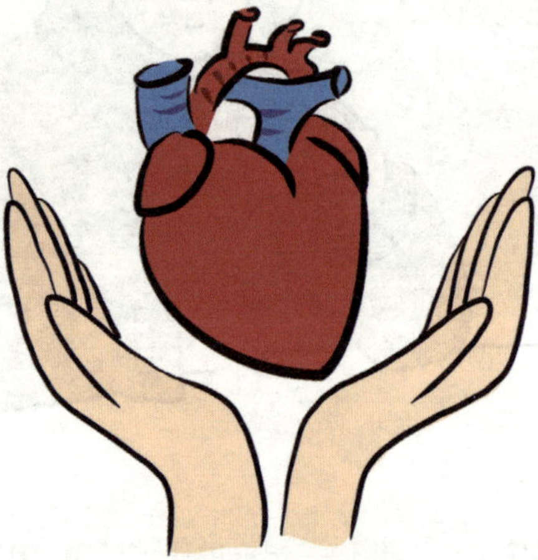

其次，生活方式的改变也是冬季高血压管理中的一个重要议题。冬季的严寒天气往往促使人们减少户外活动，转而寻求室内的温暖与舒适。这种生活方式的转变不仅减少了日常的运动量，还可能导致饮食习惯的改变。在温暖的室内环境中，人们更容易产生食欲，尤其是对高热量、高脂肪的食物产生渴望。长此以往，缺乏运动与不合理的饮食相结合，很容易导致体重增加和血脂水平上升，进一步加剧高血压的风险。

再者，情绪波动也是冬季高血压患者需要关注的一个方面。寒冷的天气和缩短的日照时间可能会对人的情绪产生负面影响，如易怒、焦虑或抑郁等。这些负面情绪通过复杂的神经内分泌机制，能够间接地影响血压的稳定性。例如，应激反应会促使肾上腺素等激素的分泌增加，进而引发血管收缩和心率加快，导致血压升高。因此，保持情绪的平稳与乐观对于冬季高血压的管理同样至关重要。

2. 保暖防寒，守护血压稳定

在冬季，合理的保暖措施对于高血压患者而言，是维护血压稳定、预防并发症的关键一环。

（1）合理穿着，温暖全身：冬季的寒冷天气要求高血压患者更加注重个人保暖。除了常规的衣物添减外，还需特别关注那些容易受寒的部位，如头部、颈部和手脚。头部是身体散热的主要部位之一，戴上保暖的帽子能有效减少热量流失；颈部则连接着头与躯干，是血管密集的区域，一条柔软的围巾可以给予足够的温暖；而手脚作为身

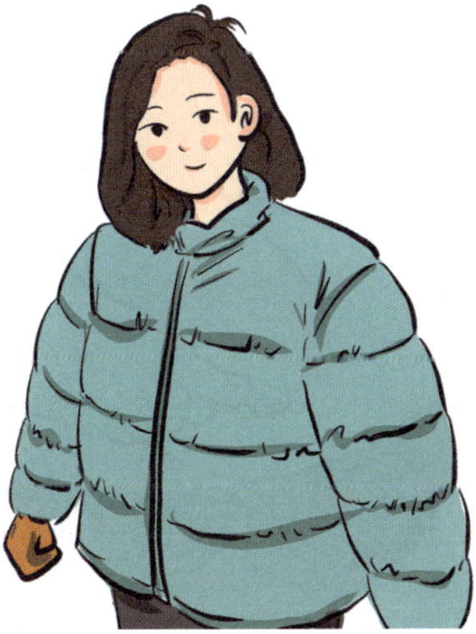

体的末端，血液循环相对较弱，更容易受到寒冷侵袭，因此手套和保暖袜也是不可或缺的。选择衣物时，应优先考虑保暖性能好的材质，如羽绒服因其轻盈且保暖效果显著成为首选，羊毛衫则以其良好的透气性和保暖性受到青睐。

（2）室内温度适宜：室内环境的舒适度同样影响着高血压患者的血压状况。将室内温度控制在 18 ~ 22℃，既能避免过冷导致的身体不适，又能防止过热引发的干燥和不适。使用暖气或空调时，要特别注意室内湿度的调节，过于干燥的环境可能导致皮肤干燥、喉咙不适甚至引发呼吸道疾病。此外，定期开窗通风也是保持室内空气新鲜、减少病菌滋生的有效方法。每次通风时间不宜过长，以免室内外温差过大引起不适，但应确保每天至少开窗换气一次。

（3）热水泡脚，促进血液循环：热水泡脚是冬季里一种简单而有效的养生方式，尤其适合高血压患者。通过热水的温热作用，可以促进下肢血液循环，加速新陈

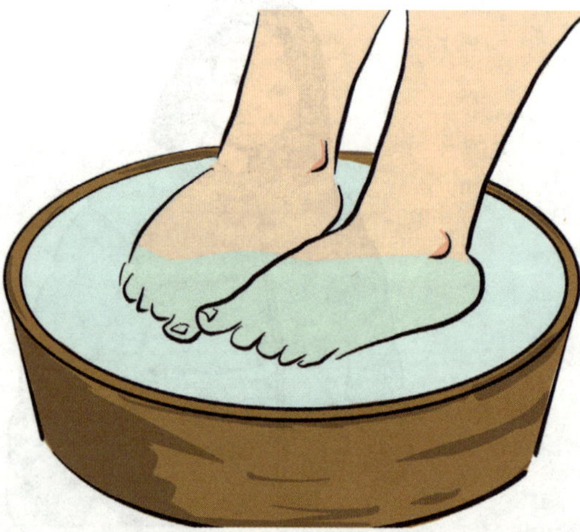

代谢，有助于缓解一天的疲劳和紧张情绪。同时，泡脚还能刺激足底穴位，达到舒经活络、调节脏腑功能的效果。然而，在泡脚时也需注意一些细节：水温不宜过高以免烫伤皮肤；泡脚时间应控制在15～20分钟以内以免过度出汗导致虚脱；泡完脚后应及时擦干并穿上保暖袜以防受凉。

3. 科学降压，守护健康

在冬季，高血压患者的健康管理显得尤为重要，因为这一季节不仅气温骤降，还伴随着一系列可能影响血压稳定的因素。为了确保血压得到有效控制，减少并发症的风险，以下是冬季控制血压的方式方法的详细描述：

（1）规律监测血压：冬季，由于寒冷刺激、生活方式改变等多重因素的影响，高血压患者的血压往往容易出现较大波动。因此，坚持每天定时测量血压并记录数据变得尤为重要。这不仅有助于患者自我评估血压状况，还能为医生提供宝贵的参考信息，以便及时调整治疗方案。建议患者使用电子血压计进行家庭自测，确保测量的准确性和便捷性。同时，对于发现的血压异常，如持续升高或波动较大，应及时就医，避免延误病情。

（2）合理用药：高血压作为一种慢性疾病，需要患者长期服用药物来控制血压。在冬季，由于血压的易变性，患者更应严格遵守医嘱，按时按量服药，切勿自行停药或减量。任何药物调整都应在医生的指导下进行，以确保药物疗效的最大化并减少副作用的发生。此外，定期复诊也是必不可少的环节，医生会根据患者的血压控制情况、身体状况及药物反应等因素，综合评估并调整药物剂量或种类，以达到最佳的降压效果。

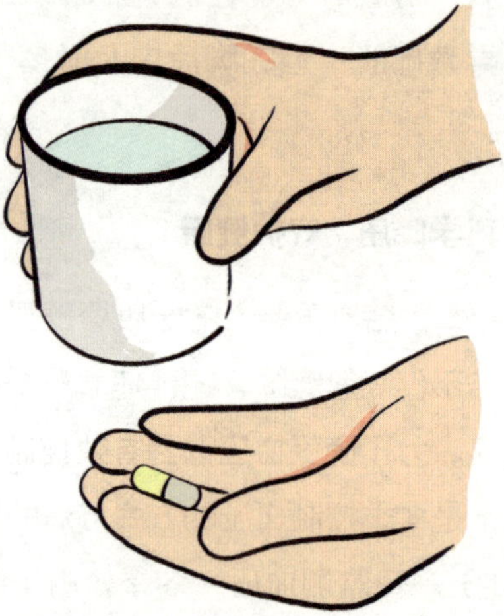

（3）调整饮食结构：饮食对于高血压患者的血压控制至关重要。在冬季，饮食应以清淡、低盐、低脂、高纤维为主，这有助于降低血液黏稠度，改善血液循环。多吃新鲜蔬菜和水果，可以补充维生素和矿物质，增强身体免疫力；适量摄入优质蛋白质，如鱼、禽、蛋、奶等，可以满足身体对营养的需求；而减少高脂肪、高胆固醇食物的摄入，则可以避免血脂升高，减轻心脏负担。此外，冬季可适当增加一些温热性食物的摄入，如羊肉、牛肉、桂圆等，这些 食物具有温补作用，可以增强体质，抵御寒冷。但需注意的是，无论何种食物都应适量食用，避免过量导致热量过剩或营养不均衡。

（4）适量运动，增强体质：适量的运动对于高血压患者来说具有多重益处，包括促进血液循环、增强心肺功能、控制体重等。在冬季，虽然天气寒冷，但患者仍应坚持适量的运动。可以选择在温暖的午后进行散步、慢跑、太极拳等低强度运动，这些运动不仅有助于降低血压，还能缓解压力、改善心情。运动时要注意保暖措施，穿戴合适的运动装备，避免在寒冷或大风天气下外出锻炼。此外，运动前应做好热身活动，以防肌肉拉伤或关节受损。

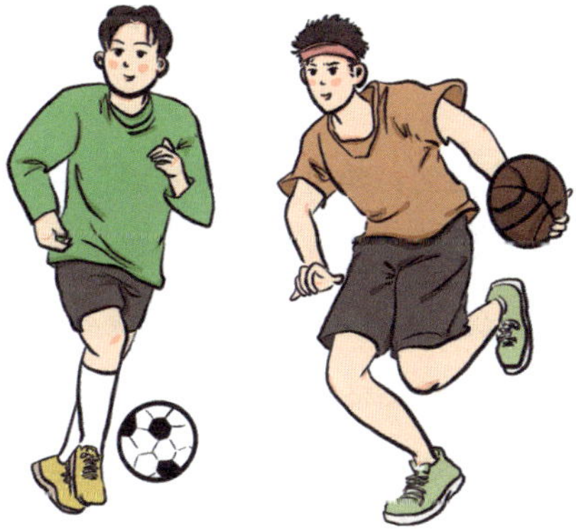

（5）保持良好心态：情绪的稳定对于高血压患者的血压控制同样重要。情绪波动过大可能导致交感神经兴奋，从而引发血压升高。因此，高血压患者应学会调节自己的情绪，保持积极乐观的心态。可以通过阅读、听音乐、与朋友交流等方式来放松心情、缓解压力。遇到烦恼或困扰时，及时寻求家人或朋友的帮助和支持也是非常重要的。同时，患者还可以尝试一些放松训练技巧，如深呼吸、冥想等，这些方法有助于减轻紧张和焦虑情绪，促进身心平衡。

冬季是高血压患者需要特别关注的时期。通过合理的保暖防寒措施和科学的降压方法，我们可以有效应对冬季对高血压的不利影响，守护自己的健康。记住，高血压并不可怕，只要我们用心呵护，科学应对，就能让血压在冬季也保持平稳，享受健康美好的生活。

二、高血压患者在冬春交替时如何预防血压波动？

温度适宜：睡前调节好室温，不冷不热最舒服。一般来说，20 ~ 22℃是比较理想的睡眠温度。天气变化多端，忽冷忽热，给我们的身体带来不小的挑战。对于高血压患者来说，这个时期更需要格外小心，因为血压容易出现波动，可能会引发一些健康问题。那么，高血压患者该如何安全度过这个季节呢？让我们一起来了解一下。

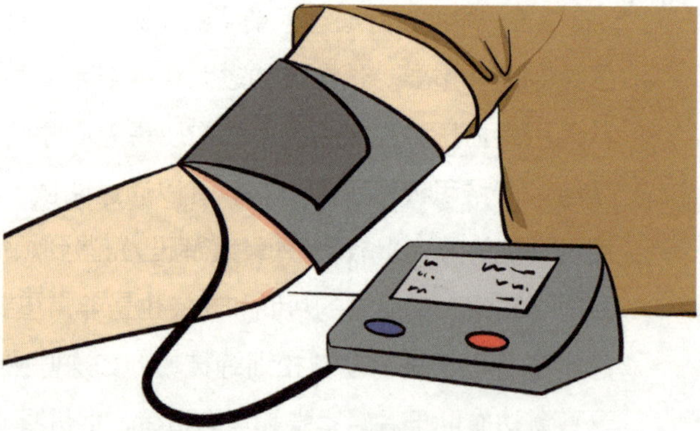

（一）为什么冬春交替时血压容易波动?

在谈如何预防之前，我们先来了解一下为什么这个时期血压容易波动。冬春交替是一个特殊的时期，气候变化复杂，对人体的影响也较大。对于高血压患者来说，这个时期更需要格外注意，因为多种因素会导致血压不稳定。主要有以下几个原因：

1. 温度变化大

冬春交替时，气温忽高忽低，变化幅度大。这种温度的剧烈变化会直接影响人体的血管。当气温降低时，血管会收缩以保持体温；当气温升高时，血管则会舒张以散热。这种血管的收缩和舒张会直接影响血压。特别是对于高血压患者来说，他们的血管弹性可能已经降低，对温度变化的适应能力不如健康人，因此更容易出现血压波动。

2. 空气湿度变化

春季来临，空气湿度通常会增加。湿度的变化会影响人体的水盐代谢，从而影响血压。当空气湿度增加时，人体的排汗功能可能会受到影响，导致体内水分和盐分积累，这可能会引起血压升高。另外，湿度增加也可能影响某些人的呼吸，间接影响血压。

3. 昼夜温差大

冬春交替时期，不仅整体温度变化大，昼夜温差也较大。通常早晚温度较低，中午温度较高。这种一天之内的温度剧烈变化，会给人体的调节系统带来挑战。

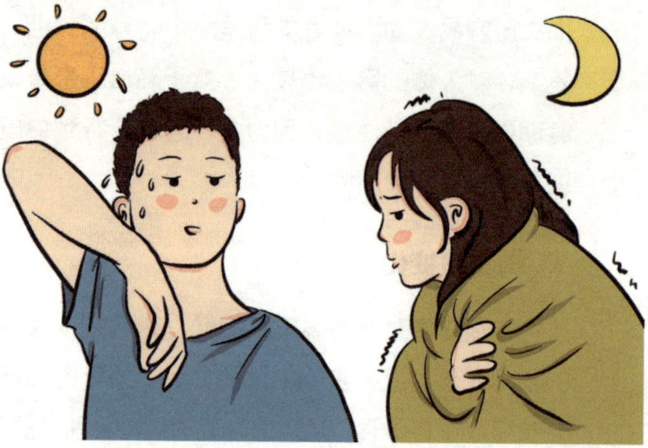

血管需要频繁地收缩和舒张以适应温度变化，这容易引起血压波动。特别是早晨起床时，由于人体从睡眠状态转为清醒状态，加上温度较低，更容易出现血压升高的情况。

4. 季节性情绪变化

春天是一个万物复苏的季节，但也是一个容易引起情绪波动的季节。有些人会因为春天的到来而感到兴奋和愉悦，而有些人则可能会出现所谓的"春困"或者情绪低落。无论是兴奋还是抑郁，这些情绪变化都可能影响血压。兴奋可能会导致血压升高，而抑郁则可能影响正常的生活规律，间接影响血压。

5. 饮食习惯改变

随着天气变暖，人们的饮食习惯往往会发生变化。很多人会增加生冷食物的摄入，如凉拌菜、冷饮等。这些食物可能会刺激胃肠道，引起血管收缩，从而影响血压。另外，春季新鲜蔬菜水果增多，一些人可能会不自觉地增加食盐摄入（如凉拌菜中的调味），这也可能导致血压升高。

6. 身体代谢变化

冬春交替时，人体的代谢也在逐渐发生变化。从冬季的"储能模式"转变为春季的"消耗模式"，这个过程中内分泌系统会发生调整，可能会影响血压的调节。

7. 过敏反应

春季是过敏高发的季节，花粉等过敏源增多。对于一些人来说，过敏反应可能会引起血压波动。

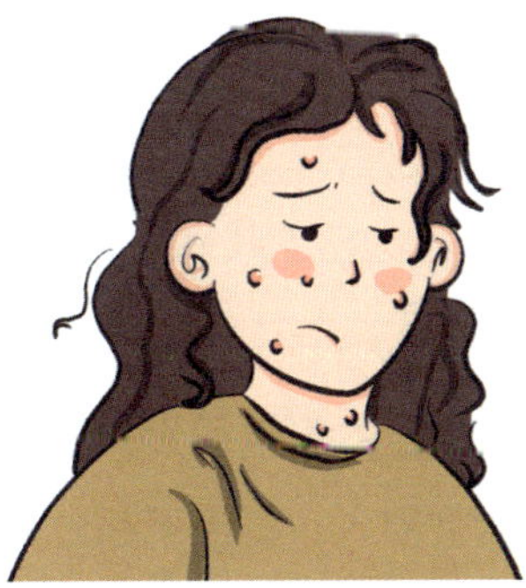

了解了这些原因，我们就能更好地针对性地采取预防措施，帮助高血压患者安全度过这个特殊的季节。

（二）冬春交替时期如何预防血压波动?

1. 保持规律作息

•冬春交替时期，保持规律的作息非常重要。建议:

•每天固定时间起床和睡觉，保证充足的睡眠时间（7 ~ 8 小时）。

•避免熬夜或长时间午睡，这些都可能影响血压稳定。

•保持作息规律可以帮助身体更好地适应季节变化。

2. 适度运动

•适度运动可以帮助稳定血压，增强身体抵抗力。但要注意:

•选择适合自己的运动方式，如散步、慢跑、太极等。

•运动强度要适中，不要过度，以微微出汗为宜。

•避免在气温较低的早晚运动，最好选择在上午 10 点到下午 4 点之间。

•运动前要做好热身，运动后要做好整理活动。

3. 合理饮食

•饮食对血压的影响很大，冬春交替时要特别注意:

•控制盐分摄入，每天不超过 6 克。

•多吃新鲜蔬菜和水果，补充维生素和矿物质。

•适当增加富含钾的食物，如香蕉、土豆、菠菜等，有助于降低血压。

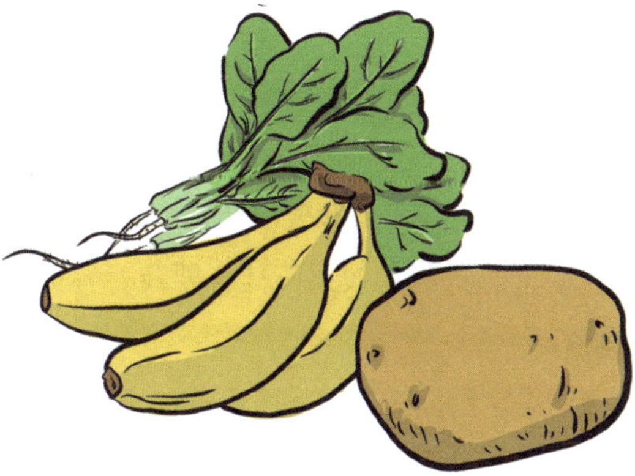

●少吃油腻、高脂肪食物，控制总热量摄入。

●戒烟限酒，这些都会影响血压。

4. 保暖防寒

●虽然春天来了，但早晚温度仍可能较低，要注意保暖：

●根据天气变化及时增减衣物，特别是早晚外出时要注意保暖。

●注意颈部、腰部等易受凉部位的保暖。

●室内温度不要过高，保持在 18~22℃为宜。

5. 心理调节

●保持良好的心态对稳定血压很重要：

●学会放松身心，可以尝试深呼吸、冥想等放松方法。

●保持乐观积极的心态，不要过分忧虑。

●如果感到压力大，可以和家人朋友倾诉，或寻求专业的心理咨询。

6. 坚持服药

•对于已经在服用降压药的患者，一定要遵医嘱按时服药：

•不要擅自停药或改变用药剂量。

•如果感觉药物效果不佳，要及时咨询医生，不要自行调整。

•记得定期复查，根据医生建议调整用药。

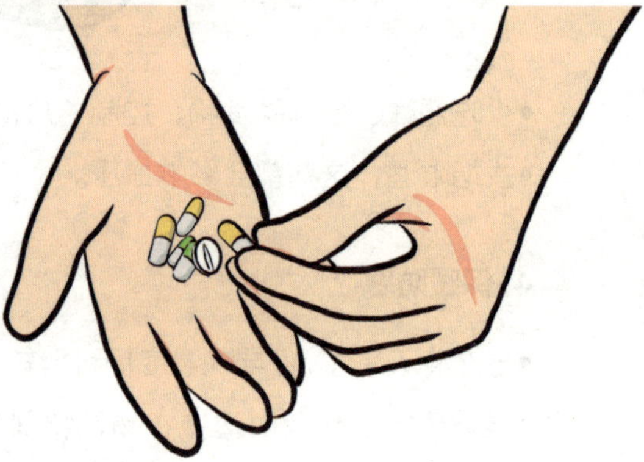

7. 定期监测血压

•在这个季节，更要勤于监测血压：

•每天固定时间测量血压，最好是早晚各一次。

•记录血压数值，发现异常及时就医。

•学会正确测量血压的方法，确保测量结果准确。

8. 注意室内环境

•冬春交替时，室内环境也要注意调节：

•保持室内空气流通，每天开窗通风。

●控制室内温度，避免忽冷忽热。

●保持适当的室内湿度，可以使用加湿器。

9. 合理安排工作和休息

●工作和休息的安排也会影响血压：

●避免过度疲劳，合理安排工作时间。

●工作时要注意适当休息，每隔1~2小时起来活动一下。

●不要长时间保持一个姿势，特别是久坐。

10. 注意天气变化

●关注天气预报，提前做好准备：

●遇到大风、降温等天气时，减少外出。

●如果必须外出，要做好防寒保暖措施。

●阴雨天气时，注意防潮防湿。

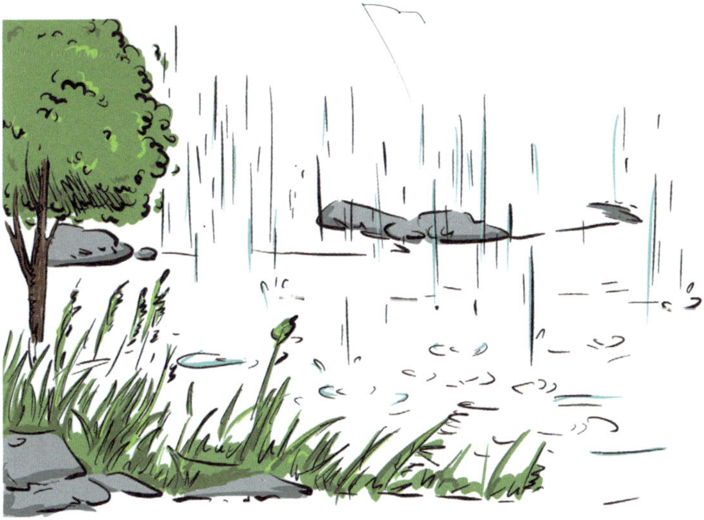

（三）需要特别注意的情况

虽然我们采取了各种预防措施，但有些情况下还是需要特别警惕，及时就医：

- 血压突然升高或降低，超出平时的正常范围。
- 出现头痛、头晕、恶心、视力模糊等症状。
- 胸闷、胸痛、心慌等不适感。
- 四肢麻木、言语不清等症状。
- 出现明显的乏力、疲劳感。

如果出现以上任何一种情况，都应该立即就医，不要耽误。

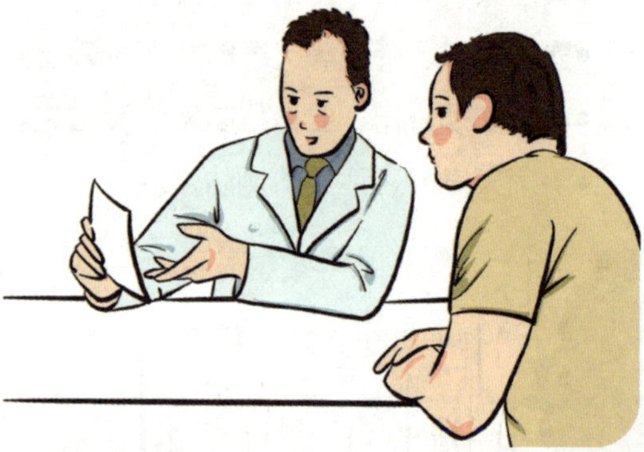

冬春交替是一个特殊的时期，高血压患者更需要细心呵护自己的身体。通过合理的生活方式调整，规律的作息，适度的运动，健康的饮食，以及积极乐观的心态，我们完全可以平稳度过这个季节。记住，预防胜于治疗，养成良好的生活习惯，不仅能帮助我们度过这个特殊时期，还能为今后的健康生活打下基础。

结语

亲爱的读者朋友们:

通过阅读这套高血压系列丛书，相信大家已经对这个常见的慢性病有了更深入地了解。高血压就像一个悄无声息的“隐形杀手”，它可能在我们毫不知情的情况下，慢慢地损害我们的身体。但是，请不要因此而感到沮丧或恐慌。事实上，通过坚持健康的生活方式，我们完全有能力与高血压抗衡，甚至可以预防它的发生。

首先，让我们回顾一下什么是健康生活。健康生活并不是一个遥不可及的目标，它其实就在我们的日常生活中。它包括合理的饮食、适度的运动、充足的休息、良好的心态等方方面面。看起来很简单，对吧？但是，真正做到并坚持下去，却需要我们付出持续的努力。

也许您会问，为什么要坚持健康生活呢？特别是当我们感觉身体还不错的时候。这就是我们今天要讨论的重点：坚持健康生活的长期益处。

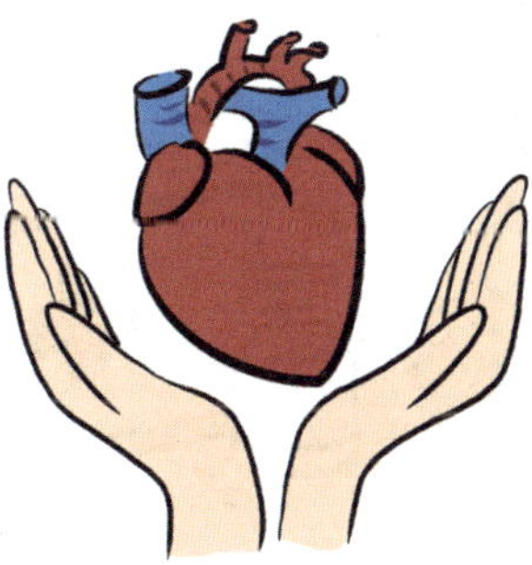

1. 预防疾病，提高生活质量

坚持健康生活的最直接益处就是预防疾病。高血压只是众多慢性病中的一种，通过健康生活，我们不仅可以预防高血压，还能降低患上心脏病、糖尿病、中风等其他慢性病的风险。

想象一下，如果我们能够远离这些疾病，我们的生活质量会有多大提升？我们可以更加精力充沛地工作，更加尽兴地享受生活的乐趣，更加从容地面对人生的挑战。这难道不是我们每个人都向往的生活吗？

2. 节省医疗开支，减轻经济负担

俗话说，"健康是 1，其他都是 0"。这句话不仅体现在身体状况上，在经济方面也是如此。当我们生病时，除了身体上的痛苦，还要面对高昂的医疗费用，特别是像高血压这样的慢性病，需要长期用药和定期检查，随着时间推移，医疗开支会越来越大。

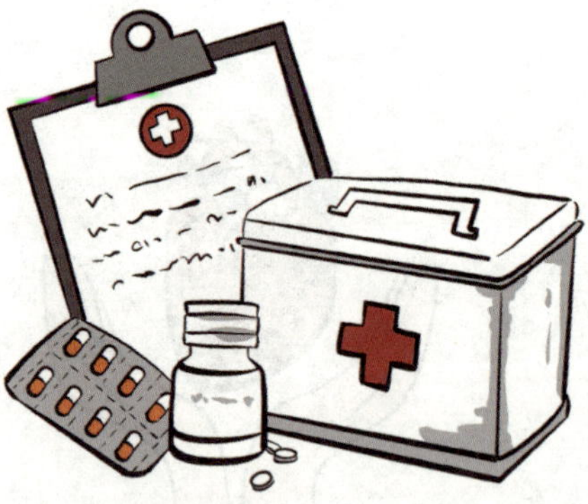

相比之下，坚持健康生活所需的投入就显得微不足道了。适度的运动可以不花一分钱，健康的饮食也不一定比不健康的饮食贵。从长远来看，坚持健康生活无疑是一种明智的“投资”，它能帮我们节省大量的医疗开支，减轻经济负担。

3. 延缓衰老，保持年轻活力

谁不想永葆青春呢？虽然我们无法阻止时间的流逝，但我们可以通过健康生活来延缓衰老的过程。适度的运动可以增强肌肉力量，改善心肺功能；均衡的饮食可以为身体提供必要的营养；充足的睡眠可以帮助身体修复和再生。这些健康习惯的累积效应，会让我们在年龄增长的同时，依然保持着年轻的活力。

想象一下，当您 70 岁的时候，还能像 50 岁一样精力充沛，那该是多么美好的事情啊！

4. 提升心理健康，增强幸福感

健康生活不仅仅关乎身体健康，也与心理健康密切相关。当我们坚持健康生活时，我们会感到自己正在为自己的健康负责，这种掌控感会给我们带来自信和满足感。同时，良好的身体状况也能让我们以更积极的心态面对生活中的各种挑战。

此外，很多健康生活方式本身就能带来快乐。比如，运动时身体会分泌内啡肽，让我们感到愉悦；与家人朋友一起享用健康美食，能增进感情；保持良好的作息，让我们每天都精力充沛地迎接新的一天。这些点滴的快乐累积起来，会大幅提升我们的幸福感。

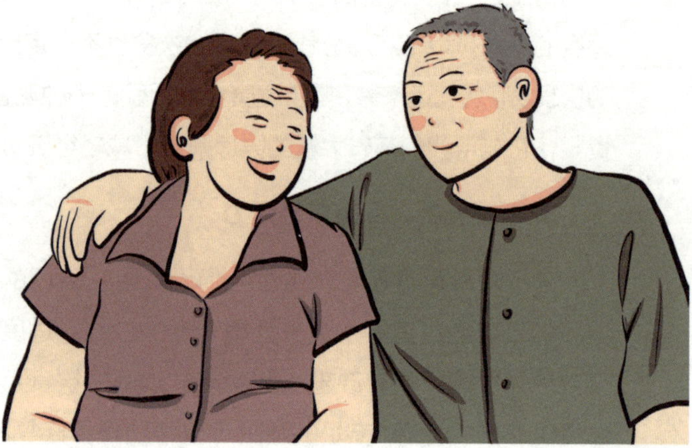

5. 为家人树立榜样，传递健康理念

我们的行为不仅影响自己，也会影响身边的人，特别是我们的家人。当我们坚持健康生活时，我们就在为家人树立一个良好的榜样。孩子们会模仿父母的行为，如果从小就在健康的环境中长大，他们更容易养成健康的生活习惯。

想象一下，如果我们能够影响整个家庭都过上健康的生活，那将是多么美好的事情啊！这不仅能让我们的家庭更加幸福美满，还能为社会的健康发展做出贡献。

6. 提高工作效率，实现事业发展

健康的身体是我们事业发展的基础。当我们保持健康时，我们就能以最佳的状态投入工作。我们会更加精力充沛，思维更加敏捷，创造力也会得到提升。这些都是在职场中取得成功的重要因素。

相反，如果我们的身体状况不佳，即使有再好的能力和机会，也可能无法充分发挥。因此，坚持健康生活不仅是为了身体健康，也是为了我们的事业发展。

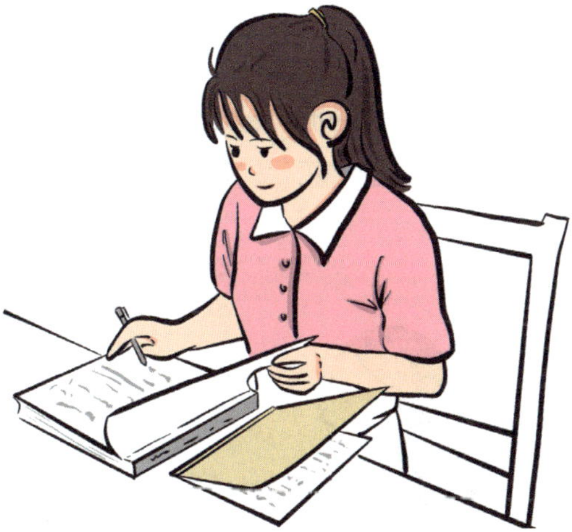

7. 增强免疫力，提高抵抗力

在这个充满各种病毒和细菌的世界里，一个强大的免疫系统显得尤为重要。健康的生活方式，如均衡的饮食、规律的运动、充足的睡眠等，都能帮助我们增强免疫力。

当我们的免疫系统强大时，我们就能更好地抵抗各种疾病的侵袭。即使偶尔生病，我们也能更快地恢复。这意味着我们能够减少因病缺勤的次数，更好地享受生活，不被疾病所困扰。

8. 改善人际关系，拓展社交圈

健康的生活方式往往能带来更好的心情和更积极的态

度，这些都是维系良好人际关系的重要因素。当我们保持健康时，我们更有精力去关心他人，更有耐心去处理人际关系中的各种问题。

此外，很多健康活动本身就是很好的社交机会。比如，参加运动俱乐部，我们可以认识一群志同道合的朋友；参加健康讲座，我们可以结识一些关注健康的人。这些都能帮助我们拓展社交圈，丰富我们的生活。

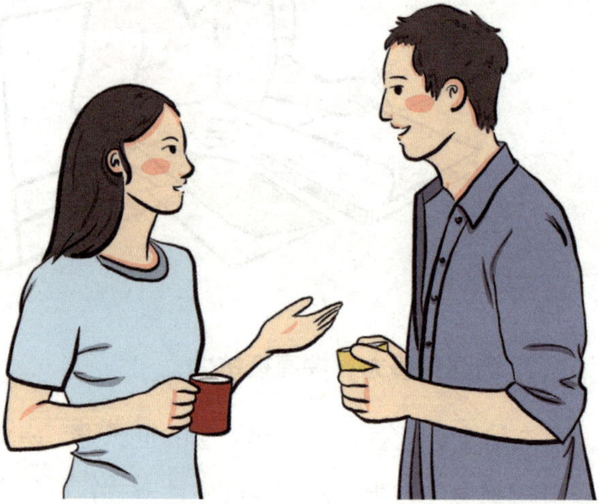

亲爱的读者朋友们，相信大家已经深刻认识到坚持健康生活的长期益处了。它不仅能帮助我们预防高血压等慢性病，还能全方位地提升我们的生活质量。

然而，我们也要认识到，健康生活不是一蹴而就的事情，它需要我们持之以恒地努力。可能在开始的时候，我们会感到有些困难，甚至会有放弃的念头。但是，请记住今天我们讨论的这些长期益处，它们都是值得我们为之奋斗的目标。

祝愿每一位读者都能拥有健康快乐的人生！

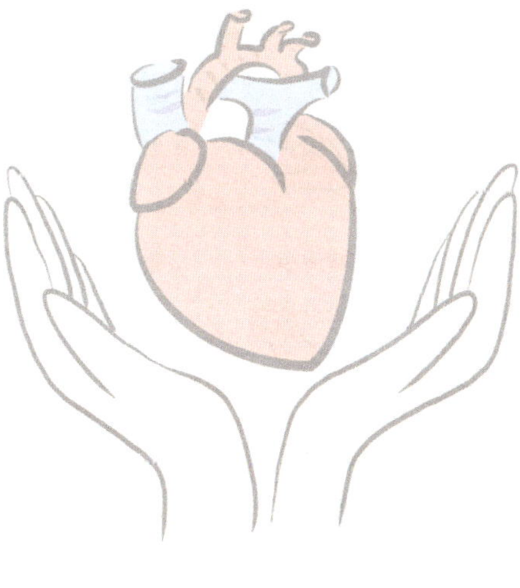

高血压预防是每个人的责任

在这个快节奏的现代社会里，高血压这个看似沉默的“健康杀手”，正悄然影响着无数家庭的生活质量。它不像感冒发烧那样来势汹汹，却有着不容忽视的长期危害，是心脑血管疾病的重要诱因之一。因此，当我们谈及高血压，不得不强调一个核心理念：高血压预防，是每个人不可推卸的责任。这不仅关乎个人健康，更是对家人和社会的一份深沉承诺。

1. 认识高血压：从无知到觉醒

首先，让我们从最基本的认识开始。高血压，顾名思义，就是血液在血管中流动时，对血管壁产生的压力持续高于正常值的状态。很多人可能直到体检时，才惊讶地发现自己已

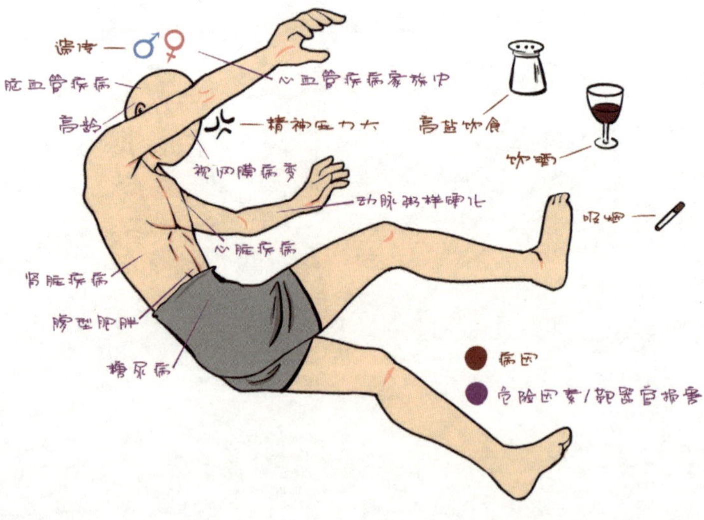

经“中招”，而这背后，往往是对日常生活习惯的忽视和对身体信号的漠视。因此，第一步，是提升大众对高血压的认知水平，让“知晓率”成为我们对抗高血压的第一道防线。

2. 生活方式干预：预防胜于治疗

高血压并非一朝一夕形成，其防控也非一朝一夕之功。改变不良生活习惯，是预防高血压的关键。

合理膳食：少盐、少油、多蔬果，是饮食的金科玉律。减少盐的摄入量，可以有效降低血压，建议每日食盐摄入量不超过 5 克。同时，增加富含钾、镁、钙等矿物质的食物摄入，如香蕉、土豆、绿叶蔬菜等，有助于血压稳定。

适量运动：运动是天然的降压药。每周至少进行 150 分钟中等强度的有氧运动，如快走、慢跑、游泳等，不仅能够控制体重，还能促进血液循环，降低血压。记住，持之以恒，方能见效。

戒烟限酒：烟草中的尼古丁和酒精都是升高血压的元凶。戒烟不仅有利于血压控制，更能改善心肺功能，提高生活质量。而限制酒精摄入，男性每日不超过 25 克，女性不超过 15 克，也是保护心血管健康的重要措施。

心理调适：压力是现代人不可避免的“伴侣”，但学会有效管理压力，对预防高血压至关重要。通过冥想、瑜伽、阅读或与亲朋好友交流等方式，放松心情，减少焦虑，有助于血压平稳。

定期监测：无论年龄大小，定期测量血压都是必要的。了解自己的血压状况，及时发现异常，是预防高血压进一步发展的重要手段。对于已经确诊的高血压患者，更应遵医嘱，按时服药，定期复查。

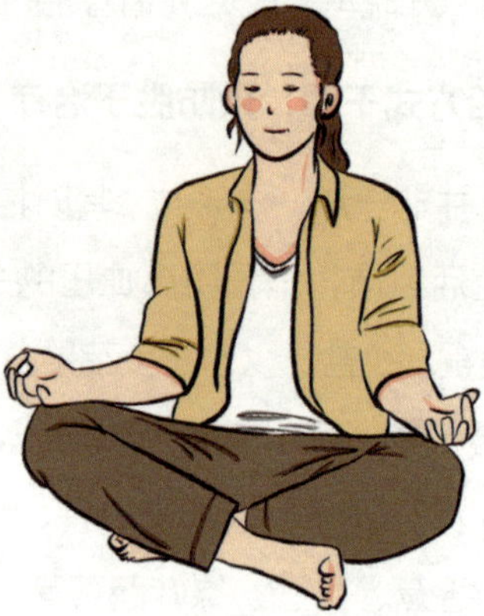

3. 携手共创，共享健康

高血压预防不是一个人的战斗，而是需要全社会共同努力的系统工程。政府应加大健康教育力度，提高公众健康素养；医疗机构应优化服务流程，加强患者管理；企业则应生产更多健康食品，减少加工食品中的盐分和添加剂；而每一个个体，更应成为自己健康的第一责任人，从日常点滴做起，守护好自己的“生命之压”。

总之，高血压预防是每个人的责任，它关乎你我他，关乎每一个家庭的幸福安康。让我们从现在做起，从自我做起，用实际行动践行健康生活方式，共同抵御高血压的侵袭，享受更加美好、健康的人生。记住，预防永远比治疗更重要，因为健康，才是人生最宝贵的财富。

运动计划打卡表

______月份

目标 ______

计划打卡	1	2	3	4	5	6	7	8	9	10	11	12	13	14	15	16

计划打卡	17	18	19	20	21	22	23	24	25	26	27	28	29	30	31	

血压测量记录表

记录日期：　　年　月　　　测量人：

日期	时间	高压	低压	心率	体重	备注

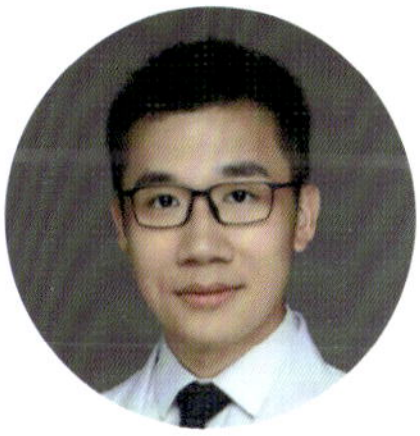

分册主编　翁浩宇

《高血压那些事 · 预防保健篇》

北京大学第一医院心血管内科副主任医师，北京大学医学部博士。临床擅长冠心病、冠心病介入治疗、心脏瓣膜病、肺动脉高压等疾病的诊治。

高血压那些事

策　　划：乌鸦医学科普

策 划 人：杨开才　曾彩平　张永青

　　　　　樊理论　杨依婕　杨小雅

插　　画：陈乐乐

封面设计：徐乐

常看备查 权威通俗

从预防到康复，从症状到方案
疾病难题一查就知
您健康的得力助手
常备，常查，常看
国内权威专家编写
把深奥的医学知识通俗化
再也不用为疾病担心和发愁了……

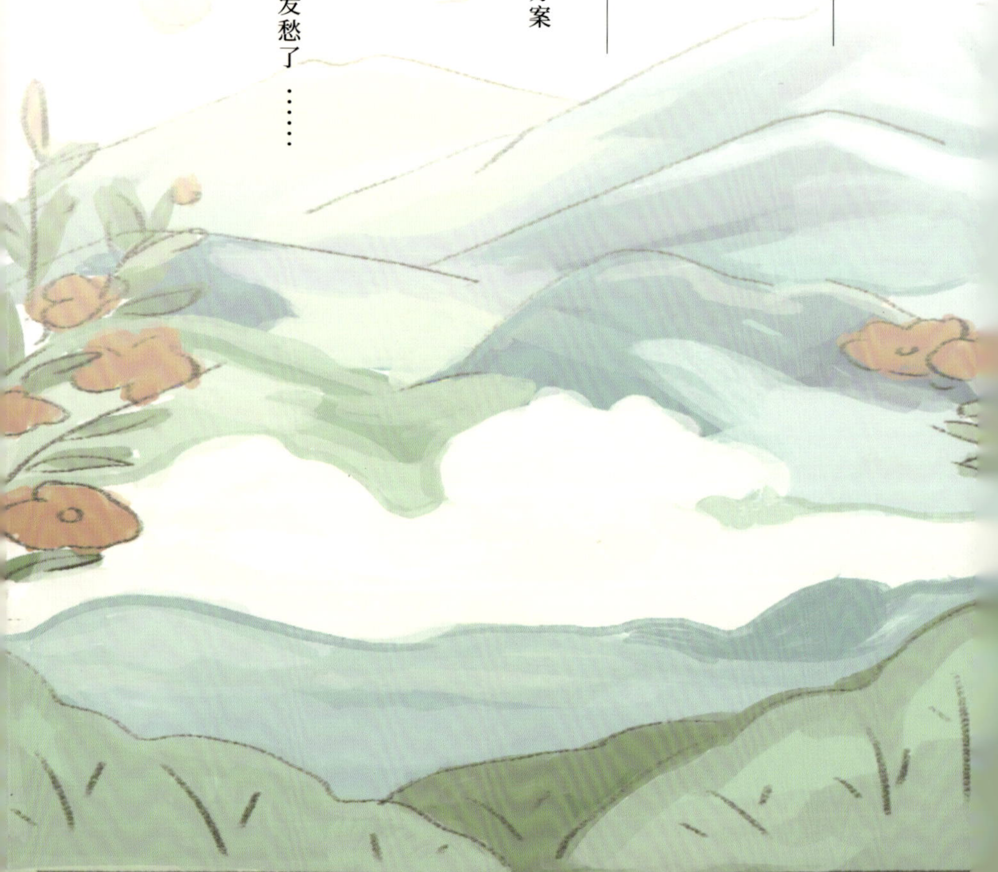